기적의
호르몬
다이어트

WOMEN, FOOD, AND HORMONES: A 4-Week Plan to Achieve
Hormonal Balance, Lose Weight, and Feel Like Yourself Again by Sara Gottfried, MD
Copyright © 2021 by Sara Gottfried, MD
Illustrations by Sara Gottfried, MD and Kevin Plottner
All rights reserved.
This Korean edition was published by BABA in 2023 by arrangement with HarperCollins
Publishers LLC through KCC(Korea Copyright Center Inc.), Seoul.

이 책은 (주)한국저작권센터(KCC)를 통한 저작권자와의 독점계약으로 바바에서 출간되었습니다.
저작권법에 의해 한국 내에서 보호를 받는 저작물이므로 무단전재와 복제를 금합니다.

하버드대·MIT 출신 고트프리드 박사의
여성 맞춤 4주 케토시스 프로젝트!

기적의
호르몬
다이어트

새라 고트프리드 지음 | 표미영 옮김

레몬한스푼

목차

QR코드를 스캔하면 이 책 미주에 대한 설명을 볼 수 있습니다.
QR코드를 스캔한 후 '기적의 호르몬 다이어트_미주' 파일을 다운로드해주세요.

호르몬의 언어에
귀 기울이기

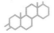

체중 조절의 시작은
호르몬의 언어를 배우는 것

세상에서 여성과 음식, 그리고 호르몬만큼 오해를 많이 받는 대상은 거의 없다.

내가 진료실에서 만난 수많은 여성은 대부분 운동과 올바른 식습관을 유지하려 최선을 다했음에도 늘어나는 체중에 한숨 쉬며 잔뜩 지치고 짜증 난 상태로 나를 찾아온 여성들이었다. 대개 이런 문제는 여성이 30대 중반에 접어들 무렵 시작된다. 환자들은 건강한 체중을 유지하기가 점점 더 어렵다는 사실을 깨닫는다. 휴일 동안 늘어난 체중이 새해가 되어 작정하고 운동을 시작해도 좀처럼 빠지지 않는다거나, 과거에는 효과를 보이던 식단도 이제는 소용이 없다고 하소연한다.

더 실망스러운 것은 남자 동료나 배우자에게는 잘 통하는 식이요법이 자신에게는 효과가 없는 점이라고 말한다. 증상을 해결하려면 칼로리를 계산하거나 러닝머신 속도를 재는 것이 아니라 호르몬의 언어를 배우는 것이라고 설명하면 환자들은 놀라곤 한다.

여러분 중에는 분명 '호르몬이라고?'라며 반문하는 사람이 있을 것이다. 그렇다! 호르몬이다.

25년 이상 의료계에 종사해왔고 지난 15년 동안 '정밀의학 (precision medicine)'을 다뤄온 의사로서 호르몬의 균형을 이루지 않고서는 진정한 건강을 얻을 수 없다고 확실히 말할 수 있다. 몸을 존중하는 과학을 활용해 호르몬 균형을 이루도록 도울 수 있다.

호르몬이 중요하다는 것은 정확히 어떤 의미일까? 식습관과 생활방식으로 호르몬을 돕는다면 호르몬도 우리를 도울 것이다. 우리가 먹는 음식이 몸의 지방을 태우고 건강을 증진시킨다면 그것은 마치 뜨거운 여름날 불어오는 시원한 바람 같은 역할을 할 것이다. 신진대사 스위치를 켜면 몸이 변한다. 이런 일은 체중이 꼼짝도 안 하는 35세 이후에 특히 환영할 만한 일이다!

왜 그토록 살이 안 빠질까? 신진대사가 서서히 멈춰가고 있기 때문이다. 신진대사는 호르몬과 관련된 화학 반응을 포함해 기분을 좌우하고, 칼로리를 얼마나 빠르게 혹은 느리게 태울지를 결정하는, 몸에서 일어나는 모든 화학 반응을 합한 것이다. 신진대사는 오늘도 내일도 건강의 기초를 이룬다. 여러분이 호르몬의 언어를 배운다면 지방을 축적하는 대신 태워서 신진대사율을 높이고 지방을 줄여서 마침내 건강한 체중을 유지할 수 있다. 그와 동시에 피로, 식탐, 우울, 불면, 면역력 저하처럼 계속되던 불쾌한 증상도 해결된다. 너무나 많은 건강 계획이 호르몬과 관련된 여성의 복잡한 요구사항을 고려하지 않은 채 남성에 의해, 남성을 위해 만들어져 제대로 효과를 발휘하지 못한다. 나는 이 궁극적인 목표를 이루기 위해 '여성 고유의 생물학적 특징을 존중하는' 방식으로 보여주고자 한다.

무엇을 먹어야 할까?

많은 환자가 건강을 유지하려면 무엇을 먹어야 하는지 궁금해하면서도 혼란을 느낀다. 그들의 잘못이 아니라 상충하는 정보가 너무 많기 때문이다. 그리고 그 질문에 대한 답은 시대에 따라 변해왔다. 1980년대에는 지방이 악당으로 불렸고 나중에는 설탕이 그랬다. 단식법이 크게 유행하면서 '무엇을 먹어야 하나'에서 '언제 먹어야 하나'로 관심사가 바뀌었다.

환자들 중에는 다양한 식단을 시도해봐도 체중만 늘어나거나, 수많은 선택지 속에서 갈피를 잡지 못하고 어떤 식단이 자신에게 맞는지 확신할 수 없어 줄곧 같은 음식만 먹다가 내게 찾아오는 사례가 많다.

무엇을 먹지 '말아야' 하는지는 쉽게 알 수 있다. 사실 가공식품 섭취와 체중 증가, 그리고 면역력 저하 사이에는 강한 연관성이 존재한다. 현재 미국인은 칼로리 섭취량 중 절반 이상을 감자칩, 탄산음료, 쿠키, 사탕, 기타 유전자 변형 식품 등 초가공식품에서 얻는다. 결과는 뻔하다. 미국은 코로나19 팬데믹 기간에 많은 다른 국가들보다 상황이 더 나빠졌을 뿐만 아니라, 체중 증가, 비만, 당뇨병, 심혈관 질환, 암, 우울증에 걸린 사람도 늘어났다. 먹는 음식이 건강을 심하게 해쳐서 만성 질환과 코로나19 같은 바이러스에 취약하게 만든 것이다.

무엇을 먹어야 하는지를 묻는 이 오래된 질문에 대한 내 대답은 바로 '호르몬을 위한 음식을 먹는 것'이다.

음식은 여러분이 만드는 호르몬의 뼈대다. 건강과 신진대사에 관해서라면 음식은 약이다. 나는 어떤 음식이 건강에 좋고 나쁜가에 관한 혼란을 정리하고 여러분의 성공에 필요한 모든 지원을 아끼지 않을 것이다. 또 호르몬 관련 요구사항을 충족하도록 설계된 입증된 식단을 공유해서 4주 만에 건강을 되찾을 수 있도록 도울 것이다.

우선 장기적인 호르몬 균형을 위해서는 건강한 지방을 섭취하는 일이 특히 중요하다. 건강한 지방은 더 큰 포만감을 주며, 지방 축적을 일으킬 수 있는 혈당 스파이크를 늦추거나 없앤다. 단백질은 당으로 전환될 정도로 너무 많지도 않고 근육 손실이 일어날 정도로 너무 적지도 않은 적당량을 섭취해야 한다. 설탕과 과다한 정제 탄수화물을 피하고 엑스트라버진 올리브오일이나 아보카도오일 같은 건강한 지방을 즐겨 먹고 단식 규칙을 따르라는 지침 등 여러분이 이전에 들어봤을 법한 몇 가지 지침도 중요하다. 나는 이 전략들을 하나의 응집력 있는 접근법으로 통합했다. 내가 '고트프리드 규칙(Gottfried Protocol)'이라고 부르는 이 접근법은 여러분의 신진대사를 꽉 막힌 상태에서 유연한 상태로 바꿔놓을 것이다. 그러면 면역 체계에 도움을 주어 건강수명(건강한 상태로 사는 기간)이 늘어나고 전반적인 건강 상태도 좋아질 것이다.

여러 호르몬 문제와
씨름하는 과정에서 탄생한 책

나는 하버드대학교 의과대학이나 산부인과 인턴과 레지던트로 있던 캘리포니아대학교 샌프란시스코 캠퍼스에서 음식 관련 질문에 대한 답을 배우거나 얻지는 못했다. 사실 내가 의학을 배우던 시절에는 영양과 생활방식으로 건강에 접근하는 연구가 용인되긴 했으나 지지받지는 못했다. 하지만 이런 관심 부족은 과거부터 지금까지 이어져온 과학적 모순이었다. 지금 우리는 더 좋은 식습관과 생활방식이 질병을 예방하고 질병을 치료하려는 사람들에게 가장 중요한 원동력이라는 점을 알고 있다. 과학적으로 발견된 사실들이 대체로 주류의학에서 무시당하긴 했지만, 과학은 이 사실을 뒷받침하는 증거를 여러 차례 내놓았다.

인슐린이라는 호르몬만 봐도 알 수 있다. 인슐린의 주요 역할은 포도당을 세포로 유입시키고, 그렇게 함으로써 혈중 포도당 농도를 낮추는 것이다. 인슐린은 당뇨병의 치료와 예방에 아주 중요한 호르몬이다. 과학 문헌에 따르면 세포가 인슐린에 둔감해지는 질환인 당뇨병을 식습관과 생활방식으로 관리하는 접근법이 약물치료보다 더 좋은 효과를 보이며,[1] 그 이유는 아마 정상적인 생화학적 작용을 방해하지 않으면서 개인이 항상성, 즉 균형 상태를 되찾도록 도와주기 때문인 것 같다고 한다. 하지만 영양 관리를 활용하는 방법이나 행동과 생활방식의 변화를 안내하는 방법을 배운 의사는 나를 포함해서 거의 없다.

결과적으로 나는 그 방법을 스스로 배워야 했다. 운 좋게도 내게는 여러 호르몬 문제와 씨름하는 딱 맞은 환자가 있었다. 바로 '나'였다. 호르몬 균형을 맞추려 고군분투한 내 개인적 경험은 의사와 작가로서의 내 경력에 영향을 미쳤다. 나는 의사이자 과학자, 그리고 한 명의 사례 연구 대상자의 입장에서 이 주제에 접근했다.

의과대학에서 나는 체중 감소를 원하는 환자들에게 더 많이 운동하고 더 적게 먹으라고 조언하도록 배웠다. 그 방정식에는 대사성 호르몬의 본질적 역할과 대사성 호르몬이 여성의 몸에서 작용하는 방법이 빠져 있었다. 따라서 내가 그 조언대로 실천했을 때는 호르몬 불균형이 더 심해졌다.

나는 30대에 우울증, 월경전 증후군, 뱃살과 싸우기 시작했다. 테스토스테론, 성장호르몬, 에스트로겐, 프로게스테론 수치가 너무 낮고 인슐린, 코르티솔 수치가 너무 높아서 체중 관리에 애를 먹었다. 그러자 작은 일에도 스트레스를 받았다. 몇 시간씩 운동해도 체중이나 근육은 그대로였다. 주로 비건 식단을 하던 나는 몸에서 호르몬을 합성하는 데 필요한 건강한 지방을 얻지 못하고 있었다. 밤사이에 삼두근이 축 늘어지는 것 같았고 손톱에 세로 선이 생기고 무릎에는 생각지도 못했던 지방 '쿠션'이 보였다. '어떻게 이럴 수가?!' 무엇보다 하루 내내 지치고 힘든 데다 마음의 평화까지 잃었다. 만약 여러분이 나나 내 환자들 같은 증상을 겪는다면, 호르몬 균형이 깨진 사실을 알아채지 못할 수도 있다. 오히려 수면장애 혹은 출산 후 늘어난 체중을 빼는 일이나 성욕 감퇴로 어려움을 겪을지도 모른다. 아마 운동도 소용없을 것이다.

고통을 해결하려 항우울제와 피임약을 처방받아 먹었지만 올바른 치료법이 아니라고 느껴질 뿐이었다. 그 후 간단한 혈액 검사에서 호르몬이 균형을 잃었다는 사실을 발견했다. 나는 호르몬을 바로잡아 가면서 문제의 근본 원인이 호르몬이라는 사실을 배웠다. 또 의사에게 약을 처방받아 복용하는 환자들 대다수가 호르몬 불균형을 겪고 있다는 사실을 알았다.

나는 호르몬 균형을 맞추는 방법에 관한 책을 여러 권 썼다. 책 제목은 『호르몬 치료법』(The Hormone Cure), 『호르몬 리셋 다이어트』(The Hormone Reset Diet), 『건강수명을 늘리는 7주 혁명』(Younger, 반니, 2019), 『건강하게 나이 드는 여자들의 몸관리 습관』(Brain Body Diet, 반니, 2020)이다. 하지만 지금까지 호르몬, 음식, 신진대사 유연성 사이의 연결고리를 완전히 파악하지는 못했다. 내 목표는 여러분이 해결책을 찾는 데 걸리는 시간을 줄여주는 것이다. 나는 호르몬 균형을 목표 범위로 되돌리고 지방을 태워서 체중을 줄이는 일에 무엇이 효과가 있고 무엇이 효과가 없는지를 알아냈다. 여러분도 할 수 있다.

다행히 의료 문화가 바뀌고 과학과 기술이 발전하고 있다. 최근에 이루어진 이런 발전 덕분에 내 진료도 발전했다.

현재 나는 정밀의학을 통해 환자들이 호르몬 균형을 위한 개인 식단을 찾을 수 있도록 돕고 있다. 미국국립보건원(NIH)이 질병 치료와 예방을 위한 새로운 접근 방법으로 정의하는 정밀의학은 개인별 유전자, 환경, 생활방식의 다양성을 고려한다. 정밀의학을 다루는 의사들은 가능한 모든 수단을 활용한다.[2] 이를테면 손목시계·반지·연속혈당측정기 같은 착용 센서, 영양 추적기·가정용 블루투스 체성분 체중계·식사기록 애플리케이션, 스트레스 검사·스트레스 호르몬 검사·심박 변이도·기타 회복 척도, 유전자·후성유전학 패널·자가 검사(대변 검사 포함)·손가락 채혈, 이 복잡한 데이터 흐름을 분석하기 위한 계산 등이 포함된다. 정밀의학은 환자와 다른 의료인들이 함께 참여하는 협동 과정이며, 우리는 건강 상태와 진행 상황을 기록하는 공동의 대시보드를 공유한다.

체중을 줄이고 더 건강해지기 위해 그만큼 멀리까지 가야할까? 꼭 그렇지는 않다. 내 규칙(고트프리드 규칙)에 참여하도록 환자들에게 안내한 지난 5년 동안 얻은 정보와 경험이 지금 여러분이 들고 있는 이 책과 앞으로 배울 4주 프로그램에 담겨 있다. 이 책은 이와 같은 배경에서 탄생되었다.

키토가 누구에게나
다 맞는 것은 아니다

의학 저널 《란셋》(The Lancet)에서 묘사한 것처럼, 우리는 지금 "정확한 정보와 그렇지 않은 정보가 뒤섞여 있어 필요할 때 신뢰할 수 있는 출처와 지침을 찾기가 더 어려워진 정보의 홍수"[3] 상황을 목격하고 있다. 증명되지 않은 이론들과 이른바 기적의 치료법들이 오늘날의 인포데믹(infodemic)을 일으킨다. 다시 말해 비만이 성행하고 그로 인해 신진대사에 문제가 생기는 원인과 관련해 잘못된 정보가 홍수처럼 쏟아지고 있다. 상황이 더 복잡해진 이유는 다이어트 프로그램이 모든 사람에게 똑같은 방식으로 작용하지 않는 데다 대부분의 프로그램이 남성에 의해 만들어지고 여성의 몸이 아닌 남성의 몸을 대상으로 시험을 거친다는 데 있다.

최근의 다이어트 열풍을 타고 등장하는 과장 광고는 사람들의 생물학적 특성이 저마다 다르다는 사실을 고려하지 않았을 것이다. 잠깐 멈춰서 '과학적' 사고를 해보자. 지금 온라인에서 가장 자주 검색되는 다이어트 트렌드를 생각해보자. '키토(keto)'라는 줄임말로 불리는 키토제닉 식이요법(ketogenic diet)이 많이 보일 것이다. 키토 식이요법은 탄수화물을 아주 적게 섭취하는 식단으로, 당 대신 지방을 태우는 케토시스(ketosis) 상태에 이르게 하는 방법이다. 키토 식이요법을 홍보하는 책의 저자나 키토 식이요법 전문가 중에는 연구자들이 보고하는 모순된 결과에

들어가며

관심을 기울이는 사람이 거의 없다. 예를 들어 키토 식이요법은 암에 걸릴 위험이 있거나 이미 암과 투병하고 있는 어떤 사람들에게는 최고의 선택이 아닐 수 있다.[4] 제한된 연구에 따르면 키토제닉 식이요법을 할 때 몸에서 만들어지는 케톤(ketone)은 암의 진행·전이 및 불량한 임상 결과와 관련이 있을 수도 있다.[5]

과학적 자료에 근거할 때 키토제닉 식이요법은 누구에게나 통하는 빠른 해결책이 아니다. 그보다는 잡동사니 가방에 가깝다. 전형적인 키토를 했을 때 어떤 여성들은 체중이 감소한다. 집중력이 향상되는 사람도 있고 아마 특정 유형의 암을 예방하는 사람도 있을 것이다. 반면에 어떤 여성들은 갑상샘 기능에 이상이 생긴다. 또 키토제닉 식이요법으로 신체적 스트레스를 받는 사람들은 스스로 의식하지는 못해도 스트레스 관련 호르몬이 체중 감소를 방해할 가능성이 있다. 키토제닉 식이요법을 하는 여성 중 절반에 조금 못 미치는 여성들에게 월경 호르몬이 변하고 월경 주기가 불규칙해지는 현상이 일어났다. 하지만 이 결과를 보고한 연구들의 질이 고르지는 못하다. 키토제닉 식이요법으로 체중이 '증가'하는 여성이 있음에도 대개는 아무도 호르몬에 미치는 영향에 대해 경고하지 않는다.

인상적인 결과에서부터 잠재적으로 유해한 결과에 이르기까지 광범위한 결과를 볼 때, 키토제닉 식이요법을 고려하는 사람은 의사와 상담한 후에 결정을 내려야 한다. 여성들이 효과가 증명된 규칙을 따르고 자신의 안전을 지킬 수 있도록 모순된 정보를 이해하는 의사가 필요하다.

다이어트 인포데믹의
해결책은?

나는 정밀의학을 다루는 의사 과학자이자 펜실베이니아주 필라델피아에 있는 토머스제퍼슨 대학교 시드니킴멜 의과대학 통합의학 및 영양과학과의 임상 조교수다. 또 그곳에서 마르쿠스 통합의학연구소(Marcus Institute of Integrative Health) 정밀의학 부문의 이사로도 활동하고 있다.

이 책에서 나는 고트프리드 규칙을 활용해 음식의 종류와 음식을 먹는 방법 및 식사 시간을 바꿔서 호르몬 균형을 맞추는 방법에 관한 과학적 근거를 설명할 것이다. 주요 신진대사 호르몬에 관한 내 설명을 증명하기 위해 동료평가 저널에서 수백 개의 논문을 인용했으며 여러분은 그 논문을 모두 간략하게 만날 것이다.

여러분은 주요 호르몬들의 이름과 기능, 그리고 호르몬이 몸에서 어떻게 멋진 조화를 이루며 함께 작용하는지, 또는 경고 신호를 못 듣게 하는지를 곧 알게 될 것이다. 각 악기, 다시 말해 각 호르몬이 어떻게 작용하는지를 알고 균형 잡힌 호르몬에서 아름다운 하모니의 음악이 나오게 하려면 무엇을 해야 하는지 배우는 일은 무척 중요하다. 호르몬이 조화롭게 작용하면 겉모습뿐만 아니라 기분까지 좋아진다.

호르몬 불균형으로 인한 증상을 치료하기 위해 기존 의사를 찾아가면 아마 알약을 처방해줄 것이다. 의사는 생활방식 변화로는 충분하지 않다고 말할지도 모른다. 하지만 내가 발견한 바로는 그렇지 않다. 사실 나는 통합의학 및 정밀의학과 기능의학 운동의 리더로서 생활방식 변화가 종합적인 해결을 위한 최고의 희망이라고 생각한다. 음식을 비롯한 생활방식의 변화를 선택하는 일은 호르몬 균형, 더 나아가 전반적인 건강에 큰 역할을 한다. 이 책에서 여러분은 호르몬과 건강에 관한 최신의 과학 성과에 대해 더 많은 내용을 알게 될 것이다. 고트프리드 규칙의 실행 방법을 다룬 2부에서는 음식과 음료로 호르몬을 재설정하는 방법을 확인할 수 있다.

고트프리드 규칙은 일시적으로 유행하는 식이요법이 아니라 여성의 건강을 개선하는, 과학에 근거한 접근법이다. 내 이전 책들을 읽어본 사람이라면 내가 최신 유행에 쉽게 설득당하지 않는 사람이라는 사실을 알 것이다.

『건강하게 나이 드는 여자들의 몸관리 습관』에서 나는 여성을 위한 체중 감소 식단으로서 키토제닉 식이요법의 가치에 대해 의문을 가졌음을 밝혔다. 그 책을 쓴 이후로 매년 그 주제와 관련해 발표되는 연구들을 자세히 조사했다.

또한 나는 전형적인 방식의 키토를 시도했다가 두 번 실패한 후, 나에게 효과가 있었고 대부분의 여성에게도 통할 수 있는 접근법을 찾아냈다. 그러고 나서 환자들에게 실천 방법을 가르쳤으며, 그중 수백 명이 해독과 단식을 지원하도록 설계한 수정된 키토제닉 식이요법을 사용해서 체중 감소 목표치를 달성하고 건강한 체중을 유지하는 모습을 지켜봤다. 내가 찾아낸 접근법은 개인차와 여성의 생리적 특성을 고려한다.

이 책에서 내 환자 중 많은 이에게 도움이 된 일반적 조언을 제공할 것이다. 하지만 모든 사람에게 이 조언이 똑같이 들어맞지는 않을 것이다. 키토제닉 식이요법, 내가 권장하는 보충제들 또는 여기에서 제시하는 신체 시스템의 다른 측면들이 어떤 의학적 상태나 병력 또는 특유의 민감성을 가진 여성(혹은 남성)에게는 적합하지 않을 수 있다.

물론 이 책에서는 개인별 의학적 조언을 제시할 수 없다. 새로운 식이요법이나 건강관리 계획을 시작할 때 그 계획이 자신에게 맞는지 확인하기 위해 담당 의사나 의료진과 상의해보는 것은 결코 나쁘지 않다.

여성이 '저탄고지' 식이요법을 해도 살이 안 빠지는 이유

여성은 건강에 대한 위험 요소가 없어도 남성보다 살찔 가능성이 크지만, 날씬해야 한다는 사회적 압력에 더 많이 시달린다. 진료하면서 나는 체중에 관한 우리 문화의 비현실적 기준에 맞추기 위해 남몰래 힘겨워하는 온갖 여성들을 만나봤다. 심지어 그들은 체형, 체격, 인종, 민족이 모두 다른 여성들이었다. 과체중이 아닌 여성조차 외모 문제나 건강하지 못한 식습관과 씨름하는 경우가 많다.

체형과 상관없이 누구나 건강하고 튼튼하며 활력이 넘칠 수 있다는 사실을 알면 좋겠다. 이를테면 많은 남성과 여성이 살을 빼고 싶어서 키토를 하기로 마음먹지만, 살을 빼기 위한 체중 감소가 아니라 건강해지는 것을 목표로 삼아야 한다는 얘기다. 그렇기는 해도 여성의 몸이 남성의 몸과 다르게 음식에 반응하는 이유에 대해서는 궁금증을 가져야 한다.

이 책에서 키토의 역설을 폭로한다. 왜 전형적인 키토를 하면 남성에게는 체중 감소를 가져오는 반면, 여성에게는 체중 증가를 일으킬까? 전형적인 키토가 어떤 질병은 호전시키면서 다른 질병은 악화시키는 이유는 무엇일까? 키토는 언제 염증을 해소하고 언제 염증을 유발할까? 내가 찾은 답은 항상 같다. 바로 호르몬이다!

고지방 저탄수화물 식이요법은 많은 이유로 체중 감소를 유발하지만, 아마 여러분이 생각하는 방법으로 이루어지지는 않을 것이다. 많은 사람이 키토를 하면 포만감을 주는 지방을 많이 섭취해 체중이 줄어서 대학 때 입던 귀여운 드레스를 입을 수 있을 것으로 생각한다. 뭐, 그럴지도 모른다. 요즘 흔히들 하는 전형적인 키토제닉 식이요법은 케톤 생성 과정에 대한 이해 부족과 관리 실패 탓에 많은 여성에게 효과가 없다.

저탄수화물 식이요법으로 살이 빠지는 이유가 탄수화물을 적게 섭취하면 인슐린 수치가 떨어져서 지방을 연소하기 때문이라고 단순하게 생각하는 사람이 많다. 만약 그런 식이라면 일반 탄산음료를 다이어트 탄산음료로 바꿀 때 살이 빠지겠지만,

그렇지 않다. 하나의 호르몬 재앙(설탕)을 잠재적으로 더 나쁜 재앙(인공 감미료)으로 대체하면 호르몬의 메시지 전달 기능이 더 망가진다. 다이어트 탄산음료로 바꾸면 대체로 체중이 '증가'한다.[6] 더욱이 몸을 오랫동안 탄수화물에 굶주리게 하면 체중이 감소할 수도 있겠지만, 불행히도 이는 전형적인 키토제닉 식이요법에 나쁜 영향을 준 추가적인 문제를 일으킬 수도 있다.

나는 전형적인 키토제닉 식이요법이 초래할 수 있는 좌절을 가까이에서 봐왔다. 내 진료실과 온라인 과정에서 수많은 '키토 난민'을 만난다. 어떤 여성들은 스트레스를 너무 많이 받아서 전형적인 키토를 성공적으로 수행할 수 없거나(앞에서 설명한 것처럼 스트레스는 호르몬에 영향을 준다), 정상적인 호르몬 조절을 촉진하는 데 필요한 탄수화물을 얻지 못한다.

그들은 키토 식이요법을 실시한 후 체중이 늘거나 아무 변화도 없음을 경험하면서 동물성 지방과 칼로리가 높은 음식을 많이 섭취하는 식단에 의구심을 가지기 시작했다. 또 염증이 증가하거나 감정 기복이 심해지는 경험을 했고 심지어 우려하던 키토 음부(keto crotch)에 대해 소곤거리며 남몰래 고통을 당하기도 했다(이것이 무엇인지 물어봐야 하는 사람은 운이 좋다고 생각하라).

왜 커피에 든 버터나 지방 폭탄(인기 있는 키토 디저트)이 남편이나 남자 동료들에게는 효과를 보이면서 자신의 건강과 몸매를 더 좋아지게 만들지는 않는지 의아해한다.

사실 전형적인 키토는 주로 남성을 대상으로 연구됐으며 많은 여성에게 효과가 있으려면 수정돼야 한다. 여성이 키토에 다르게 반응하는 이유를 완전히 확신할 수는 없다.[7] 하지만 전문가들은 그 이유에 대해 몇 가지 생각을 가지고 있다. 우선 호르몬이 중요한 역할을 한다는 점이다. 여성과 남성 사이에는 스트레스 격차가 있어서 여성은 스트레스·불안·우울증을 겪을 가능성이 두 배 높다. 여성이 갑상샘 문제와 자가면역을 더 흔하게 경험한다. 그리고 여성은 남성보다 탄수화물 제한과 칼로리 제한에 더 민감하다. 이런 제한은 월경을 멈추고 염증을 증가시키는 경보기를 작동시키고, 그래서 많은 여성이 키토를 하면서 월경 주기의 규칙성을 잃는 것 같다. 전문가들은 남성과 비교할 때 여성이 혈당 급락을 경험할 가능성이 더 크다고 주장한다. 아마도 이런 사안들이 겹쳐 문제를 일으키는 것 같다.

우리가 확실히 아는 한 가지 사실이 있다. 호르몬이 전형적인 키토제닉 식이요법의 성공과 실패를 좌우한다는 것이다. 만약 여러분이 방정식에 호르몬을 변수로 넣지 않는다면 원하는 결과를 얻지 못할 것이다. 1부에서 이 호르몬들을 더 깊이 있게 다루며, 아울러 호르몬의 균형 여부를 판단할 수 있도록 돕는 설문지를 제공할 것이다.

호르몬은 모든 사람에게 있다. 나이에 따라 또는 체질에 따라 호르몬 수치가 다를 수는 있다. 호르몬들은 저마다 약간 다르게 기능을 발휘하지만(예를 들어 뼈를 튼튼하게 하려면 성장호르몬과 테스토스테론이 모두 필요하지만, 두 호르몬은 다른 방식으로 뼈를 강화한다), 모두 먹는 음식에 영향을 받는다.

연구에 따르면 지방 섭취량을 높인 식단과 구체적으로 대부분의 견과류, 아마씨, 생선에서 발견되는 지방인 다가불포화지방산(polyunsaturated fatty acids)은 여성의 테스토스테론 농도 증가에 도움을 준다(더 자세한 내용은 주석 참조).[8] 이 연구에도 격차가 있어서 건강한 여성의 경우 테스토스테론에 미치는 키토제닉 식이요법의 영향은 연구되지 않았다.

남성은 체중이 줄면 '테스토스테론 이점'으로 알려진 효과를 본다. 일반적으로 남성의 테스토스테론 수치가 여성보다 10배 더 높고 테스토스테론이 근육량을 늘리는 역할을 하므로, 남성은 근육이 더 많아지고 칼로리를 더 빨리 연소한다. 남성은 키토 식단이나 그 외의 식단을 활용해서 식이요법을 할 때 여성보다 체중이 더 빨리 감소하는 경향이 있다.

또한 키토제닉 식이요법은 남성에게만 테스토스테론 수치를 높이고 실질체중(lean body mass, 지방뺀체중)을 개선하며 지방량을 줄이는 것으로 나타났다.[9] 다시 말해서 남성은 전형적인 키토 식이요법을 통해 이중의 테스토스테론 이점을 얻을 수 있다. 이 말은 남성들은 이미 여성보다 테스토스테론 수치가 높은 상태에서 키토제닉 식이요법을 시작하기 때문에 키토를 실시하고 나면 더 많은 지방을 태우고 더 많은 근육을 만들도록 테스토스테론이 도움을 준다는 의미다. 그래서 체중이 줄고 체형이 더 빨리 좋아진다.

높은 테스토스테론 수치가 남성에게 유리하게 작용하는 반면, 낮은 테스토스테론 수치와 높은 에스트로겐 수치는 여성들에게 불리하게 작용해서 더 느리고 저조한 결과를 초래한다. 다른 한편, 에스트로겐은 여성의 나이와 상관없이 몸에 많은 긍정적 영향을 미친다. 이는 52세 전에 여성이 남성보다 심장질환에 훨씬 덜 걸리고, 건강상 허리보다 더 나은 부위인 엉덩이와 허벅지에 지방을 저장하는 주된 이유다.

다행히 정밀한 수치를 선호하지 않는 한 이 호르몬들의 정확한 수치를 알 필요는 없다. 나는 여러분이 설문지 결과에 근거해서 고트프리드 규칙을 자신에게 맞게 적용할 수 있도록 안내할 것이다.

키토의 역설을 피하고
여성의 몸에 맞춘 고트프리드 규칙

우리는 모두 도움이 필요하다. 이 책은 여러분이 음식과 호르몬을 다시 연결해 몸과 음식에 대해 온전하고 평안한 느낌을 받을 수 있도록 돕기 위한 것이다. 이제는 전쟁을 치르지 않아도 되며, 늘어지고 무기력한 느낌에 시달리거나 왜 어떤 다이어트도 소용이 없는지 의아해하지 않아도 된다. 이 책에 담긴 전략과 사례 연구는 다양한 몸의 모습을 긍정한다. 목표는 날씬해지는 것이 아니라 가능한 한 가장 건강한 자신을 되찾는 것이다. 이 프로그램의 배경에는 철저한 과학이 있기에 올바르게 실행한다면 효과를 볼 수 있다.

고트프리드 규칙은 여성의 몸에 맞춘 프로그램으로, 키토의 역설을 피할 수 있게 만들어졌다. 여러분은 양질의 탄수화물 식품을 건강한 양으로 섭취하면서 빠진 체중을 유지하고, 그 결과 호르몬 균형이 더 나아지고 지방이 더 많이 감소하는 것을 경험할 수 있을 것이다.

나는 여러분을 안전하게 지키기 위해 과학을 가장 우선시할 것을 약속한다. 또 고트프리드 규칙이 자신에게 맞는지, 그리고 성공을 거두려면 어느 정도의 개인적 차선책이 필요할지를 결정할 수 있도록 도울 것이다. 단기적으로는 효과가 있지만, 음식과 건강한 장에 장기적인 자유를 제공하지 못하는 가짜 음식은 먹으라고 하지 않을 것이며, 충분히 입증되지 않은 내용은 조언하지 않을 것이다. 아들의 생일 파티에서 케이크를 먹고 친구들과 만난 만찬 모임에서 가끔 신나게 먹을 수 있으려면 개인 탄수화물 허용치나 통제 기간(매일·매주·매월)을 어느 정도로 맞춰야 하는지 결정할 수 있도록 도울 것이다. 아울러 많은 여성을 괴롭히면서 살이 빠졌다 쪘다 하는 요요 롤러코스터 현상을 겪지 않도록 지원할 것이다.

양질의 정보를 제공하고 안전성을 지켜주겠다는 말은 가볍게 하는 약속이 아니다. 노력하지 않아도 단 1주 만에 날씬하게 만들어주겠다는 서약이 아니다. 이런 생각은 위험한 환상이다.

대신 고트프리드 규칙을 자신의 몸에 맞게 조정하는 데 도움이 되는 도구를 제공해서 여러분이 지방 연소, 염증 감소, 항암 효과, 호르몬 및 장내 세균의 균형, 신경계 질환의 개선, 수명

연장 등의 유익함을 모두 얻을 수 있도록 할 것이다. 나를 포함한 수백 건의 성공 사례와 연구를 통해 증명된 해결책을 제공할 것이다.

다양한 호르몬들이
아름다운 하모니로 연주할 수 있도록

이 책에서 여러분은 호르몬을 위한 새로운 식습관을 발견할 것이다. 호르몬은 우리가 섭취한 연료로 몸이 무엇을 할지를 결정한다. 호르몬들은 오케스트라의 악기들처럼 서로 함께 어울려 연주하면서 섬세한 균형 속에 공존한다. 호르몬은 온종일 리듬을 변화시키면서 교향곡의 크레셴도와 데크레셴도처럼 강약을 조절한다. 각 호르몬은 제시간에 맞춰서 올바른 음량과 박자로 연주해야 하는 특정 악기와 같다. 호르몬들이 함께 모여 아름다운 조화를 이루면 안정된 행복감과 은총을 느낄 수 있다.

신진대사에 관여하는 호르몬은 무엇일까? 수천 가지 호르몬이 발견되고 연구됐지만, 여기서 중점적으로 살펴볼 핵심 호르몬은 인슐린·코르티솔·렙틴·그렐린·갑상샘·에스트로겐·테스토스테론·성장호르몬이다.

대사성 호르몬은 몸에서 수많은 자잘한 소통과 그 과정에 관여한다. 몇 가지를 꼽아보자면, 호르몬은 포만감(렙틴·인슐린), 배고픔(그렐린·코르티솔), 여성성(소포호르몬, 에스트라디올이라고도 하며 에스트로겐 중 가장 강력하고 대표적인 호르몬), 높은 남성성(테스토스테론, 여성의 몸에서 가장 풍부한 호르몬이며 활력·근육량·힘과 관련이 있음), 지방 연소(인슐린·성장호르몬·코르티솔) 등의 역할을 한다. 이 호르몬들은 음식에 대한 반응을 지배하지만 음식과 호르몬의 관계는 양방향성이다.

대사성 호르몬은 음식에 대한 반응을 조절하고, 음식은 대사성 호르몬을 조절한다. 인슐린의 영향력이 가장 크다. 인슐린은 포도당이 다니는 문을 열거나 닫는 클럽의 문지기 같은 역할을 한다. 문지기가 포도당을 들여보내는 문을 열지 않으면 혈중 포도당 수치가 올라가고 시간이 흐르면서 인슐린 작용의 방해와 지방 축적을 초래할 수 있다. 이 증상은 인슐린 저항성의 핵심 문제이며 당뇨병으로 진단되기 전에 문제를 확인할 수 있는 방법이기도 하다.

모든 호르몬을 깊이 파고들어 자세히 설명하지는 않을 것이다. 고트프리드 규칙이 여러분에게 효과를 가져다주는 데 필요하지 않기 때문이다. 꼭 알아둘 것은 이 호르몬들이 배경으로 작용하면서 여러분이 체중을 줄여서 건강해지는 일을 돕거나 돕지 않는다는 점이다.

호르몬에 관해 쓴다는 것은 진실, 특히 35세 이상 여성들이 겪는 어려운 진실을 이야기하는 것이다. 많은 호르몬의 수치가 20대(테스토스테론·DHEA), 30대(성장호르몬·프로게스테론), 그리고 40대에서 50대(에스트로겐)에 떨어지기 시작한다. 그와 동시에 다른 주요 대사성 호르몬인 인슐린과 렙틴, 그리고 성질이 비숫하지만 배고픔 호르몬인 그렐린은 증가할 수 있다. 이런 호르몬 변화가 한꺼번에 일어나면 삶이 더 힘들게 느껴질 수 있다. 왜일까?

- 신진대사는 느려지는데 식욕이 증가하면, 밤새 복부 지방이 축적돼서 염증이 증가하고 체중도 증가하기 때문이다.
- 지방 손실을 조절하는 주요 장기인 간이 여력을 잃어버리기 때문이다. 간은 호르몬 대사에 관여하고 독소를 제거하며 최근에 마신 술을 처리하고 콜레스테롤 수치를 조절하며 지금 섭취하는 연료가 탄수화물인지, 지방인지, 단백질인지 가려내고 몸의 다른 부분을 전반적으로 꾸려나가느라 바쁜 장기다.
- 장을 포함한 나머지 장기들도 힘들어지기 때문이다. 장은 호르몬을 조절하는 일에 관여한다. 환자들 대부분이 장내 미생물 불균형(dysbiosis)이나 새는 장 증후군(소장 내벽 세포들 사이의 밀착 연접이 파괴될 때 발생할 수 있는 장 투과성 증가 현상)처럼 지방 손실을 방해할 수 있는 장 문제를 한 가지 이상 가지고 있다.
- 연관된 이야기인데, 환자들 대부분이 상당한 '식이섬유 부족(fiber gap)' 상태에 있기 때문이다. 섭취한 음식은 장내 미생물에 큰 영향을 미치며, 이 관계를 숙주와 미생물의 상호작용이라고 한다. 유익균의 먹이가 되는 적절한 프리바이오틱 식이섬유를 섭취해야 하며, 그렇게 함으로써 면역 기능과 호르몬 균형을 개선할 수 있다. 여러분도 이 중요한 식이섬유

를 충분히 섭취하지 못하고 있을 수 있다.[10]

고트프리드 규칙을 따르면, 신진대사부터 장 건강에 이르는 이런 문제들을 하나하나 근본적으로 해결할 수 있다. 건강한 장 내 미생물군이 늘어나는 동시에 지방과 염증을 붙잡고 있을지도 모르는 것들과 작별하게 될 것이다.

호르몬과 신진대사 균형을 위한 고프트리드 규칙의 3가지 원리

호르몬과 신진대사의 균형을 위한 고트프리드 규칙은 세 가지 원리로 이루어진다. 바로 해독, 영양적 케토시스, 간헐적 단식이다. 지난 5년간 고트프리드 규칙을 실험한 후, 35세 이상 여성의 지방 손실을 활성화하기 위해 세 가지 원리를 포함하는 필수 구성을 발견했다.

● 해독. 몸의 해독 경로를 활성화하는 일은 여성이 케토시스 상태에서 흔하게 경험하는 문제들을 예방하기 위한 필수적 과정이기 때문에 고트프리드 규칙의 순서상 해독을 가장 먼저 한다. 왜냐하면 해독은 간을 청소하고, 재순환으로 지친 호르몬을 제거하기 때문이다. 피로해진 호르몬은 원활한 신진대사를 방해한다.

- 영양적 케토시스. 저탄수화물·적정 단백질·고지방 식단을 따르면 영양적 케토시스 상태에 들어가게 된다. 나는 여성들이 더 효과적으로 인슐린 수치를 교정하고 체중을 감량하도록 돕기 위해 전형적인 키토제닉 식이요법을 조정했다. 간단히 말하면 첫째, 식물성 식품을 더 많이 섭취하고 둘째, 엑스트라버진 올리브오일 몇 큰술, 체중 감소·포만감 증가·알코올 제거와 관련이 있는 중쇄중성지방(medium-chain triglyceride, 이하 MCT로 표기) 가끔 몇 큰술, 프리바이오틱스와 프로바이오틱스를 섭취하며 셋째, 다른 다량 영양소(macronutrient, 또는 'macros') 중에서도 순탄수화물을 추적하는 것이다. 다량 영양소를 사용해서 케톤 생성비를 계산한 다음, 포도당 케톤 비율을 측정한다(더 자세한 내용은 2부 참조).

키토제닉 식이요법의 성공은 다면적이고 그중 일부는 심리적 측면이다. 이 식이요법으로 지방을 연소하면 단기간에 체중이 감소하고 실질체중이 개선되며 신진대사율이 증가하는 효과를 보는 경우가 많다. 이는 결과적으로 식단을 계속 지켜나갈 수 있는 동기를 부여하며, 그다음에는 더 개선된 결과를 얻는다. 그렇기는 해도 함정은 존재하며, 함정을 피할 방법을 알려줄 것이다. 32쪽의 그림은 키토제닉 식이요법이 진행되는 과정을 보여주는 그림이다.

- 간헐적 단식. 이 단식 방법은 하루에 12~24시간 동안 음식을 먹지 않는 것을 의미한다. 권위 있는 학술지인 《뉴잉글랜드

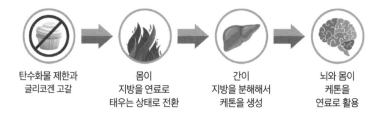

탄수화물 제한과   몸이   간이   뇌와 몸이
글리코겐 고갈   지방을 연료로   지방을 분해해서   케톤을
                    태우는 상태로 전환   케톤을 생성   연료로 활용

의학저널》(New England Journal of Medicine)에서 최근 검토
한 자료에 따르면, 간헐적 단식은 인슐린, 그렐린, 렙틴, 그리
고 '오후의 코르티솔'(오후 3~4시에 스트레스 호르몬인 코르티
솔의 분비가 낮아지는 것에서 나온 말-옮긴이)을 포함한 많은 호
르몬의 균형을 개선해서 신진대사 전환을 유도하기 때문에
체중 감소를 촉진하는 데 특히 효과적이라고 한다.[11] 신진대
사 전환은 몸에서 인슐린과 포도당을 억제해서 탄수화물 연
소를 지방 연소로 전환하는 수준으로 유도하기 위해 단식 및
다른 방법들을 사용할 때 나타나는 현상이다.

단식은 염증을 조절하고, 뇌 기능을 높여 또렷한 정신을 느
끼게 하며, 혈압을 낮추는 데 도움을 준다. 또 포만감을 더 많
이 느끼도록 렙틴을 조절할 수도 있다.[12] 아직 확신이 안 서
는가? 간헐적 단식은 콜레스테롤 수치에도 도움을 준다(자세
한 내용은 주석 참조).[13] 간헐적 단식이 35세 이상 여성의 지방
감소와 건강 개선을 돕는 데 아주 효과적이라는 사실을 발견
했다는 점이 가장 중요하다. 내 환자의 약 95%가 성공을 거
뒀다.

신진대사 유연성과
식욕으로부터의 해방

앞에서 신진대사를 몸의 건강 상태와 연료를 태우는 속도를 결정하는 화학 반응의 총합으로 정의했다. 신진대사의 속도를 이해하는 것도 중요하지만, 큰 의미를 지니면서도 종종 간과되는 측면이 신진대사의 '유연성(flexibility)'이다. 탄수화물을 제한해서 불필요하게 스스로를 망가뜨리기 전에 자신의 신진대사 유연성이 어떤지부터 파악하라. 탄수화물은 적군이 아니지만, 신진대사 유연성이 부족하면 적군이 될 수도 있다.

신진대사 유연성이란 무엇일까? 건강한 탄수화물이 풍부한 사과를 먹거나 그와 대조적으로 건강한 지방이 풍부한 연어를 먹을 때, 또는 16시간 동안 음식을 먹지 않아서 연료를 만들기 위해 지방을 태워야 할 때처럼, 신진대사 수요의 변화에 적응하는 능력이다.[14] 당뇨병이 있거나 비만 상태이거나 엉덩이보다 허리에 지방이 더 많은 '사과 체형'이라면, 신진대사가 유연하지 않을 가능성이 크다. 신진대사 유연성은 정상적으로 유연한 상태부터 유연하지 않은 상태까지 다양한 범위로 존재한다. 유연하지 않음을 나타내는 표지자로는 혈당 수치 증가, 인슐린 저항성(혈중 인슐린 농도가 높아지기 시작할 때), 당뇨병 전단계, 혈관의 조기 손상, 이상지질혈증, 고혈압, 비만 등이 있다.

신진대사 비유연성은 많은 사람에게 영향을 주는 주요 문제다. 미국 질병통제센터(CDC)에 따르면 비만율이 계속 증가하고 있다고 한다.[15] 미국 인구의 최대 38%가 당뇨병 전단계에 해당한다.[16] 심지어 정상 체중인 사람들이나 비만은 아니어도 과체중인 사람들도 신진대사가 유연하지 않을 가능성이 있다. 이는 옷이 얼마나 잘 맞는지에만 영향을 주는 것이 아니다. 과도한 체중은 코로나바이러스 같은 질병과 싸우기 어려워지게 만들고 예방 접종에 대한 면역 반응을 낮출 수도 있다.[17] 좋은 소식은 여러분의 신진대사가 유연하지 않거나 그렇게 되고 있다 해도 식습관·운동·생각·수면을 개선하는 정밀의학으로 상태를 역전시킬 수 있다는 것이다.

고트프리드 규칙은 여러분을 신진대사 유연성으로 가는 길로 안내할 것이다. 야간 단식 후에 공복 혈당이 낮아지고 소량의 케톤을 생성하면서 약한(mild) 케토시스 상태를 유지하며(지방을 연소하고 있다는 증거) 식후 혈당과 허리 대 엉덩이 비율이 정상으로 돌아온다. 이제는 질 낮은 탄수화물을 갈망하지 않을 것이다. 간단히 말해서 식욕으로부터 자유로워지는 것이다!

호르몬 균형을 달성하는 데 나이는 문제 되지 않는다

호르몬 균형을 맞추기에 너무 늦은 나이란 없다. 하지만 소셜 미디어나 다른 곳에서 "나는 폐경기라 너무 늦었어"라고 말하는 여성들을 본다. 결코 늦지 않았다. 문제의 호르몬 중 상당

수, 특히 인슐린·성장호르몬·테스토스테론·에스트로겐은 음식, 해독, 케토시스, 식사 시간대로 조절이 가능하다. 호르몬 균형을 달성하기 가장 좋은 나이에 상한선은 없다.

마찬가지로 여러분은 결코 실패자가 아니다. 설령 성과가 없어서 좌절하고 신진대사가 일생 중 가장 느린 것처럼 느껴지더라도, 시간이 더 오래 걸릴지언정 여전히 발전할 수 있으며, 그것을 증명하는 사례 연구들도 있다. 45세 라라가 첫 5일 만에 그랬듯 초기에 하루 0.5kg씩 체중이 빠질 수도 있고, 51세 로터스처럼 더 느리게 빠질 수도 있다. 하지만 로터스는 고트프리드 규칙을 시작할 당시 신진대사가 느렸음에도 지금 18kg을 감량한 상태다. 장기적인 안목을 가져라.

다행히, 일반 식사를 하는 사람이든 채식과 해산물만 섭취하는 페스카테리언(Pescatarian)이나 채식주의자든 비건이든 상관없이, 증거 기반의 고트프리드 규칙을 성공적으로 실천하면 대사성 호르몬을 다시 정상 궤도에 올려놓고 체중을 줄일 수 있다.[18] 이 책에는 일일 목표를 달성해서 승리할 수 있도록 레시피와 표본 식단을 골고루 실었다.

약물치료를 받으며 증상을 뒤쫓아가면, 고트프리드 규칙의 생활방식 의학으로 새로운 길을 개척할 때보다 치유될 가능성이 더 낮다. 과거를 청산하고 새로운 호르몬 항상성을 만들 수 있다. 완전히 새로운 방식으로 자신의 몸을 사랑하고 아끼게 될 것이다. 또 몸 상태가 좋아지고 건강 문제가 해결되므로 식습관의 가치를 깨닫게 되고, 가슴속 응어리, 트라우마, 자기파괴는 과

거의 일이 될 것이다.

음식과 호르몬이
소통하는 법 배우기

35세 후에 지방을 감량하는 일은 통제에 관한 것이라기보다 무엇을 언제 먹어야 하는지, 또 음식이 호르몬과 어떻게 소통하는지에 관한 것이다. 사람들은 대부분 호르몬이 신진대사를 운전한다는 사실을 깨닫지 못한다. 35세 이후 호르몬이 균형을 잃기 시작할 때 특정한 규칙을 따르면 허리둘레 증가와 심장질환·당뇨병·암 위험의 상승을 피할 수 있다.

1장에서는 나의 경험담을 많이 읽게 될 것이다. 그리고 책 곳곳에서 고트프리드 규칙을 따르면서 호르몬을 위한 새로운 식습관을 접하고 지방과 체중 감소를 경험한 다른 여성들을 만나게 될 것이다.

탄탄한 몸을 만들어주는 호르몬들을 활성화하고 염증을 호전시키고 마음의 평화를 줄 약한 케토시스 상태에 들어가려면 어떻게 해야 하는지 증명된 방법을 제시할 것이다. 고트프리드 규칙은 과체중 및 비만 여성 10명을 대상으로 키토제닉 식이요법 전후의 상태 변화를 관찰하면서 내가 직접 실시한 소규모 임상시험에 기반을 두고 있다. 나는 틀림없이 최고 수준의 과학적 증거를 제시하는 'N-of-1' 연구 및 실험 설계(단일 피험자를 대상으로 N개의 중재를 적용해 효과를 검증하고자 하는 연구 및 실험 디자

들어가며

인-옮긴이)로 개인화된 접근법을 사용했다. 이 연구 방법에서는 각 개인이 개별적인 사례 연구의 중심이 된다.

무엇을 언제 먹어야 하는지와 음식이 호르몬과 어떻게 소통하는지에 관한 기초를 배우면, 오후 4시의 피곤함 없이 하루 내내 활력을 느끼게 해주는 호르몬 교향곡을 만들어낼 수 있다. 지방을 허리에 축적하지 않고 태우게 될 것이다. 허리에 축적된 지방은 대부분의 만성 질환 위험을 높인다.

옷이 몸에 딱 맞아서 모든 옷이 잘 어울릴 테니 10시간이 아니라 10초 만에 옷을 고르게 될 것이다. 신체적으로나 심리적·정서적으로 만족감을 느낄 것이다. 그래서 자신을 가치 있는 사람으로 여기므로 매일 밤 저녁식사를 두 번 하는 일은 없을 것이다. 더 반가운 것은 좋아하는 활동을 할 시간이 많아질 것이라는 점이다. 호르몬에 도움을 주고 몸을 위해 영양소와 호르몬 사이의 점들을 연결하며 수명을 늘려주는 식습관을 내 것으로 만들게 될 것이다.

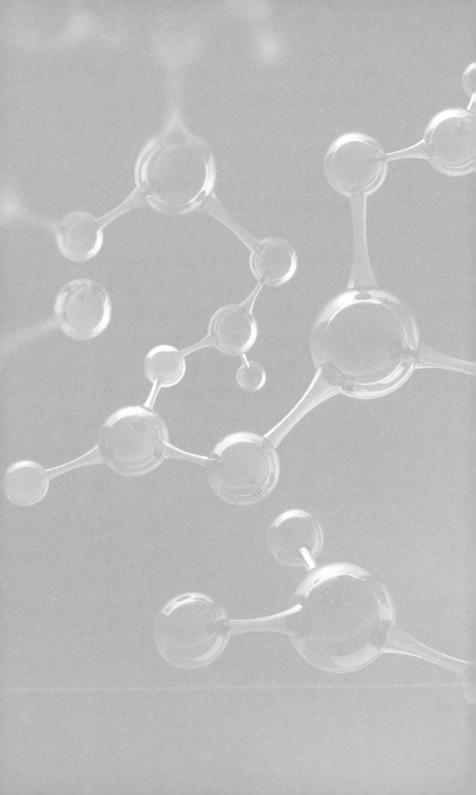

1부

여성과 음식과 호르몬은
어떤 관계일까

1장

여성과 호르몬, 그리고 체중에 관한 진실

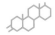

호르몬 평온 기도문

변화시킬 수 없는 호르몬을 받아들이는 평온함과
변화시킬 수 있는 호르몬을 바꿀 수 있는 용기를 주소서.
그리고 이 둘을 분별할 수 있는 지혜도 주소서.

나는 이 기도문을 '호르몬에 대한 평온 기도문'이라고 부른다. 호르몬의 영향으로 월경 직전에 무슨 이유 때문인지 체중이 2kg 늘어나는 경험을 해봤거나 월경전 증후군 혹은 불면증을 겪어본 사람이라면, 내가 왜 기도문을 들먹이는지 이해할 것이다.

호르몬은 우리가 생각하고 느끼고 보는 방법을 지시하면서 몸을 지배한다. 시간을 되돌려서 20대 초반 몸에 흐르던 호르몬과 원활했던 신진대사를 선물할 수는 없지만 그래도 좋은 소식이 있다. 중요한 호르몬들의 균형을 다시 맞추도록 도와줄 과학에 기반한 지침이 있다는 사실이다. 나는 이 책을 통해 여러분이 호르몬 균형을 맞출 수 있도록 힘을 실어주고자 한다. 그리고 이것이 호르몬에 대한 평온 기도문의 핵심이다.

나는 어떤 공통적인 징후나 증상으로 알려진 호르몬 불균형을 일컫는 내분비 기능장애를 겪는 사람들, 그중에서도 여성들이 무엇보다 체중을 조절하지 못해 힘겨워한다는 사실을 알게 됐다. 좀처럼 나아지지 않는 체중 감소 저항증(weight-loss resistance)을 겪는 이 사람들이 내 환자들이다. 이 책에서 여러분은 내 환자들과 온라인 팔로워들에 관한 이야기를 들을 것이며 어떻게 그들이 좌절을 성공으로 바꿀 수 있었는지도 알게 될 것이다. 그중에는 여러분과 관련된 이야기도 적잖이 있으리라고 생각한다.

반가운 소식은 우리가 식습관을 비롯해 호르몬에 관한 무엇인가를 할 수 있다는 사실이다. 특히 지금 우리는 35세 이상 여성의 경우 호르몬 불균형을 해결하는 데 무엇이 효과가 있는지를 알고 있다. 우리가 먹는 음식은 우리가 만드는 모든 호르몬의 뼈대이므로 핵심은 음식에서부터 시작하는 것이다. 음식 선택이 지금 당장에는 중요하지 않아 보일지 모르지만, 한입 한입이 호르몬의 균형, 장과 신경계의 건강, 혈관의 기능, 면역력을 결정한다.

평온 기도문의 실제 사례가 여기에 있다.

멜리사와 나는 진료실에서 호르몬 검사를 확인하고 있었다. 멜리사는 월경에 미묘한 변화가 있다고 답했고 이는 그녀가 폐경 주변기에 들어서고 있음을 의미했다. 38세인 멜리사는 14kg 정도 과체중에 허리둘레가 40in였으며, 체중을 줄이려 온갖 방법을 시도해봤다고 말했다. 멜리사가 내 눈을 똑바로 보며 말했다. "솔직히 말씀해주세요. 제가 변화시킬 수 있는 호르몬과 변화시킬 수 없는 호르몬을 알려주세요. 나이가 들면서 스스로 궤도를 수정하는 데 한계가 있다는 걸 알았어요. 제가 선생님이 알려주신 변화를 이뤄내면 살이 빠질까요? 제게 회복할 수 없는 호르몬 문제가 있나요?" 멜리사는 깊은 한숨을 두 번째 내쉬었다.

그렇지 않다! 호르몬은 회복 불가능하지 않다. 내 진료실에 찾아오는 과체중 혹은 비만 상태에 있거나 건강한 체중을 유지하려면 엄청난 노력을 기울여야 하는 환자 대부분처럼 멜리사도 호르몬 불균형으로 어려움을 겪고 있다. 월경 변화 말고도 멜리사에게 나타난 숨길 수 없는 신체적 징후는 사과 체형이라는 것이었다. 허리둘레를 엉덩이둘레로 나눈 값이 0.85를 초과하는 복부 비만을 가리켜 흔히 사과 체형이라고 하며, 멜리사의 경우 허리 대 엉덩이 비율이 0.92였다.

몇 가지 의학적 검사를 마친 결과, 체중 감량을 어렵게 만드는 가장 흔한 호르몬 불균형 중 두 가지인 인슐린과 갑상샘 문제를 발견했다. 내 경험상 인슐린이 최악이지만, 갑상샘호르몬과 성호르몬도 인슐린 못지않게 나쁘며 서로 관련이 있다.

멜리사가 깊은 한숨을 세 번째 내쉬었다. 중국 전통 의학에 따르면 이는 간기울결(肝氣鬱結, 스트레스로 기가 막힌 상태-옮

전통 중국 의학에서 말하는 간기울결

나는 전통 중국 의학(TCM)을 전공한 의사는 아니지만, 고대로부터 내려오는 중의학의 원리를 공부하면서 수년간 많은 내용을 배웠다. 중의학에 따르면 간기울결(LQS)은 월경전 증후군과 월경불순을 비롯한 모든 종류의 호르몬 불균형과 연관된 경우가 많고, 여성이 폐경 주변기에 들어서는 시기에는 여러 양상으로 나타날 가능성이 크다. 중의학에서 일컫는 간기(肝氣)는 기능으로 정의되며 서양 의학에서 간으로 알려진 해부학적 장기와 동일하지 않다.

'기'라고 알려진 간의 생명력은 스트레스나 불안으로 인해 정체될 수 있다. 기가 원활하게 흐르면 모든 것이 조화를 이루면서 제대로 기능하지만 흐름이 막히면 문제가 생긴다.

간기는 몸에 흐르는 기의 운행에 중요한 역할을 하므로 간기가 정체된 여성은 감정 기복이 심해지고 쉽게 짜증이 나거나 변비, 월경전 증후군, 월경불순을 경험할 수 있다(내 침구사인 에밀리 후커Emily Hooker가 간기울결을 설명한 내용을 주석에서 확인할 수 있다).[1]

긴이)의 징후였고, 내 생각에는 호르몬 균형이 무너졌다는 단서였다.

체중에 영향을 미치는 호르몬 불균형으로 고생하고 있다면 다음 설문에 답해보라.

다음 증상을 지금 겪고 있거나 지난 6개월 동안 경험한 적이 있나요? '그렇다' 또는 '아니다'로 답하시오.

- 출산 이후 또는 폐경 주변기나 폐경 이후로 체중이 꾸준히 늘고 있나요?
- 심한 스트레스나 만성적이면서 약한 스트레스를 받나요? 사소한 일에 지나치게 신경 쓰나요?
- 현재의 고혈압 진단 기준인 '수축기 혈압 120 초과 또는 이완기 혈압 80 초과'에 해당하나요?[2]
- 체질량지수(BMI)가 25 이상인가요? 온라인 계산기를 사용하거나 지금 알려주는 공식을 적용해서 체질량지수를 계산해보세요. BMI=체중÷키^2. 단위를 킬로그램과 미터를 사용했다면 결괏값을 그대로 취하면 되고, 파운드(lb)와 인치(in)를 사용했다면 결괏값에 703을 곱해야 합니다. 예를 들어 체중이 150lb이고 키가 64in인 여성이라면 BMI=(150÷64^2)×703=25.7입니다.
- 체중이 밤사이에 1.4~2.3kg 정도 늘어나거나 월경 기간에 2.3~3.2kg 정도 늘어난 적이 있나요?
- 충분히 쉬었음에도 낮에 피곤한가요?
- 머리숱이 줄거나, 눈썹의 바깥쪽 3분의 1이 빠지거나, 얼굴이

붓거나, 피부가 건조하고 거칠어지거나, 변비에 걸리거나, 기운이 없거나, 추위를 못 견디거나, 불임증이나 월경과다나 손목 터널 증후군이 있나요? 혹은 이 증상 중 두 가지 이상이 함께 나타나나요?

- 어떤 방법을 시도해도 체중 감량을 방해하는 무엇인가가 있다고 느끼나요?

- 식이요법을 유지하기가 어렵나요? 방법은 알아도 계획대로 오랫동안 실천할 수 없어서 늘 2.3~4.5kg씩만 되풀이해서 빠지나요?

- 자연식 위주로 먹는데도 체중이 줄어들지 않는 것 같나요?

- 음식을 갈망하고 특히 단것, 초콜릿, 치즈, 빵 같은 음식이 당기나요?

- 엄격한 키토제닉 식이요법을 시도해봐도 소용이 없었나요? 체중이 예상만큼 줄지 않거나, 머리가 맑지 않거나, 정체기에 들어서거나, 체중이 늘었나요?

- 하시모토 갑상샘염, 셀리악병, 류머티즘 관절염, 다발성 경화증, 전신 홍반성 루푸스, 건선 또는 그 밖에 다른 자가면역 질환을 진단 받았나요?

- 식욕이 늘었나요? 예전에 만족스럽던 양으로 식사하고 나서도 배고픔을 느끼나요?

- 혈당이 높아지고 있나요? 공복 혈당이 적정 범위 상한선인 85mg/dL(데시리터당밀리그램, 1dL=0.1L)를 초과했나요? 혹은 의

료인에게 받은 검사에서 당뇨병 전단계나 당뇨병 범위에 해당하는 99mg/dL 초과로 나타났나요?

- 출산이나 폐경 주변기 이후로 수면에 어려움을 겪거나 더 심한 스트레스를 느끼나요? 혹은 모두 해당하나요?

- 복부에 지방이 많나요? 허리둘레가 여성의 경우 35in(88.9cm), 남성의 경우 40in(101.6cm)보다 더 나가요? 허리 대 엉덩이 비율로 측정할 때는 여성의 경우 0.85, 남성의 경우 0.90을 초과하는지 확인합니다.

- 목 주위나 겨드랑이처럼 피부가 접히는 부위의 피부를 살펴보세요. 피부가 어두운 갈색이 되면서 벨벳 같은 질감을 띠는 흑색가시세포증이 보이나요?

점수 해석하기

위의 질문 중 다섯 문항 이상에 '그렇다'고 답한 사람은 체중과 신진대사에 영향을 주는 호르몬 불균형을 겪고 있을 가능성이 크다. 하지만 그렇다고 해도 겁먹지는 말자. 무엇보다 여러분은 혼자가 아니다. 제 진료실은 호르몬 불균형을 겪는 여성들로 가득하다. 전체적으로 그들 중 80% 정도가 5점 이상에 해당하고 검사에서 대사성 호르몬 중 한 가지 이상이 불균형하다고 나온다. 나의 경우 호르몬과 신진대사의 균형을 위한 고트프리드 규칙을 만들기 전에 10점이 나왔다. 그러니까 점수가 높더라도 초조해하지 마라.

다행히 여러분은 이 책을 발견했다. 내 목표는 여러분이 겪는 호르몬 불균형의 근본 원인을 밝히고 해결하는 것이다(과도하거나 중증에 해당하는 증상을 겪고 있다면 반드시 의료인과 상담해야 한다). 이 장을 계속 읽으면 호르몬과 체중 증가의 연관성, 그리고 체중 감량에 성공하기 위해 식이요법을 최적화하는 방법을 배울 수 있다.

호르몬의 하모니를 되찾는
다섯 가지 원리

나는 30대 후반에 둘째 딸을 출산하고 나서 급격한 호르몬 변화를 겪었고 체중을 쉽게 관리할 수 없었다. 돌이켜보니 독성 스트레스와 임신 중에 생긴 경계성 당뇨병, 그리고 엄마 역할 및 노화가 한꺼번에 작용해 벌어진 일인 것 같다. 하지만 그 경험으로 인해 일반 산부인과에서 정밀의학으로 진로를 바꿔 여성과 호르몬과 체중의 교차점을 이해하는 작업에 집중했다. 모든 여성이 급격한 호르몬 변화의 시기를 겪는 것은 아니지만 많은 여성이 그런 시기를 경험한다.

앞에서 말했듯이 호르몬은 몸 안에 있는 교향악단과도 같아서 밤낮으로 세포에 음악을 연주한다. 몸 안에서 연주되는 음악이 리듬에 맞춰 하모니를 이루면, 회복력이 좋아지고 신진대사가 유연해진다. 그렇지 않고 내가 서른아홉 살 때 연주되던 음악과 같다면, 그 음악은 소음처럼 들릴 수 있다. 클라리넷 소리는 너무 작고 첼로 소리는 너무 크고 박자도 어긋난다. 식이요법과 운동을 열심히 실천해도 성과가 없는 것처럼 느껴질지도 모른다. 교향곡 지휘를 통제할 권한이 없는 듯 보일 수도 있다. 하지만 사실 우리는 생각보다 더 큰 권한을 갖고 있어서 생활방식을 변화시켜 호르몬의 조화를 되찾을 수 있다.

나는 호르몬 교향곡을 조화롭게 유지해줄 다음의 다섯 가지 원리를 발견했다.

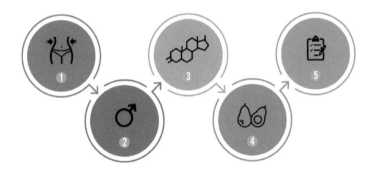

❶ 호르몬이 체중에 영향을 준다.

❷ 여성이 남성보다 호르몬 문제를 더 많이 겪는다.

❸ 키토제닉 식이요법이 호르몬에 영향을 준다.

❹ 여성은 호르몬 때문에 전형적인 키토제닉 식이요법에 대해 남성과 다르게 반응한다.

❺ 여성도 키토제닉 식이요법을 할 수 있지만, 고트프리드

규칙처럼 호르몬 균형을 잡아주는 버전으로 할 때 더 좋은 효과를 거둔다.

여러분이 호르몬 박자를 되찾고 모든 것을 제자리로 돌려놓을 수 있도록, 그래서 체중 감량에 계속 성공할 수 있도록 이 원리들을 하나하나 자세히 소개하려고 한다.

1. 호르몬이 체중에 영향을 준다.

몇몇 호르몬은 체중과 체액 저류(fluid retention, 몸에 체액이 쌓인 상태-옮긴이)와 체내 지방량을 조절하는 일에 관여한다. 내가 가장 관심을 두는 대상은 지방, 그중에서도 허리에 있는 내장지방이다. 지방과 호르몬과 건강 사이의 연관성을 여기에서 살살이 살펴보고자 한다.

어떤 호르몬이 있을까? 종류는 인슐린, 코르티솔, 갑상샘, 테스토스테론, 에스트로겐, 프로게스테론, 성장호르몬, 렙틴 등 아주 많다. 52쪽의 그림은 이중 몇 가지 호르몬, 그리고 몸에 순환하는 다양한 호르몬을 생성하는 샘들의 집합인 내분비계 중 어디에서 각 호르몬이 생성되는지를 보여준다. 가장 중요한 호르몬 불균형은 인슐린에 대한 세포의 반응을 둔감하게 하는 원인인 인슐린 작용 방해(insulin block, 인슐린 저항성insulin resistnace이라고도 함)다. 그런 경우 췌장은 포도당을 세포로 유입시키는 일을 하기 위해 인슐린을 점점 더 많이 만들어야 한다. 인슐린 작용 방해는 체중 증가 및 내장지방과 밀접한 관계에 있다.[3]

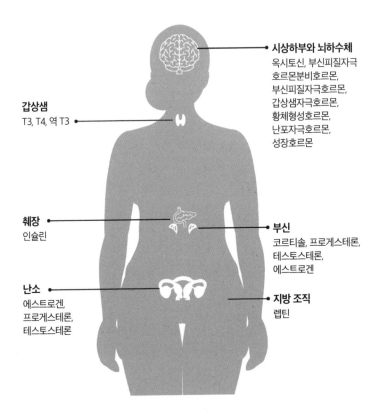

시상하부와 뇌하수체
옥시토신, 부신피질자극
호르몬분비호르몬,
부신피질자극호르몬,
갑상샘자극호르몬,
황체형성호르몬,
난포자극호르몬,
성장호르몬

갑상샘
T3, T4, 역 T3

췌장
인슐린

부신
코르티솔, 프로게스테론,
테스토스테론,
에스트로겐

난소
에스트로겐,
프로게스테론,
테스토스테론

지방 조직
렙틴

호르몬은 문자 메시지처럼 몸 곳곳으로 전달되는 화학물질 메신저다. 또 기분을 안정시키고 피부를 촉촉하게 하고 헬스장에서 근육을 만들고 더 먹으라고 지시하는 등 특정 기능들을 요청한다. 호르몬이 제 역할을 하면 여러분은 건강한 체중에 도달하고 그 체중을 유지할 수 있다. 또 밤에 푹 자고 아침에 개운하게 일어날 수 있으며, 짜증 나거나 불안하거나 살쪘다고 느끼지 않는다.

다시 호르몬을 교향곡에 비유하자면 교향악단의 공식 지휘자는 뇌, 그중에서도 시상하부와 뇌하수체로 알려진 부위다. 뇌는 부신(금관악기), 난소(남성의 경우 정소, 목관악기), 갑상샘(타악기), 지방(현악기) 같은 다른 내분비 기관으로 신호를 보낸다. 하지만 이 지휘자는 취약하다. 그래서 나쁜 식습관과 과도한 음주와 지나친 스트레스가 지휘자의 기능에 영향을 준다.

지휘자가 잘 먹고 회복력도 좋아서 제 역할을 훌륭히 해내면, 호르몬이 균형을 유지하고 곡이 아름답게 연주된다. 내가 아이를 낳기 전 30대 초반에 그랬던 것처럼, 여러분 역시 평범한 방법만으로도 대개 살이 빠지는 효과가 나타날 것이다. 한편 지휘자가 역할을 제대로 하지 못하면 호르몬도 마찬가지다. 호르몬들이 제각기 체중 감량을 방해하고, 설상가상으로 서로 혼선을 주기도 한다. 이를테면 멜리사의 갑상샘 문제도 단독으로 일어나지 않았다. 인슐린 수치 증가와 지방 축적이 갑상샘 기능을 악화시켰다.[4] 그러고 나서 더 불공평하게도 그녀의 과체중 상태가 갑상샘 문제의 발생 가능성을 더 높였다.[5] 다행히 고트프리드 규칙은 뇌가 교향곡을 편안하고 우아하게 지휘하도록 도와서 몸을 균형 잡히고 건강한 상태로 돌려놓는다.

갑상샘 불균형과 인슐린 저항성 등 '체중 감소 저항증'을 일으키는 내분비계 장애가 흔하게 존재한다. 화장품·세제·식품에서 발견되는 환경 속 화학물질과 심한 스트레스 등 특정 호르몬을 교란하는 수많은 요인이 내분비계 장애를 일으킬 수 있다. 아울러 여러분이 먹는 음식이 호르몬에 어떤 영향을 주는지를 다음 장에서 알아보도록 하자.

2. 여성이 남성보다 호르몬 문제를 더 많이 겪는다.

직설적으로 말해서 남성보다 여성이 호르몬 불균형을 더 많이 겪고 그 영향으로 불안·우울·불면증을 더 많이 경험한다.[6] 호르몬 불균형으로 인한 불쾌한 증상들은 특히 체중 감량과 관련된 일련의 문제들을 추가로 일으킨다. 예를 들어, 여섯 시간보다 덜 자거나 아홉 시간보다 더 자는 습관은 복부 비만(내장지방), 인슐린 저항성, 고혈당, 고혈압, 이상지질혈증의 집합체인 대사 증후군을 유발할 수 있다.[7]

의사이자 여성으로서 나 역시 신체 불만족, 스트레스, 체중 증가의 악순환에 너무나 익숙하다. 조금만 살이 쪄도 힘들어하는 여성들이 자기 몸과의 전쟁에 갇혀버리는 일도 많다. 아마 여러분도 공감하리라 생각한다. 여성이 남성보다 신체 불만족을 더 많이 경험하는 것은 놀라운 일이 아니다. 광고, 텔레비전 프로그램, 영화 같은 대중매체, 좋은 의도로 건네는 가족과 친구들의 말을 통해 우리는 어릴 때부터 무슨 수를 써서라도 날씬하고 예뻐야 한다는 소리를 듣는다.

이 이상을 내면화하도록 사회화되면 '자기 대상화(self-objectification)'를 하게 되고, 그로 인해 신체 수치심과 불만족을 경험할 가능성이 커진다. 그러면 신체를 외모에 근거해 평가하는 관점이 내면에 자리잡아 자신의 겉모습을 습관적으로 자주 점검하게 된다.[8] 이런 일은 남성보다 여성에게 더 많이 일어나며, 자기 대상화를 하는 여성은 섭식 장애를 겪기 쉽다.[9] 대상화는 제품 판매에 활용되지만,[10] 자기 대상화에는 큰 대가가 따른다. 다시 말해 내 여성 환자 중 상당수가 경험하는 내적 전투를 벌여야 한다.

슬프고 모순되게도 이 자기 대상화는 더 심한 스트레스와 훨씬 더 많은 호르몬 불균형을 일으켜 체중 증가를 유발할 수 있다. 내 환자 중 많은 이가 그 어느 때보다 스트레스를 많이 받는다고 느끼며, 문제는 그들만 그런 것이 아니다. 미국심리학회(American Psychological Association)의 연간 스트레스 조사에서 나타났듯이, 여성이 남성보다 스트레스를 더 많이 받는다. 2020년 보고에 따르면, 자신이 기억하는 미국 역사상 지금이 최악이라고 느끼는 사람들을 살펴보니 여성이 남성보다 훨씬 많았다. 어쩌면 남성이 관심을 덜 가져서일까?

스트레스는 건강, 그리고 호르몬에 영향을 미친다. 여성은 대부분 자신의 호르몬 불균형을 인식하지 못한다. 폐경 전에도 여성은 호르몬 불균형에 더 취약하다. 폐경 전 여성에게 영향을 주는 가장 흔한 내분비계 장애는 테스토스테론·인슐린·갑상샘 문제다.[11] 미국에서 갑상샘기능저하증을 일으키는 가장 흔한 원인은 남성보다 여성에서 '다섯 배 내지 열 배' 더 흔하게 나타나는 자가면역 질환인 하시모토 갑상샘염이다.

그 후 나이 들고 폐경기에 이르면서 또 다른 호르몬 변화가 찾아오고, 이 시기에 여성은 에스트로겐·테스토스테론·성장호르몬 감소를 더 자주 경험한다. 에스트로겐은 식욕 각성과 음식 섭취를 포함한 많은 작용에 관여하므로,[12] 에스트로겐 같은 호르몬들의 감소가 체중 증가를 촉발할 수 있다. 여성의 몸을 조절하

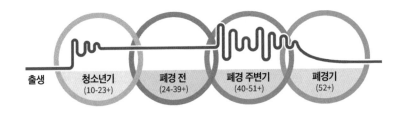

출생　　청소년기　　폐경 전　　폐경 주변기　　폐경기
　　　　(10-23+)　　(24-39+)　　(40-51+)　　(52+)

는 주요한 에스트로겐은 소포호르몬(에스트라디올)이다. 위의 그림에서 볼 수 있듯 에스트로겐은 여성의 나이에 따라 변화하며 폐경 주변기에 심하게 요동쳐 식욕을 증가시킬 수 있다.

한편, 과체중 혹은 비만 여성이 지방을 줄이면 성장호르몬이 증가한다.[13] 좋은 소식은 여러분의 몸이 선순환을 시작했다는 것이다. 운동 후 회복력과 부상 치유력이 좋아지고 신진대사가 활발해져서 지방을 더 많이 태우고, 그래서 성장호르몬이 증가한다. 성공이다!

호르몬이 체중 감소를 방해할 수 있고 여성이 호르몬 불균형을 겪을 가능성이 더 크다는 사실을 아는 것만으로도 해결책을 어느 정도 찾은 것이다. 그래서 여러분의 호르몬 균형을 되찾아주기 위해 키토제닉 식이요법을 수정한 고트프리드 규칙을 만든 것이다.

3. 키토제닉 식이요법이 호르몬에 영향을 준다.

저탄수화물·적정 단백질·고지방 식단으로 이루어진 키토제닉 식이요법은 호르몬에 좋은 영향을 주기도 한다. 키토제닉 식이요법은 체중 증가와 괴로운 일상, 그리고 인슐린을 교정하기 위한 가장 효과적인 전략 중 하나다. 인슐린은 남성과 여성 모두에서 사망원인 1위인 심혈관 질환과 관련 있는 주요 호르몬이다.

문제는 키토가 코르티솔, 갑상샘호르몬, 에스트로겐을 포함한 다른 호르몬들에 나쁜 영향을 미칠 가능성이 있다는 점이다. 코르티솔의 만성적 증가는 산화 스트레스(세포에 축적되는 손상되거나 노화된 녹), 콜레스테롤 문제, 혈관 기능 저하, 혈소판 응집, 동맥의 플라크 축적을 포함한 많은 문제,[14] 그리고 내가 건강 면에서 가장 걱정하는 문제인 내장지방 증가를 초래한다.[15] 남성은 탄수화물을 섭취하면 코르티솔 생성이 감소한다.[16] 그리고 탄수화물을 제한하면 예방법을 알고 있지 않은 한 코르티솔 생성이 '증가'할 수도 있다.

상추로 감싸고 베이컨을 올린 패스트푸드 버거처럼 '게으른 키토' 식사를 하고 유익한 장내 미생물의 먹이가 되는 충분한 채소를 먹지 않는 사람들은 에스트로겐 균형이 무너질 수 있다. 건강한 에스트로겐 균형은 건강한 미생물 생태계에 달려 있다. 고기와 치즈 같은 동물성 식품은 많이 먹으면서 채소를 적게 먹는 사람들은 에스트로겐에 속하는 호르몬 중 많은 수가 오작동할 위험에 놓인다.

4. 여성은 호르몬 때문에 전형적인 키토제닉 식이요법에 대해 남성과 다르게 반응한다.

이미 키토의 역설을 이야기했으므로 여러분은 전통적인 키토제닉 식이요법이 여성에게 항상 효과적이지는 않다는 사실을 알고 있다. 키토가 여성의 호르몬에 어떤 영향을 미치는지를 탐구하는 연구가 아직 더 많이 이루어져야 하지만, 키토의 결과에 차이가 나는 몇 가지 이유가 연구를 통해 밝혀졌다.

첫째, 키토는 여성에게 충분한 탄수화물을 제공하지 않을 수 있다. 탄수화물은 스트레스 반응을 완화하고 코르티솔 수치를 낮추고 성장호르몬 수치를 높이며 갑상샘 기능을 지원한다.

둘째, 여성과 남성은 체지방을 저장하는 방법과 장소, 호르몬 생성, 체중과 체지방 분배(partitioning)를 조절하는 신호에 대한 뇌의 반응이 다르다. 여성은 에너지를 피부 아래에 있는 피하 공간에 지방으로 저장하는 경향이 있는 반면에, 남성은 에너지를 복부 지방으로 저장할 가능성이 더 크다. '모래시계' 또는 '서양배' 체형을 '아빠 뱃살(Dad body)' 체형이나 '맥주 배(맥주를 많이 마셔서 볼록하게 나온 배)' 체형과 비교해 생각해보라. 이처럼 여성은 지방을 피하 공간에 분배해서 하체(골반, 엉덩이, 허벅지)에 살이 찌고 남성은 지방을 복부에 분배해서 복부 장기의 내부와 주변에 살이 찐다.

남성은 폐경 전 여성보다 실질체중은 50% 더 많고 지방량은 13% 더 적다.[17] 남성과 폐경 주변기 및 폐경기 여성은 폐경 전 여성보다 배에 지방을 더 많이 축적해서 '사과' 체형이 되며 비만에 따른 합병증이 발생할 위험이 커진다.[18] 폐경 전 여성은 지방이 골반, 엉덩이, 허벅지 같은 하체에 쌓이는 편이다.[19] 난소가 양질의 난자를 소진하면서 월경에 변화가 나타나는 시기인 폐경 주변기부터 여성은 지방을 허리에 축적하기 쉽다는 점에서 남성과 더 비슷해진다. 5장에도 나오는 내용이지만, 허리 대 엉덩이 비율을 측정했을 때 여성은 0.85, 남성은 0.90 미만이 바람직하다. 허리 대 엉덩이 비율이 높으면 인슐린 저항성과 심장 마비를 포함한 많은 문제를 겪을 위험성이 커진다.[20]

셋째, 남성과 여성은 인슐린의 작용 과정과 당뇨병에 걸릴 확률도 서로 다르다.[21] 전반적으로 폐경 전이면서 건강한 여성은 남성보다 인슐린 호르몬에 더 민감하므로, 여성이 혈당 수치를 낮추는 데 필요한 인슐린의 양이 남성보다 적다. 우리는 최소한 폐경 전에는 대사증후군에 덜 걸린다.[22] 하지만 안타깝게도 남성보다 유리한 이 특징은 혈당이 올라가면 사라진다.[23] 5년 전 폐경 주변기에 접어들던 내 상태가 그랬다. 스트레스와 수면 부족을 비롯한 다양한 이유 탓에 나는 지방을 더 많이 축적했다. 밤사이에 특히 골반과 다리에 피하 지방이 거의 두 배로 늘어나는 듯했다.

나는 공복 혈당 100~125mg/dL인 당뇨병 전단계였다. 내장지방이 많아져 바지 지퍼를 잠글 수 없었다. 대개 47세쯤에 시작되는 폐경 이행기로 접어들면서 마주하는 서글픈 현실이다. 에스트로겐 수치는 떨어지고 지방은 두 배 빨리 늘어나고 실질체중은 감소한다. 이런 증감 현상은 마지막 월경 후 2년이 지나도록 계속되곤 한다.[24] 폐경 주변기에 나타나는 지방 분배의 변화는 여성의 호르몬 변화를 반영하며, 이는 폐경기의 동물 모델에서도 확인됐다.[25] 호르몬 치료를 받는 여성을 제외하고 폐경 이

행기에는 체지방, 허리둘레, 허리 대 엉덩이 비율이 증가한다.[26]

알코올 섭취와 운동은 대부분 여성의 체중 증가에 큰 영향을 미친다.[27] 분배의 법칙에 따라, 예전에 우리를 모래시계나 서양배 체형으로 만들던 축적 지방이 이제는 우리를 뱃살이 두둑한 사과 체형으로 만든다.[28] 문제는 외모만이 아니다. 여성은 폐경 이행기 3년에 걸쳐 체중이 평균 2.3kg 증가하며 그중 20% 여성은 체중이 4.5kg 이상 증가한다. 내가 바지 지퍼를 잠그지 못한 것도 놀랄 일이 아니다! 체중 증가는 심장질환, 고혈압, 총콜레스테롤, 저밀도 지단백 콜레스테롤, 중성지방, 공복 인슐린과 관련된 위험을 높인다.

넷째, 키토는 갑상샘에도 영향을 줄 수 있다. 어떤 사람들에게는 갑상샘기능저하증으로 의심되지만 확진되지는 않은, 삼요오드티로닌(T3) 혹은 티록신(T4) 수치의 감소 같은 갑상샘 문제가 생긴다.[29] 많은 여성이 느끼는 증상으로는 변비, 차가운 손발, 탈모 등이 있다.[30] 전형적인 키토제닉 식이요법으로 갑상샘 기능에 이상이 생길 위험을 고려할 때, 키토를 수정한 고트프리드 규칙을 실천하고, 추가 연구에서 효과가 확실히 밝혀질 때까지 자신의 갑상샘 수치를 6개월마다 확인하기를 권장한다. 다행히 나는 나의 고트프리드 규칙으로 갑상샘에 문제가 일어난 사례를 본 적이 없다.

뇌전증이 있는 사람들은 전형적인 키토제닉 식이요법을 할 때 월경불순과 변비가 생길 가능성이 크다.[31] 뇌전증 없는 사람들은 같은 증상을 겪는지는 몰라도 변의 양이 줄어들 수는 있다. 규칙적인 장운동은 에스트로겐의 균형·해독 작용과 밀접한 관련이 있으므로, 여성이 키토의 혜택을 얻으려면 규칙적인 장운동을 유지하는 일이 특히 중요할 수 있다.

마지막으로 저탄수화물 식이요법은 여성의 수면에 부정적 영향을 미칠 수 있다.[32] 거의 모든 호르몬은 24시간주기 리듬 (circadian rhythm)에 따라 분비된다. 24시간주기 리듬은 수면 주기를 지시하기도 하고 수면 주기에 의해 영향을 받기도 하는 자연적인 일일 리듬이다. 키토나 또 다른 요인 탓에 잠을 제대로 못 자면(남성보다 여성에게 더 흔히 일어나는 문제) 다른 호르몬들이 방해받을 수 있다. 깨진 리듬은 호르몬을 방해한다. 당연히 수면 방해는 허리의 내장지방 증가로 이어진다.[33]

키토제닉 식이요법으로 남성이 아닌 여성만 누리는 혜택이 있다고 시사한 유일한 연구에서, 키토를 했을 때 암컷 쥐는 골량 손실이 없었고 수컷 쥐는 골량 손실이 나타났다.[34] 물론 확정적인 결론을 내리려면 사람을 대상으로 한 연구에서도 같은 결과가 나와야 할 것이다.

5. 여성도 키토제닉 식이요법을 할 수 있지만 고트프리드 규칙처럼 호르몬 균형을 잡아주는 버전으로 할 때 더 좋은 효과를 거둔다.

여성이 키토제닉 식이요법으로 남성과 동등한 효과를 누리지 못하는 주요 원인은 효과적인 해독 작용, 스트레스와 코르티솔, 갑상샘 기능, 배고픔과 음식 중독, 혈당 수치에 영향을 주는 호르몬들과 관련이 있다.

고트프리드 규칙은 여성에게 더 좋은 효과를 발휘하는 수정된 키토 식단으로, 해독 요소와 수정된 탄수화물 계산법, 알칼리성 식단에 필요한 더 많은 채소와 섬유질을 포함한다.[35] 환자들과 함께 지내온 내 경험으로 볼 때, 고트프리드 규칙은 건강한 장 기능과 호르몬 개선, 상당한 지방 감소에 도움을 준다. 더욱이 환자들이 배고파하지 않는다. 효과적인 계획을 찾는 일은 중요하며, 특히 식습관 변화가 모든 만성 질환의 절반을 예방할 수 있다는 점을 고려한다면 더욱 중요하다.[36]

식단 변화는 이런 식으로 건강에 영향을 미친다. 여러분도 알다시피 인류가 수렵과 채집을 시작한 이후 우리 몸은 점점 더 산성화돼왔다. 1만 년 전 시작된 농업혁명과 200년 전 시작된 산업혁명 이후로 토양에는 칼슘·마그네슘·철·망간·구리·아연 등 우리 몸에 필요한 무기질들이 점점 고갈됐다. 마찬가지로 표준 식단에도 나트륨과 비교하면 마그네슘·섬유질·칼륨이 줄었고, 중탄산(bicarbonate)에 비해 염소가 증가했다. 그 결과 우리가 먹고 있는 대부분의 음식이 대사성 산증(metabolic acidosis)을 유도할 수 있다. 즉, 신체 내 산과 염기의 미세한 균형에 이상이 생겨 혈액이 산성 쪽으로 이동하며, 그로 인해 고혈압이 발생한다(자세한 내용은 주석 참조).[37]

이 모든 변화는 신장 결석에 걸릴 위험을 높이고, '게으른 키토'[38]를 하는 사람은 더 자주 걸릴 수 있다. 고단백 저탄수화물은 올바른 답이 아니며 마그네슘·섬유질·칼륨을 증가시키는 채소를 비롯한 특정 음식들을 더 많이 먹어야 한다. 채소가 풍부한 알칼리성 식단은 성장호르몬 같은 호르몬들을 개선하고 비타민 D 수치를 높이며 뼈 건강에 도움을 주고 근육 손실을 줄일 것이다.[39] 고트프리드 규칙을 실천한다면 바로 이런 혜택을 얻을 수 있다.

나는 수년 동안 궁금했다. 키토제닉 식이요법을 하거나 일정 시간 먹지 않는 단식(14~16시간 단식 등)을 할 때 나타나는 인슐린·포도당 감소를 여성이 남성보다 더 큰 경고 신호로 인식할까? 다시 말해 여성의 몸에서 무엇인가가 잘못됐다는 경고 신호가 울리는 것일까? 폐경 주변기 여성은 이 경고 신호가 더 민감할 수 있으므로, 단식 시간대(fasting window)를 13~14시간으로 줄이는 방법처럼 좀 더 완화된 방법이 필요할 수도 있다.

키토제닉 식이요법에 관한 내 의견을 뒷받침하는 확실한 증거를 아직 발견하지는 못했지만, 48시간 단식은 폐경 전 과체중 여성에게 중대한 스트레스 반응(투쟁·도피·경직 반응을 유도하는 교감신경계의 활성화)을 일으킬 것으로 짐작된다.[40] 그에 반해 무거운 기구를 드는 운동(또 하나의 스트레스 요인)을 하는 남성은 평온과 이완을 경험하고 혈압이 감소하며 충분히 쉰 듯한 느낌을 받는다(휴식과 소화 반응으로 알려진 부교감신경계의 활성화).[41]

정리하면 내 접근법은 환자들의 배변과 독소 배출을 돕고, 탄수화물과 녹말이 없는 채소와 풍부한 섬유질을 더 추가하며, 갑작스러운 변화로 여성의 몸이 지방을 과도하게 축적하는 일이 일어나지 않도록 더 점진적으로 인슐린을 교정하고자 한다.

자세한 내용은 모두 2부에서 확인할 수 있다.

멜리사에게도 위에서 말한 증상이 나타난 것이다. 혈액검사 결과 멜리사는 테스토스테론의 전구체인 디하이드로에피안드로스테론(DHEA, dehydroepiandrosterone)이라는 호르몬의 수치가 낮았고, 무기질인 마그네슘이 부족했다. 그녀의 허리둘레 39in에서 짐작되듯, 체성분 검사에서 내장지방의 수치가 높았다. 다른 검사에서는 LDL이 높고 HDL이 낮은 콜레스테롤 수치 등 심혈관 질환의 여러 위험인자가 확인됐다.

멜리사는 고트프리드 규칙을 시작했다. 먼저 우리는 그녀

심층 정보

키토가 내게 적합한 방법일까?

이 책에서 나는 여성들이 겪는 문제와 여성의 호르몬을 염두에 두고 세심하게 설계된 키토제닉 식이요법을 공유할 것이다. 만약 여러분이 담낭 질환이나 담낭 절제술, 심혈관 질환, 신장 결석 같은 병력이 있거나 고지방 식단을 멀리하라는 조언을 들었다면, 키토제닉 식이요법을 시작하기 전에 의사와 상담해야 한다. 담낭 질환이 있을 때는 어떤 오일을 사용해야 하는지 등 고트프리드 규칙을 실천하기 위한 추가적 지침이 필요할 수도 있다. 절대적·상대적 금기를 이 책 후반에서 다루긴 했지만, 더 자세히 알고 싶은 사람들은 의사에게 도움을 요청하길 바란다.

의 배변, 독소 배출, 인슐린 교정에 집중했다. 초기 목표는 2.3kg 만 감량하는 것으로 정했다. 체중 감소가 처음에는 느리게 진행 됐어도 꾸준히 이루어졌고, 지금까지 그녀는 7.7kg을 뺐다. 훨씬 더 중요한 점은 지금 포도당 농도가 정상이며 콜레스테롤 수치 가 올바른 방향으로 가고 있다는 사실이다.

핵심 포인트

이 장에서는 여성, 호르몬, 신진대사에 관한 정밀의학의 핵심 원리를 다뤘다.

- 호르몬이 체중에 어떤 영향을 미치는지, 꼭 염두에 두고 신경 써야 할 호르몬은 무엇인지 알아두자.
- 여성이 남성보다 호르몬 문제를 더 많이 겪으며, 35세 이후 폐경 주변기에 이르면 체중 감소를 어렵게 하는 중요한 변화들이 일어 난다.
- 여성과 남성은 내분비계가 지방 저장을 지시하는 방법, 그리고 체 중과 체지방 분포를 조절하는 신호에 대한 뇌 반응이 다르다. 여성 은 피하 공간에 지방을 더 많이 분배해서 골반·엉덩이·허벅지 같은 하체에 살이 찔 수 있고('서양배' 체형), 반면에 남성은 지방을 복부에 분배해서 복부 장기 내부와 주변에 살이 찔 수 있다('사과' 체형). 폐 경 주변기에 여성은 더 남성처럼 되면서, 인슐린 수치가 높아지고

에스트로겐 수치가 낮아지고 체중이 증가하고 허리에 지방이 많아지며, 그로 인해 사과 체형에 가까워진다. 다낭성 난소 증후군과 인슐린 저항성도 사과 체형을 유발할 수 있다.

- 키토제닉 식이요법이 이런 호르몬 변화의 문제를 다룰 수 있어도 여성은 키토에 다르게 반응한다. 고트프리드 규칙은 이 점을 고려한다. 특히 여성은 독소를 배출하고 호르몬을 재설정하기 위해 매일 배변해야 하고, 녹말 없는 채소와 섬유질을 더 많이 섭취해야 하며, 탄수화물 제한이 스트레스와 코르티솔 수치에 어떤 영향을 미치는지 관심을 가져야 한다. 2부에 실린 수정된 키토제닉 식이요법을 따른다면 가장 좋은 결과를 얻을 것이다. 수정된 키토제닉 식이요법은 호르몬을 최적화하고 요요현상 없이 정상 체중을 유지할 수 있도록 도울 것이다.

다행히 여러분은 자기만의 체중 감량 프로그램에 맞춰 정밀의학의 원리를 적용할 수 있다. 이어지는 다음 몇 장에서는 성장호르몬과 테스토스테론을 포함한 몇 가지 다른 호르몬들을 자세히 다루고, 우리가 먹는 음식과 호르몬 조화의 연관성을 밝힐 것이다.

2장

성장호르몬과
탄탄한 몸을 위해 해야 할 일

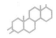

체중 증가의 원인은
호르몬 스위치 고장

내 환자인 캐리는 43세가 되면서 몇 가지 반갑지 않은 변화를 알아챘다. 캐리는 평소 촉촉하던 피부와 근육량이 변화하는 것을 느꼈고 스마트폰에 찍어둔 증거 사진들을 내게 보여줬다. 평소 침착하던 그녀였는데, 지금은 한 번씩 불안감에 휩싸였다. 캐리는 기운이 없었다. 하룻밤 잠을 제대로 못 자거나 운동을 한 후에는 회복하기가 더 어려워졌다. 거울을 볼 때면 피부는 처지고 근육은 줄어 있었다. 더 절망적이게도 캐리는 임신과 출산으로 찐 살이 빠지지 않고 대부분 허리에 몰렸으며 일반적인 다이어트 방법 중 어떤 것으로도 효과를 보지 못했다. 목표 체중 59kg에 꼭 도달하기로 다짐한 그녀는 평상시에 표준 '엄마' 식이요법을 한다고 말했다. 아침에 오트밀과 과일을 먹고 다이어트 탄산음료를 여러 캔 마시며 점심으로 약간의 샐러드를 먹고 저녁에는 포장 음식을 먹으면서 와인 몇 잔을 마셨다. 와인을 제외하면 저칼로리 식단이었다.

잠은 잘 자는지 묻자, 캐리는 예전보다 늦게 잔다고 하면서 남편과 비디오를 보고 나서 밤 11시나 자정이 넘어 잠들고 숙면하지 못하는 것 같다고 털어놨다. 캐리를 진찰할 때 처진 볼살과 얇은 입술이 눈에 띄었다. 그녀의 나이와 운동량을 고려할 때 근육긴장도가 전반적으로 높지 않다고 생각했다.

아마 여러분도 캐리의 고군분투에 공감할 것이다. 그녀의 불평거리가 노화로 인한 피할 수 없는 결과라고 생각하는 사람도 있겠지만 나는 그 생각에 동의하지 않는다. 나는 그녀에게 일어나는 최근의 체중 증가, 체중 감량의 어려움, 기운 저하, 둥글둥글해지는 몸매가 호르몬 때문이라고 생각했다. 사실 원인은 호르몬 스위치에 있었다. 몸에서 몇 가지 주요 호르몬에 의해 조절되는, '지방을 태우자'와 '지방을 저장하자' 사이를 오가는 토글 스위치에 문제가 생긴 것이다.

캐리는 자신이 선택해서 매일 먹던 음식들이 잘못된 호르몬들을 활성화해서 체중 감소에 도움이 되지 않는다는 말을 듣고 놀랐다. 호르몬 스위치에 결함이 생겼다는 내 걱정을 처음에는 잘 받아들이지 못했다. 하지만 곧이어 실시한 간단한 혈액 검사 결과가 내 생각을 확인해줬다. 캐리의 '엄마' 식이요법은 체중 감소가 아니라 체중 증가를 초래했고, 그것이 호르몬 불균형을 악화하고 있었다. 좀 더 자세히 알아보자.

호르몬,
잃어버린 열쇠

호르몬은 몸에서 기능을 조절하는 물질이다. 몸에서 만들어진 호르몬은 멀리 떨어진 세포에 할 일을 지시하기 위해 혈액 같은 체액을 타고 이동한다. 호르몬은 몸 안에서 생기거나(endogenous) 실험실에서 동물이나 식물로부터 만들어져 일반 의약품이나 처방전이 필요한 의약품 형태로 사람에게 투여된다(exogenous).

호르몬은 행동, 기분, 근육량, 에너지, 신진대사에 영향을 준다. 또 음식 섭취나 지방 연소 또는 성생활처럼 무엇인가에 관심을 두고 집중하게 만든다. "너 호르몬이 넘치는구나! 정신 차려!"라는 말에서처럼 종종 여성을 깎아내리거나 무시하려는 의도로 호르몬을 인용하기도 한다. 사실 호르몬이 행동에 영향을 주지만 행동도 호르몬에 영향을 줄 수 있다. 먼저 호르몬이 어떻게 작용하고 우리가 호르몬에 대해 무엇을 할 수 있는지 살펴보자.

심층 정보

신체의 지방 관리에
영향을 주는 호르몬들

몸을 지방 축적에서 지방 연소로 바꾸는 호르몬 스위치 중에는 다음 세 가지 호르몬이 중요한 역할을 한다.

- **성장호르몬(growth hormone)**: 성장과 세포 재생을 자극한다. 어린 시절에는 키를 크게 하고, 성인기에는 근육을 만들고 지방을 태워서 근육을 탄탄하게 유지한다. 안타깝게도 성장호르몬은 나이가 들면서 서서히 감소한다. 감소 현상은 약 30세부터 시작되며, 스트레스를 많이 받거나 하루 내내 탄수화물을 섭취한다든지 너무 오래 앉아 있거나 운동량이 부족하면 특히 더 심해진다.

- **테스토스테론(testosterone)**: 남성과 여성 모두에게 가장 풍부한 호르몬으로, 성장호르몬과 마찬가지로 근육을 만들고 지방을 태우는 등 중요한 역할을 한다. 오늘날 테스토스테론은 여성의 몸에서 여러 가지 역할을 하면서 강한 신진대사와 건강한 성욕을 유지하는 일에 관여하는 호르몬으로 인식되고 있다. 성장호르몬처럼 30대에 감소하지만, 폐경 주변기와 폐경기에는 더 급격하게 줄어든다.

- **인슐린(insulin)**: 혈액 내 포도당 농도를 조절한다. 건강한 사람의 경우, 혈류에 포도당이 너무 많다는 사실을 췌장이 감지하면 인슐린이 근육 및 간, 그리고 다른 조직에 포도당을 흡수해서 에너지로 전환하라고 신호를 보낸다. 탄수화물을 너무 많이 섭취하거나 스트레스를 잘 관리하지 않으면 인슐린의 작용을 방해해서 혈액 내 포도당이 증가하며, 높은 혈당은 독성으로 작용할 수 있다. 인슐린 저항성이라고 불리는 이 현상은 세포가 인슐린 메시지에 둔감해지는 것을 의미한다. 이런 당뇨병 전조 증상(당뇨병 전단계)은 배고픔을 더 많이 느끼게 하고 특히 복부에 더 많은 지방 축적을 유발한다.

몸을 강화하는 호르몬인 성장호르몬은 근육을 만들고 뼈를 튼튼하게 유지하는 동시에 지방을 분해하는 데 있어서 중요한 역할을 한다. 성장호르몬은 체중 감소에 중요한 역할을 하며, 여성은 남성에 비해 성장호르몬에 생긴 문제를 잘 인식하지 못하는 경우가 많다.

어린 시절에 성장호르몬은 키를 크게 했다. 성인이 된 후에도 성장호르몬은 뼈의 석회화(mineralization), 단백질 합성, 세포 성장, 지방 분해 등 성장과 복구에 여전히 관여한다. 나이가 들면서 자연스럽게 성장호르몬 수치가 낮아진다. 성장호르몬 생성량은 성인 초기에 최고점을 찍고 나서 30세 이후 해마다 1~3%씩 줄어들어 다른 호르몬들보다 훨씬 더 가파르게 감소하며, 그래서 더 두드러질 수도 있다.[1]

많은 여성 환자가 지방 및 처진 뱃살과 근육긴장도 감소처럼 숨길 수 없는 증거들을 인지한다. 성장호르몬 수치가 낮은 한 37세 환자는 그 모습을 '녹아내린 양초'라고 표현했다.

성장호르몬 수치는 비교적 쉽게 검사할 수 있다. 캐리의 성장호르몬이 낮을 것이라는 예측을 확인하기 위해 혈액 검사를 신청했고 인슐린유사성장인자-1(Insulin-like growth factor-1, IGF-1)이라고 불리는 성장호르몬 대용물(proxy)의 수치가 실제로 낮은 것으로 확인됐다. IGF-1은 성장호르몬의 자극을 받아 간에서 만들어지는 성장인자다. 성장호르몬보다 IGF-1을 측정하기가 더 쉽다.

테스토스테론은 근육을 만들고 신진대사를 촉진한다는 점

에서 성장호르몬과 기능이 겹친다. 성장호르몬과 테스토스테론 두 호르몬 모두 몸에서 여러 가지 역할을 한다. 예를 들어 테스토스테론은 헬스장에서 근육 생성을 도우면서 기분과 자신감을 끌어올릴 수 있고, 갑상샘의 기능을 증진시킨다. 테스토스테론이란 무엇이며 체중 감소를 위해 테스토스테론을 어떻게 활성화할지 다음 장에서 더 자세히 알아보자.

성장호르몬 증가시키기

그냥 성장호르몬을 증가시키는 약을 먹고 뱃살을 빼면 되지 않냐고 궁금해하는 사람들도 있겠지만, 안타깝게도 그럴 수는 없다. 하지만 나이·성별·식단·영양·식사 시간대·수면·운동 등 성장호르몬을 결정하는 요소들을 살펴보면, 이중 상당수를 우리 스스로의 힘으로 조절할 수 있다는 점을 바로 깨달을 것이다.

고트프리드 규칙의 목표는 필수적인 성장호르몬을 포함한 호르몬들의 균형을 되찾는 것이다. 성장호르몬 수치가 너무 떨어지지 않게 관리해야 한다. 안 그러면 캐리처럼 실제 나이보다 늙었다고 느낄 수 있다. 또 나이보다 일찍 허약해지고 뇌 기능이 떨어질지도 모른다.[2] 하지만 과도한 성장호르몬은 암 위험을 증가시키므로 성장호르몬을 너무 많이 증가시켜서도 안 된다. 호르몬의 균형을 맞춰야 하며, 그러기 위해서는 올바른 음식을 올바른 양으로 올바른 시간에 먹는 것이 가장 중요하다.

성장호르몬 설문지

다음 증상을 지금 겪고 있거나 지난 6개월 동안 경험한 적이 있나요? '그렇다' 또는 '아니다'로 답하시오.

- 얼굴이 처지거나 입술이 얇아지고 눈꺼풀이 처지거나 주름이 생기는 등 조기 노화의 징후가 보이나요?
- 예전보다 내면의 평화나 차분함이 덜 느껴지나요? 특별한 이유 없이 더 큰 불안감을 느낀 적이 있나요?
- 키는 보통이지만 몸이 앞으로 굽기 시작하나요?
- 손을 살펴보세요. 손바닥, 특히 엄지손가락 바로 밑과 새끼손가락 아래의 근육긴장도가 떨어지는 등 근육 감소가 보이나요?
- 손등에 있는 피부를 3초 동안 꼬집었을 때 피부가 즉시 되돌아오나요, 아니면 천천히 돌아오나요? 이 방법은 탈수증을 알아보는 검사이기도 합니다.
- 손톱을 보세요. 선조(striae), 즉 세로줄이 보이나요?
- 복부에 임신 중 생긴 튼살의 범위가 넓어졌나요?
- 예전보다 특히 허리선에 뱃살이 더 많이 쪘나요?
- 허벅지 안쪽 살이 늘어졌나요?
- 무릎 윗부분에 볼록한 살(지방 축적물)이 있나요?
- 일상적인 작업을 수행하기가 더 어려워졌나요?
- 감정 반응이 변했나요? 전보다 더 예민해져서 과거에 신경 쓰이지 않던 말에 지금은 날카롭게 되받아치나요?

- 같은 온도에서 다른 사람들보다 더 춥게 느끼나요? 잘 때 수면 양말을 신어야 하나요? 의학에서는 이런 증상을 추위 민감증(cold intolerance)이라고 합니다.
- 근육이 예전보다 덜 뚜렷한가요? 정기적인 운동을 할 때 근육 반응이 덜하거나 힘이 줄었나요?
- 골밀도가 또래의 평균치보다 낮은 골감소증(osteopenia) 혹은 골다공증(osteoporosis) 진단을 받은 적이 있나요? 골절 진단을 받은 적이 있나요?
- 체모가 여기저기에서 빠지나요?
- 삶의 질이 떨어진 것 같나요?
- 얕은 잠을 자거나 자다가 자주 깨나요? 평소보다 더 늦게 잠자리에 드나요? 매일 밤 잠든 후 첫 서너 시간은 성장호르몬이 가장 많이 분비되는 시간입니다.

주의사항: 사회생활 또는 직장이나 삶의 다른 측면을 방해할 정도로 지나친 걱정에 시달린다면, 불안 장애가 있는지 정신건강 전문가나 의사와 상담해야 합니다.

결과 해석하기

위의 질문 중 다섯 문항 이상에 '그렇다'고 답했다면 성장호르몬 수치가 낮을 수도 있다. 하지만 두려워하지는 말자. 더 늦기 전에 도움을 받는다면 성장호르몬 부족을 쉽게 되돌릴 수 있다. 이어서 성장호르몬 부족이란 무엇이고 성장호르몬이 부족해지는 근본 원인은 무엇인지, 그리고 고트프리드 규칙이 어떻게 도울 수 있는지 알아보자.

성장호르몬의 과학적 메커니즘

과학적인 내용이 많으면 여러분이 책장을 덮어버릴 수도 있으니, 성장호르몬이 부족해지는 이유를 짧게 설명하겠다. 바로 '수면 부족, 운동 부족, 심한 스트레스, 온종일 계속되는 탄수화물 섭취'다. 그러고 보니 내 30대 모습과 비슷하다. 지금 여러분은 여전히 현실을 부정하면서 자신에게 '난 아니야'라고 말할지 모르겠지만, 더 깊이 들여다보자. 나는 두 아이를 기르면서 깊이 잘 수가 없었고 아마도 그래서 성장호르몬 수치가 급격히 떨어진 것 같다. 두 번 모두 아이를 출산하고 나서 직장에 복귀한 나는 주로 앉아서 일했고 계속 스트레스에 시달렸다(즉, 코르티솔 수치가 높았다). 바쁜 나에게 운동은 사치였다. 거의 항상 저혈당 상태였으므로 날마다 사과·에너지바·감자칩 등 혈당을 올리는 음식들을 마구 먹어댔다.

성장호르몬은 수많은 역할 중에서도 무엇보다 탄탄한 몸과 활력을 유지해주는 중요한 호르몬이다. 모든 것이 안정된 상태에서는 성장호르몬이 코르티솔 및 아드레날린과 조화롭게 작용해서 지방을 태우고 근육을 만든다. 앞에서 말했듯이 성장호르몬은 포도당 연소와 지방 연소 사이를 오가는 호르몬 스위치의 구성요소다.[3] 성장호르몬·테스토스테론·인슐린, 세 가지 호르몬의 역할을 다루는 이번 장과 다음 몇 장에서 호르몬 스위치를 더 자세히 알아볼 것이다. 지금은 마감시간, 제한된 칼로리나 그 외의 고갈 신호, 과도한 운동, 수면 부족 또는 독소 때문에 몸이 너무 많은 스트레스를 받아서 이따금 스위치가 '지방 저장' 위치에 갇혀버린다는 점을 아는 것이 중요하다.

IGF-1의 혈중 농도로 측정되는 성장호르몬 수치가 높으면 인지 기능이 더 좋아진다.[4] 사람들은 대부분 성장호르몬 같은 호르몬들이 나이가 들면서 점점 감소한다고 생각하며 이는 어느 정도 맞는 말이다. 하지만 몸무게나 수많은 스트레스와 싸우는 여성 환자들은 성장호르몬이 더 급격하게 감소한다는 사실을 발견했다. 사실 청소년기(세계보건기구 기준으로 10~19세)에 분비되던 성장호르몬의 수치는 갑상샘호르몬 생성을 조절하는 호르몬이나 배란 조절을 돕는 호르몬 같은 다른 호르몬들의 수치보다 '800배' 높았다.[5] '800배'가 오타처럼 보이겠지만 오타가 아니다! 성장호르몬은 아주 많이 분비되다가 중년 초기에 급격하게 감소하기 때문에, 우리 중 누군가에게 특히 심하게 타격을 주는 것 같다.

성장호르몬에 관심을 가져야 하는 이유가 궁금할지도 모르겠다. 간단히 말해, 성장호르몬과 그 밖의 호르몬이 최적의 수준에 있으면 지방 감소, 쉬운 체중 관리, 활력과 체력 증대 등 많은 이점을 누릴 수 있기 때문이다. 문제는 호르몬이 제멋대로 분비되거나 몸이 성장호르몬을 충분히 만들지 않을 때 시작된다. 호르몬 수치에 문제가 생기면 지방이 증가하고 근육이 줄고[6] 활력이 떨어지며 일반적으로 삶이 비참해진다는 연구 결과가 있다. 성장호르몬 감소는 심지어 노쇠함의 표지 중 하나다.[7] 다음은 성장호르몬 결핍의 다른 증상들이다.

- 실질체중 감소
- 복부 비만 증가
- 인슐린 저항성 증가, 그로 인한 당뇨병 전단계와 제2형 당뇨병
- 근육량 감소
- 고혈압
- 중성지방 증가(혈액 속 지질의 양 증가)
- 불안과 우울
- 섬유근육통
- 골밀도 감소

여성의 성장호르몬이
감소하면 생기는 일

여성은 남성과 다른 양상으로 성장호르몬을 만든다. 폐경기 전 여성은 성장호르몬 수치가 높은 편이다.[8] 몇 가지 다른 호르몬들의 경우처럼, 몸은 성장호르몬을 계속 생성하기보다 짧은 시간에 집중적으로 생성하며 주로 밤에 잘 때 만든다. 남성은 성장호르몬이 생성되는 파동(pulse) 사이에 간격이 더 길고, 여성은 파동 사이에 짧은 간격만 두면서 더 지속해서 만든다.[9] 50세 후에는 여성의 IGF-1 수치가 남성보다 더 낮은데 그 이유는 아마 여성이 불면증을 겪을 가능성이 두 배 이상 높기 때문인 듯하

다.[10] 또 하나의 차이점은 운동과 관련이 있다. 남성과 여성이 무산소 운동(버피·박스점프·스프린트처럼 강렬하면서 짧은 운동, 산소 없이 포도당을 분해함)을 하면, 결과적으로 여성이 성장호르몬을 더 많이 생성한다.[11] 그리고 최대 생성의 경우 여성(운동 후 20분 만에 생성)이 남성(운동 후 40분 만에 생성)보다 두 배 더 빨리 일어난다. 여성은 성장호르몬을 늘려 지방을 줄이는 데 이런 요소를 유리하게 사용할 수 있다!

하지만 나이 들면서 그렇게 좋은 성장호르몬을 누구나 적게 만든다면,[12] 왜 어떤 사람들은 다른 사람들보다 더 급격한 감소를 경험할까? 이미 언급한 요인들(과도한 당 섭취, 운동 부족, 심한 스트레스 등) 외에 복부 지방 과다 및 성호르몬(에스트로겐, 테스토스테론) 감소가 성장호르몬 저하를 유발할 수 있다.

실제 나이는 통제할 수 없어도 뱃살은 통제할 수 있다. 《임상 내분비 및 대사 학회지》(Journal of Clinical Endocrinology and Metabolism)에 실린 한 연구에 따르면, 성장호르몬 감소에는 복부 지방이 나이보다 더 큰 영향을 미친다고 한다. 이는 심지어 비만이 아닌 사람들에게도 해당한다.[13]

성장호르몬은 다른 호르몬에도 영향을 준다

성장호르몬, 코르티솔, 인슐린은 서로 연관되어 있고, 이 호르몬들이 엉망이 되면 문제가 생긴다. 한 연구 결과에 따르면, 코르티솔 수치가 높고 성장호르몬 수치가 낮은 과체중의 여성 청소년은 복부 지방이 늘어나고 인슐린 저항성이 증가해서[14] 비만과 당뇨병에 걸릴 위험이 커졌다. 스트레스·수면 부족·성장호르몬 결핍 상태에서 당과 가공식품 위주의 식사를 하면, 당연히 기분이 불쾌하고 무기력해진다. 성장호르몬에 영향을 주고 대사 유연성을 저해할 가능성이 있는 다른 호르몬 불균형 현상들이 여기에 있다.

- 인슐린 작용 방해. 이 상태에서는 인슐린이 더 이상 포도당을 세포 안으로 효율적으로 들여보낼 수 없고 세포가 인슐린의 자극에 둔감해진다. 이는 성장호르몬이 부족한 아동과 성인에게 흔히 나타난다.[15]
- 렙틴 증가. 성장호르몬이 부족한 성인은 식사 중단을 지시하는 호르몬인 렙틴의 수치가 증가한다. 이런 렙틴 수치 증가는 렙틴 저항성을 나타내며, 렙틴 저항성이 있는 사람 중 상당수가 항상 배고픔을 느낀다.[16]
- 에스트로겐 감소. 여성이 나이가 들면서 에스트로겐이 감소하면 성장호르몬도 줄어든다.[17] 에스트로겐은 많은 역할을 하지만 무엇보다 식욕을 억제하는 역할을 한다. 그래서 40세가 넘은 여성은 호르몬 균형을 맞추기 위한 새로운 전략이 필요하다.
- 테스토스테론 감소. 성장호르몬 수치가 낮은 성인은 테스

토스테론의 전구체(구성요소)인 DHEA를 덜 만든다.[18] 3장에서 DHEA와 테스토스테론을 포함한 안드로겐 계열 호르몬들을 다룰 것이다.

- **기타.** 그 밖에 성장호르몬에 영향을 주는 갑상샘호르몬, 황체형성호르몬, 난포자극호르몬 등을 주석에 실었다.[19]

새로운 식단으로 활력을 되찾은 몰리

몰리는 따분하면서 뭔가 '우울한' 기분이 들고 살이 찌는 느낌이 들어서 내 정밀의학 진료실에 찾아온 49세 환자였다. 대개 활력이 넘치고 분위기 메이커 역할을 하던 몰리는 이런 기분이 낯설었다. 내과 의사는 단일 갑상샘 검사(갑상샘자극호르몬TSH 측정 등 갑상샘 기능 저하증 여부를 판단하기 위한 선별 검사)를 한 후 그냥 나이가 들어서 그런 것이라고 설명했다.

더 광범위한 검사를 해본 결과, 몇 가지 호르몬 문제가 발견됐다. 성장호르몬 분비량을 반영하는 IGF-1 수치가 낮았을 뿐만 아니라 갑상샘 기능도 약간 떨어진 상태였다(여러 가지 검사로 측정한 내용은 주석에 다룸).[20] 테스토스테론과 에스트로겐 수치는 낮긴 해도 폐경기 여성임을 고려하면 '보통'이었고, 공복 인슐린 수치는 서서히 오르고 있었다.

내가 준 지침에 따라 몰리는 아침에 유청 단백질 셰이크 섭취와 독소 배출 및 간헐적 단식을 포함하는 새로운 식이요법을 시작했다. 나는 낮은 용량의 갑상샘 약을 처방해주기 시작했다. 8주 만에 몰리는 IGF-1이 32% 증가하고 근육이 0.9kg 늘고 지방이 5.4kg 줄었으며, 무엇보다도 활력을 되찾았다.

성장호르몬 감소와 근육 손실을 바로잡는 방법

성장호르몬 감소와 근육 손실을 늦기 전에 바로잡는 것이 중요하다. 여기에 몇 가지 처방전을 제시한다. 여러분이 참고할 만한 레시피와 식단에 대한 내용은 2부에서 확인할 수 있다.

- 건강한 단백질 섭취하기. 단백질, 특히 메티오닌(methionine) 이라는 아미노산이 풍부한 단백질을 먹으면 IGH-1 수치를 높일 수 있다. 목표는 균형을 이루는 것이다. 단백질을 자신에게 적절한 양만큼, 너무 많지도 너무 적지도 않게 먹어야 한다. 하지만 단백질 섭취에 관한 연구 중 상당수가 남성에게 국한돼 있다. 한 연구에 따르면, 40~75세 남성의 경우 동물성 단백질과 식물성 단백질 두 가지 모두가 IGF-1 수치를 높인다.[21] 남성을 대상으로 수행한 소규모 연구에서는 붉은 육류만 IGF-1을 증가시켰다.[22] 여성의 경우 많은 단백질 섭취가 IGF-1 수치 증가와 관련이 있지만, 그 연관성은 동물성 단백질에만 국한되고 식물성 단백질

에는 적용되지 않았다.[23] 운동선수를 대상으로 수행한 다른 연구에 따르면, 유청 단백질 셰이크가 IGF-1 및 테스토스테론 수치를 높이고[24] 폐경 후 여성의 IGF-1을 증가시키며[25] 나이 든 사람들의 근육량을 늘린다.[26]

추천하는 식품은 목초 사육·비육 소고기(곡물을 먹여 비육한 적이 없고 풀만 먹여 키운 소, 곡물을 먹이면 염증이 증가함), SMASH 생선(연어salmon·고등어mackerel·멸치anchovies·정어리sardines, 청어herring), 유청 단백질 셰이크, 목초란 및 목초 사육 닭고기 등이다. 캐리는 매일 아침 운동을 할 때 근력 운동을 시작한 지 10분 정도 지나서 유청 단백질 셰이크를 마셨고 일주일 중 거의 매일 SMASH 생선을 먹었다. 저녁식사로는 주로 수란을 먹되 일주일에 두 번은 수란 대신 목초 사육·비육 소고기를 먹었다.

- **건강한 지방 섭취하기.** 동물실험에서 오메가3가 성장호르몬을 증가시키는 것으로 나타났다.[27] 복부 지방 증가와 인슐린·혈당 문제(체중 증가 및 염증과 심지어 유방암을 일으키는 흔한 원인)를 겪고 있는 사람이라면, 몸이 염증을 일으키고 체중 감소를 어렵게 하는 종류의 지방을 더 많이 만들고 있을 가능성이 있다.[28] 오메가를 건강에 좋은 혼합 비율로 섭취하면 몸이 인슐린에 더 민감해지고 지방을 태우라는 스위치를 '켜짐' 위치에 고정하도록 도울 수 있다. 이제는 당연히 알고 있듯이, 아마씨(flaxseed)와 SMASH 생선에 함유된 오메가3를 많이 섭취해서 오메가6 대비 오메

가3 비율을 높이면 유방암이 27% 감소하는 것으로 나타 났다.[29] 여기서 간단히 건강한 지방을 섭취하는 레시피를 소개하면, 스무디에 중쇄중성지방(MCT) 오일과 치아씨 (chia seed)를 넣고 샐러드에 마카다미아넛(호주가 원산지로 '퀸즐랜드 너트'라고도 불리며 코코넛과 약간 비슷한 맛이 난다- 옮긴이)과 아보카도오일을 넣는다. 그 위에 다크초콜릿 한 조각을 올린다. 무엇을 얼마나 먹어야 하는지에 관한 더 자세한 정보는 2부에서 확인할 수 있다.

- 단식. 아마 여러분도 단식요법에 대해 들어봤을 것이다. 여러 연구에서 간헐적 단식이 성장호르몬을 증가시키는 것으로 나타났다.[30] 한 동물실험에서는 공복 상태가 성장 호르몬의 지방 연소 효과를 촉진할 가능성이 더 큰 것으로 나타났다.[31] 그래서 나는 14/10 규칙(14시간의 야간 단식과 10시간의 먹는 시간대, 예를 들어 매일 오후 6시부터 먹지 않다 가 다음날 오전 9시에 아침을 먹음)을 고트프리드 규칙에 넣 었다. 한 연구에서는 24시간 동안 공복 상태를 유지하면 성장호르몬이 여성은 평균 1,300%, 남성은 평균 2,000% 정도 증가한다고 나타났다.[32] 그렇다, 불공평하다! 하지만 남성의 성장호르몬 증가량이 더 많다 해도 단식은 남성과 여성 모두에게 이점이 있는 것으로 연구에서 나타났다.

- 운동. 운동은 성장호르몬과 IGF-1 수치를 높이고, 더 힘든 운동을 할수록 효과가 높아진다.[33] 개인적으로 나는 8주 동안 고강도 인터벌 트레이닝을 해서 IGF-1을 53% 끌어올

렸다. IGF-1을 증가시킬 방법을 찾다가 운동에 관심이 생겼고, 그때 친구가 가르쳐준 고강도 인터벌 트레이닝을 실천했다. 60~75초 동안 최대 강도로 운동한 다음 1~2분 동안 쉬는 과정을 총 8회 반복하는 식이다. 더 자세한 내용은 86~87쪽 '운동으로 IGF-1 수치 올리기'에서 확인할 수 있다. IGF-1은 운동이 뇌 건강과 뇌 기능에 미치는 긍정적 영향 중 많은 것과 관련되어 있다.

- 사우나 하기.[34] 30~60분 동안 지속하는 사우나를 1회 하고 나면 성장호르몬이 140%까지 증가한다.[35]
- 와인을 비롯한 알코올음료 마시지 않기. 성장호르몬이 불균형할 경우 알코올이 성장호르몬을 더 감소시킬 수 있다.[36] 고트프리드 규칙을 따르는 동안에는 술을 끊어야 한다. 술을 곧바로 간으로 가서 지방으로 전환될 수 있는 액상 당으로 생각하라. 아직 목표 체중과 체지방을 달성하지 못했다면 술을 피하라. 알코올은 간 기능과 해독 작용을 방해하고 몸을 붓게 하며 체중 감소 저항증을 일으킨다.
- 보충제 고려하기. 몇몇 중요한 보충제는 성장호르몬 증가에 도움을 줄 수 있다. 근육량이 감소하는 남성과 여성에게 도움을 준다고 증명된 비타민 D(목표치는 혈청 비타민 D 농도 60~90ng/mL)와 크레아틴(5일 동안 하루 15~20g씩 섭취한 후 나머지 이틀은 하루 3~5g씩 섭취)이 포함된다.[37] 비타민 D는 몸에서 400가지가 넘는 일을 하는 호르몬이며, 무작위배정 임상시험 25건에서 바이러스 감염의 위험을 감소

시키는 것으로 나타났다.[38]

- **성장호르몬 주사를 맞는 방법은?** 그냥 성장호르몬을 처방
받아서 성장호르몬 수치를 높이면 되지 않냐고 질문하는
사람들도 있다. 안타깝게도 성장호르몬 투여에 관한 장기
연구에서 안전성에 문제가 있는 것으로 나타났다. 그런 이
유로 미국 식품의약청(FDA)은 성장호르몬 투여에 대해 아
주 엄격한 지침을 가지고 있다. 간단히 말하면 관절 통증,
부종, 손목 터널 증후군,[39] 암(특히 유방암·대장암·전립선암)
등의 부작용 때문에,[40] 성장호르몬 주사를 권장하지 않는
다. 6장에도 나오는 내용이지만, 만약 고트프리드 규칙을
실천해도 여전히 체중을 줄이기 어렵다면 성장호르몬 '분
비촉진제(secretagogues)'로 알려진, 펩타이드의 처방에 대
해 의사와 상의해야 할 수도 있다.[41]

운동으로 IGF-1 수치 올리기

46세 때 나는 'N-of-1' 연구에서 혈중 IGF-1 수치를 219ng/mL에서
334ng/mL로 올리기 위해 운동을 활용했다. 많은 노력을 들이지는 않
았고, 정확히 말하면 일주일에 나흘씩 20분 동안 하는 운동이었다. 좀
더 자세히 설명해보겠다.

나는 수년간 운동을 해왔다. 운동을 좋아해서가 아니라 뇌 건강과 체
중 관리를 위해서였다. 친구에게 '스프린트 8(Sprint 8)'이라는 운동에

관해 들은 나는 그 운동을 해보기로 했다. 스프린트 8은 매우 효율적인 고강도 인터벌 트레이닝(HIIT)으로, 격렬한 운동 사이에 보통의 중간 수준 운동으로 회복하는 과정을 8회 반복하는 것이다.

내가 운동한 방식을 소개한다. 다른 운동은 하지 않고 스프린트 8만 일주일에 네 번씩 했다.

- 3~5분 동안 적당한 속도로 달린다. 나는 아킬레스건 부상에 취약한 유전적 성향이 있어서, 처음 5~10분 동안 준비운동을 하고 항상 아킬레스건 스트레칭을 한다. 내게 적당한 달리기 속도는 러닝머신에서 마일당 12분 또는 시속 8킬로미터다.
- 너무 힘들어서 30초 이상 달리지 못할 정도로, 30초 동안 전력으로 달린다.
- 75~90초 동안 회복한다. 계산하기 복잡하거나 시간 여유가 있다면 90초 동안 쉬는 것을 권장한다.
- 고강도 운동과 회복을 번갈아가며 계속한다. 전력 질주를 총 8회 주기로 반복한다.
- 적당한 속도로 정리운동을 한다.

6주 후 IGF-1 수치를 다시 검사했더니 334ng/mL로 올라가 있었다. 53% 증가한 수치였다. 체중은 거의 같았지만, 그때는 체중을 줄이지 않아도 됐다. 체지방이 감소하고 허리둘레가 줄었기 때문이다. '운동한 효과가 있었다!'

캐리는 고트프리드 규칙을 실천해서 4주 동안 IGF-1 수치를 40% 올렸고, 그 결과 지방 5.4kg을 포함한 6.8kg을 감량했다. 다음 장에서는 성장호르몬과 기능이 겹치는 가까운 친척이자, 지방을 더 쉽게 감량하도록 활성화할 수 있는 또 하나의 대사성 호르몬인 테스토스테론에 대해 더 자세히 살펴볼 것이다.

핵심 포인트

- 성장호르몬은 체중·건강·체력 관리에서 두드러진 역할을 하는 주요 대사성 호르몬 중 하나다.[42]
- 성장호르몬 균형을 유지하면 체지방, 탄탄한 근육, 뼈, 힘줄, 뇌 기능을 유지하는 데 도움이 된다. 또 성장호르몬은 뇌, 피부, 머리카락, 내부 장기, 뼈의 발육을 자극한다.
- 과다한 성장호르몬은 암 위험을 높이기 때문에, 호르몬 균형을 유지하기 위해 성장호르몬 주사를 맞지 말고 식이요법을 활용하면서 생활방식을 바꿔야 한다.
- 성장호르몬의 핵심은 균형이다. 너무 적어도 안 되고 너무 많아도 안 된다.

3장

테스토스테론,
남성만을 위한 호르몬이 아니다

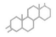

40대 여성은 20대 여성에 비해
테스토스테론 수치가 절반 수준

　중년 비만을 겪고 있던 44세 니콜이 원격 진료를 예약했다. 니콜은 자신의 축 늘어진 근육을 가리키며 헬스장에서 아무리 운동해도 소용이 없다고 하소연했다. 그녀는 배의 불룩한 부위를 한 움큼 잡아 보이더니, 직접 '증오의 손잡이(hate handle)'라는 이름을 붙인 등살까지 가리켰다. 늘어난 뱃살과 등살은 예전에 없던 것이었다.

　나는 체지방을 정상화하는 일에 신중하다. 호르몬 생성에 지방이 필요하므로, 호르몬을 만드는 건강한 지방을 식이요법에 포함해야 한다. 너무 높지도 않고 너무 낮지도 않은 콜레스테롤 수치를 유지하면 호르몬과 정신 및 신체가 건강해진다. 건강한 지방을 섭취하면 살이 찌지 않는다. 반면에 앞에서도 말했듯 내장지방은 원활하던 신진대사를 원활하지 않게 변화시키는 주범 중 하나이며, 그래서 나는 모든 환자의 내장지방을 측정한다.

니콜에게 기분은 어떤지 묻자, 미래에 대한 두려움이 더 커지고 직장에서 덜 적극적이라고 털어놨다. 다른 고민도 말했다. 잘 때 땀이 나고 치질과 좌골신경통이 생기고 최근에 받은 뼈 검사에서 뼈가 약해지는 골감소증을 진단받았다. 집에서 요리하는 것을 그다지 좋아하지 않아서 저녁으로 시리얼을 먹고, 신체 활동에 관심이 줄었다고 했다. 성적 병력을 문진하면서 성욕은 어떤지 물었다. 니콜은 불편한 듯 의자에서 자세를 고쳐 앉더니 대답했다. "거의 0에 가까워요." 마지막으로 나는 그녀의 가치관이 무엇이고, 그 가치관과 진료를 예약한 이유가 어떤 관련이 있는지 물었다. 니콜은 더 건강해지고 더 오래 살아서 삶이 주는 멋진 것들을 더 많이 경험하고 싶다고 말했다.

니콜은 허리가 36in이고 체중이 65.3kg이었다. 키 157.5cm에 체질량지수가 26.3으로 과체중 범위에 속했으며 체지방은 33%로 비만 범위에 속했다. 호르몬은 폐경 주변기에서 요동치고 있었다. 몇 가지 혈액 검사를 한 결과, 가장 눈에 띄는 부분은 낮은 테스토스테론과 DHEA 수치였다. 나는 그녀를 돕기 위해 무엇을 해야 할지 정확히 알고 있었다.

대개 테스토스테론(짧게 'T'라고도 함)을 '남자의' 성호르몬으로 알고 있을 것이다. 하지만 여성도 테스토스테론을 만든다. 여성은 남성처럼 정소를 가지고 있지 않아서, 부신·지방·피부·뇌의 세포뿐만 아니라 난소에서도 테스토스테론을 만든다.[1] 대체로 건강한 남성의 테스토스테론 수치가 건강한 여성의 수치보다 10~20배 높다. 테스토스테론이 남성에게 더 많긴 하지만, 테스토스테론은 여성에서 가장 풍부한 생리활성 호르몬이다. 그렇다. 여성의 몸에서 테스토스테론은 심지어 에스트로겐보다도 더 풍부하다. 뇌에서부터 유방, 질, 그 사이에 있는 여러 부위까지 몸 곳곳에 테스토스테론에 대한 수용체가 있다. 사실 여성의 테스토스테론 수치가 남성보다 낮은 점을 고려하면, 여성이 테스토스테론에 매우 민감하다고 말할 수도 있겠다.

여성은 대부분 테스토스테론과 테스토스테론의 전구체인 DHEA(97~98쪽 참조)를 풍부하게 가지고 있다가 20대부터 테스토스테론 수치가 감소하기 시작한다.[2] 그래서 보통 젊은 여성들은 근육과 뼈가 강할 뿐만 아니라 활력과 성욕과 자신감이 왕성하고, 체중을 정상 범위로 유지하느라 고생하지 않는다. 테스토스테론은 성장호르몬처럼 성장을 촉진하는 호르몬이어서, 뼈부터 근육까지 몸을 만드는 일에 도움을 주고 그와 동시에 지방을 분해하는 일도 한다. 하지만 테스토스테론은 훨씬 더 폭넓은 역할을 담당한다. 테스토스테론은 신체 구성과 근육량에 관여하는 동시에, 성욕·기분·행복감 면에서도 중요한 역할을 한다. 여성은 세포부터 영혼까지 생기 넘치고 탄탄해지기 위해 충분한 양의 테스토스테론을 가지고 있어야 한다.

이런 이유로, 나이 들면서 테스토스테론 수치가 급감한 많은 여성이 활력 및 성욕이 줄어들고 건강한 체중을 유지하기가 어려워지며 기본적으로 건강과 활기를 잃어간다고 느낀다. 그 동안 환자들을 진료하면서 확실히 알게 된 점은, 환자들 가운데 40대 여성의 테스토스테론 수치는 20대 여성의 절반 수준이며 그들 중 상당수가 니콜의 사례와 비슷한 불편함을 경험한다는 것이다. 자신의 테스토스테론 수치가 어느 정도인지 확인하기 위해 다음 설문지에 답해보라.

테스토스테론 설문지

다음 증상을 지금 겪고 있거나 지난 6개월 동안 경험한 적이 있나요?

- 일반적인 여성 체모 패턴을 가지고 있긴 하지만, 특히 겨드랑이와 음부에 있는 체모가 빠지고 있나요?
- 머리 관자놀이 부근(이마 양옆)에 조기 탈모의 징후가 보이나요?
- 신체 활동과 스포츠를 좋아하지만, 최근에 관심이 점점 줄어들고 있나요?
- 성인이 된 후에 극심한 정서적 스트레스나 외상을 겪은 적이 있나요?
- 장거리 달리기 선수인가요? 또는 다른 지구력 운동에 정기적으로 참여하나요?

- 20대 이후로 성욕이 점점 감소했나요?
- 음핵이 예전보다 덜 민감해져서, 오르가슴을 느끼려면 더 오래 걸리거나 더 많이 노력해야 하나요?
- 질 성교가 고통스럽거나 짜증스럽나요?
- 일상생활에서 더 소극적인 태도를 보이거나, 위험을 감수하려는 마음이 줄었나요?
- 마치 스트레스에 대한 저항력이 줄어든 것처럼 어려운 일에 쉽게 무너지거나 지나치게 민감한가요?
- 우울함을 느끼거나 부정적인 생각에 갇히는 편인가요?
- 근육의 부피·긴장도·힘이 감소했나요?
- 셀룰라이트 또는 정맥류가 더 많아졌나요?
- 피부가 얇고 건조해지거나 쉽게 햇볕에 타나요?
- 관절통, 특히 요통을 더 많이 느끼나요?
- 눈이 건조한가요?
- 키가 작아졌나요? 몸이 앞으로 굽었나요?
- 체취가 약해졌나요?
- 가슴, 허리나 골반에 지방이 축적됐나요?

위의 질문 중 다섯 문항 이상에 그렇다고 답한 사람은 테스토스테론 수치가 낮을 가능성이 있으므로, 그렇다고 가정하고 계속 읽어나가기를 권장한다. 일찍 도움을 받는다면 식이요법·운동 같은 생활방식 변화를 통해 테스토스테론 수치를 올릴 수 있다. 만약 너무 늦을 때까지 기다린다면, 아마 유일한 선택지는 위험과 유익을 논의할 수 있는, 신뢰할 수 있고 전문 지식을 갖춘 의사와 테스토스테론 보충요법에 대해 상담하는 방법일 것이다. 추가적인 확인을 원한다면 혈액이나 소변 검사로 테스토스테론 검사를 받는 것을 고려해보라. 대부분의 기존 부인과 의사들이 일반적으로 선택하는 추천 검사를 주석에 실었다.[3]

여성의 테스토스테론 감소와 치료를 둘러싼 논쟁

남성의 테스토스테론 감소는 문제로 인식되지만, 여성에게 테스토스테론이 부족할 때 나타나는 문제와 테스토스테론 치료로 얻을 수 있는 유익은 오랫동안 논쟁의 대상이었다. 여성 환자들이 니콜의 사례에서처럼 활력과 성욕이 떨어지고 군살이 생기거나 체중이 증가하거나 젊은 시절에 통하던 체중 감량법이 이젠 통하지 않아 불평할 때, 테스토스테론을 떠올리는 의사는 많지 않다. 그 외에도 앙상한 손부터 음핵의 민감도 감소까지 놀라운 증상들이 많으며(전체 목록을 확인하려면 설문지 참조), 몸과 마음을 불편하게 하고 놀라움이나 우울감을 줄 수 있는 이런 증상들은 30대 중반에 불과한 여성에게도 나타나기 시작할 수 있다.

그런데 왜 의사들은 여성의 테스토스테론 감소를 좋게 말하면 의식하지 못하고, 나쁘게 말하면 무시하는 것일까? 많은 의사가 테스토스테론 검사를 하지 않는 이유는 무엇일까? 발표된 연구가 부족하다는 것은 테스토스테론 수치가 여성의 가임기 동안에, 특히 난소절제술(oophorectomy, 난소암을 치료하거나 예방하기 위해 때때로 자궁절제술과 함께 시행됨)을 받은 여성에서 가파르게 감소한다는 사실을 많은 의사가 모른다는 것을 의미한다.[4] 또 의사들은 대부분 테스토스테론 감소로 고생하는 여성을 식별하고 치료해서 얻을 수 있는 효과를 인식하지 못한다. 하지만 설령 의사가 테스토스테론 감소를 문제로 생각해서 검사하고 치료하길 원하더라도, 현재 여성의 테스토스테론 감소에 사용할 FDA 승인을 받은 치료제가 없다. 따라서 임기응변식으로 대처하거나 허가 외 약물을 처방하거나 여성을 대상으로 충분한 시험을 거치지 않은 의약품을 처방해야 하며, 이것은 많은 의사가 주저하는 일이다.

의사에게 원하는 종류의 반응을 얻지 못할 수도 있고, 테스토스테론이 부족한 여성을 대상으로 하는 테스토스테론 치료에 관해 논란이 계속되고 있지만, 다행히 우리가 택할 수 있는 해결책이 있다. 치료적 생활방식 조정(therapeutic lifestyle intervention), 특히 식습관의 변화는 저하된 안드로겐 수치를 상당히 올려줄 수 있다. 참고로, 안드로겐은 남성 호르몬으로, 테스토스테론과 그 전구체인 DHEA을 포함한다.

안드로겐 계열 호르몬 중에는
테스토스테론이 주인공

테스토스테론은 안드로겐의 한 종류다. 안드로겐은 여성보다 남성에게 더 높은 농도로 존재하는 이른바 '남성' 호르몬('안드로andro'는 '남성'을 뜻하는 그리스어)이다. 안드로겐은 근육·뼈 성장, 얼굴·몸의 털 성장, 굵고 낮은 목소리 같은 이차 성징뿐만 아니라 남자의 성적 발달, 정자 수, 성욕에 관여한다. 또 활력과 기분에도 영향을 줄 수 있다.

테스토스테론 이외의 안드로겐에는 안드로스테네디온(androstenedione), 다이하이드로테스토스테론(dihydrotestosterone, DHT), 디하이드로에피안드로스테론(dehydroepiandrosterone, DHEA), 디하이드로에피안드로스테론 황산염(dehydroepiandrosterone sulfate, DHEA-S) 등이 있다. 각각의 호르몬은 몸에서 일어나는 여러 작용과 복합적으로 관련이 있다. 예를 들어 DHT는 탈모와 연관되고, DHEA는 테스토스테론과 에스트로겐 두 가지 호르몬을 만드는 데 사용되며 면역·기분·인지·힘·노화(혹은 항노화, DHEA를 '항노화 호르몬'이라고도 함)와도 관련이 있다. DHEA-S는 사춘기의 시작과 평생의 스트레스에 관여하며, 노년기의 치매 발현에도 영향을 줄 수 있다.

남성이 많은 안드로겐과 훨씬 더 적은 양의 에스트로겐을 지니는 것처럼, 여성은 많은 에스트로겐과 훨씬 더 적은 양의 안드로겐을 지닌다. 앞에서 언급했듯이 총량으로 보면 우리는 여전히 에스트로겐보다 테스토스테론을 더 많이 가지고 있다. 남성이든 여성이든 두 종류의 성호르몬이 모두 필요하다. 여성은 나이 들면서 안드로겐 수치가 감소하면 성욕이 줄고 피곤함을 더 많이 느끼며, 구체적인 증상을 정확하게 집어낼 순 없어도 몸이 예전 같지 않다고 느낀다. 남성의 경우 테스토스테론이 에스트라디올이라고 불리는 에스트로겐을 만드는 데 사용되기 때문에 테스토스테론 감소가 에스트로겐 감소를 초래하며 이는 체지방 증가 및 근육 약화와 관련이 있다.

여성에게 나타나는
테스토스테론 감소의 과학

테스토스테론 감소가 여성에게 흔히 나타나는 데는 많은 이유가 있다. 우선 나이 들면서 몸이 자연적으로 테스토스테론을 적게 만들기 때문이다. 하지만 테스토스테론 감소는 폐경이 되기 수년 전에 일어나므로 자연 폐경이 테스토스테론 수치에 영향을 미치는 정도는 생각보다 적다. 테스토스테론은 20대에서 40대 사이에 갑자기 50% 감소하며, 나이 들면서 DHEA가 테스토스테론보다 훨씬 더 급격하게 줄어든다.[5] 예외는 난소를 제거해 테스토스테론 수치가 급감하는 수술적 폐경이다.[6] 그렇지 않고 폐경기에 나타나는 테스토스테론 감소는 급격하지 않고 점진적이다.

테스토스테론 감소의 또 다른 잠재적 원인은 피임약이다.

피임약은 신체의 성호르몬과 결합하여 순환량을 조절하는 단백질인 성호르몬 결합 글로불린(sex hormone binding globulin, SHBG)을 증가시킨다.[7] SHBG는 스펀지처럼 온몸에서 테스토스테론을 운반해 유리 테스토스테론(free testosterone, 단백질과 결합하지 않은 테스토스테론) 수치를 낮추는 경향이 있다.

테스토스테론 감소는 자연적인 현상이지만, 진료실에서 나는 여성의 테스토스테론 수치가 부자연스럽게 낮아지는 가장 큰 원인 중 하나가 생활방식, 특히 식습관이라는 것을 발견했다.

테스토스테론 감소의 또 다른 흔한 원인은 약물, 즉 고지혈증 치료에 사용되는 스타틴(statin)이다. 스타틴은 테스토스테론을 감소시킬 뿐만 아니라 많은 식물 영양소를 고갈시킨다(해당 영양소는 주석에 있는 목록 참고).[8] TV 광고에서는 스타틴이 만병통치약이라고 주장하지만, 사실 스타틴은 테스토스테론 감소는 물론 횡문근융해증(rhabdomyolysis)이라는 심각한 형태의 근육 손상까지 매우 흔하게 일으킨다. 연구의 대부분이 남성에게 초점을 맞추고 있지만, 그 영향은 여성에게도 적용된다.[9]

테스토스테론 수치가 낮은 이유를 알면 해결책을 찾는 데 도움이 된다. 그러나 성장호르몬에 관한 연구와 비슷하게, 식습관 및 생활방식 등으로 테스토스테론을 증가시키는 방법에 관한 연구 중 상당수가 남성을 대상으로 한 임상시험에서 나온다. 그래도 테스토스테론을 증가시키는 방법에 관해 이미 알고 있는 많은 내용을 선택해서 여성에게 적용할 수 있다. 나는 이 방법을 환자들에게 적용해서 좋은 결과를 얻었다.

여성에게 테스토스테론이
중요한 이유

여성이 테스토스테론을 원하고 필요로 하는 이유를 이미 어느 정도 알려주긴 했지만, 테스토스테론이 하는 다른 역할들을 더 자세히 살펴보자.

군살을 빼고 체지방을 줄이려는 사람에게 테스토스테론은 중요한 협력자다. 테스토스테론은 남성의 체중 감소를 유리하게 만드는 호르몬이다. 남성은 테스토스테론 덕분에 근육을 더 많이 만들고 높은 휴식 대사율(resting metabolic rate)을 유지해 쉴 때 여성보다 칼로리를 더 많이 태우는 경향이 있다. 내가 연구한 바에 따르면 고지방·적정 단백질·저탄수화물을 섭취하는 키토제닉 식이요법이 남성에게 더 효과적인 이유가 바로 여기에 있는 것 같다. 고트프리드 규칙은 키토제닉의 기본 틀을 따르되 해독과 단식도 함께 포함해서 여성에게 잘 맞도록 만든 프로그램이다.

더 자주 성욕을 느끼길 바라는가? 테스토스테론을 비롯한 안드로겐은 남성과 여성 모두에서 성욕을 자극하는 주요 호르몬이며, 테스토스테론 수치는 오르가슴을 느끼는 능력에 긍정적인 영향을 미친다.[10] DHEA가 낮은 여성은 18세에서 75세까지 모든 나이에서 성욕이 낮을 가능성이 크다(DHEA가 낮은 여성이 정상적인 성욕을 지닐 때도 있다).[11]

다른 연구들에 따르면, 자물쇠에 열쇠가 들어맞듯이 생물학적으로 수용체에 결합할 수 있는 양을 의미하는 '유리(free)' 테스토스테론 수치가, 유리 테스토스테론의 양과 혈중 운반체에 결합한 테스토스테론의 양을 더해서 계산되는 총 테스토스테론 수치보다 더 중요하다.[12] 물론 테스토스테론이 건강한 성욕의 유일한 요소는 아니다. 여성의 경우 상황도 매우 중요하며, 여기에는 관계 만족도, 정서적 지원, 자존감, 낙관주의, 통증의 유무, 만족감, 삶의 만족도 등이 포함된다.[13] 하지만 테스토스테론을 비롯한 안드로겐이 정서적 요소를 신체적 반응으로 전환하는 데 중요한 역할을 한다는 것은 부인할 수 없는 사실이다.

요즘 기분이 별로 좋지 않은가? 자료가 제한적이기는 해도, 테스토스테론은 기분과 인지에 관여할 가능성이 있다.[14] 또 테스토스테론의 전구체인 DHEA가 코르티솔 수치로 측정되는 심한 스트레스를 완화할 가능성도 있다. DHEA 보충제는 심각한 외상 후에 나타나는 스트레스 반응의 영향을 줄여주는 방법으로, 외상 후 건강 문제의 위험과 사망의 위험까지 감소시키는 치료제 역할을 할 수도 있다.[15]

생식능력을 걱정한다면, 보조 생식, 특히 노화 난자를 지닌 여성의 보조 생식 부문에서 DHEA와 테스토스테론이 연구되고 있다는 소식에 관심이 있을지도 모르겠다.[16] 계속 지켜봐야 하는 연구 분야다.

몸이 무겁고 늘어져서 갑상샘 탓은 아닌지 궁금한가? 하지만 이 문제에도 안드로겐이 나선다. 건강한 테스토스테론 수치는 비활성 갑상샘호르몬(T4)을 활성 갑상샘호르몬(T3)으로 전환하는 것을 조절하는 데 도움을 준다. 이로써 여성이 노화하면서 종종 감소하긴 하지만 많은 젊은 여성에게서도 다양한 이유로 지나치게 낮아지는 갑상샘호르몬 수치를 증가시킬 수 있다. 갑상샘호르몬이 증가하면 기운을 되찾아 예전의 밝고 경쾌한 기분을 다시 느낄 수 있다.

아마 니콜처럼 여러분도 그저 전반적인 건강 상태가 더 좋아지길 원할 것이다. 연구에 따르면 비정상적인 테스토스테론 수치는 우울증·유방암·비만·제2형 당뇨병·알츠하이머병 등 면역 체계, 염증, 혈당 문제와 관련된 여러 중대한 건강 상태와 관련이 있다.[17]

예를 들어 유방암의 경우 테스토스테론이 유방촬영으로 볼 수 있는 세포의 비정상적 성장과 유방 밀도를 감소시킬 수도 있지만, 너무 많은 테스토스테론이 에스트로겐으로 전환되면 유방암 위험이 높아질 수도 있다.[18] 테스토스테론 수치가 낮은 여성이 테스토스테론을 처방받아 부족한 수치를 채우면 기분이 회복되는 효과를 얻을 수도 있다.[19] 하지만 이것은 미세한 균형이 필요한 문제다.

테스토스테론 과다로 생기는 문제들

알다시피 테스토스테론은 여성에게 여러 면에서 대단히 요긴한 호르몬이다. 하지만 아무리 좋은 것도 지나치면 좋지 않듯이, 안드로겐도 더 많다고 해서 반드시 좋은 것은 아니다. 모든 호르몬이 그렇듯 균형이 가장 중요하다. 여성의 테스토스테론 과다는 불임, 월경불순, 심혈관 질환의 주요 원인이 된다. 또 유방암 위험에 간접적인 영향을 미칠 수도 있다.

기억하겠지만 테스토스테론은 DHEA에서 전환되며 그다음 에스트로겐의 한 종류인 에스트라디올(소포호르몬)로 전환된다.[20] 이 특정 종류의 에스트로겐이 너무 많으면 유방암에 걸릴 위험이 더 커질 수 있다. 이상적인 상태는 유방암 위험을 낮출 수 있는 테스토스테론과 그 전구체 DHEA 같은 보호성 안드로겐, 그리고 유방암 위험을 높일 수 있는 에스트라디올 같은 자극성 에스트로겐 사이에서 건강한 균형을 유지하는 것이다.

테스토스테론 수치가 비정상적으로 높은 상태인 다낭성 난소 증후군(polycystic ovary syndrome, PCOS)에서 그렇듯, 테스토스테론 과다는 당뇨병과 비만 위험을 높인다. 다낭성 난소 증후군은 진단하기 어려울 수도 있는 복잡한 질환이지만, 이 질환에 걸린 여성은 대부분 특정 신진대사와 정신건강 증상을 공유한다(더 자세한 사항은 주석 참고).[21] 다낭성 난소 증후군에 걸린 여성의 최대 75%가 과체중이다. 체중 감량을 할 때 사람들이 대부분 어려움을 겪지만, 다낭성 난소 증후군에 걸린 여성은 높은 인슐린 수치가 몸의 지방 축적을 유발하기 때문에 훨씬 더 큰 어려움을 겪는다. 높은 인슐린 수치는 배고픔과 탄수화물 갈망을 증가시켜서 상황을 훨씬 더 어렵게 만든다.

다낭성 난소 증후군의 경우 혈류에 너무 많은 테스토스테론

이 순환하면, 그 호르몬이 모낭을 자극해 털을 굵고 많아지게 하며 그 결과 체모와 수염이 많이 자라게 된다. 다모증(Hirsutism), 즉 남성형 털 과다증은 안드로겐이 과잉 분비되는 여성의 80%에서 존재한다.

다낭성 난소 증후군을 다루는 데 중요한 또 하나의 표지는 성호르몬 결합 글로불린(SHBG, 유리 테스토스테론을 빨아들이는 스펀지)의 부족이다. 성호르몬 결합 글로불린 수치가 낮은 다낭성 난소 증후군 여성은 방금 언급한 혈당 불균형 같은 대사성 질환에 걸릴 위험이 더 크다.[22]

다낭성 난소 증후군에는 어떤 식이요법이 도움이 될까? 저탄수화물[23]과 키토제닉 식이요법[24]은 너무 증가한 테스토스테론의 균형을 다시 맞추는 데 도움을 줄 수 있다.

이번에도 핵심은 균형이다. 테스토스테론 및 다른 호르몬의 수치가 최적의 균형을 유지하면, 지방이 감소하고 활력과 체력이 증대하며 성욕이 증가하고 오르가슴을 더 쉽게 느끼며 질병 위험이 낮아지고 자신감이 높아지며 유쾌한 기분이 드는 등 많은 이점을 누릴 수 있다.

고트프리드 규칙의 목표는 호르몬의 균형을 되찾는 것이며 여기에는 테스토스테론도 포함된다. 테스토스테론은 너무 적지도 않고 너무 많지도 않은 적정량을 유지해야 한다. 테스토스테론 수치가 너무 낮으면 무감각하고 무기력해질 수 있다. 반면, 테스토스테론 과다는 다낭성 난소 증후군 같은 질환을 유발할 수 있다.

테스토스테론 감소를 예방하려면
어떻게 해야 할까

낮은 테스토스테론 수치를 높이기 위해 가장 먼저 취해야 할 중요한 단계는 '식이요법 개선'이며, 그 방법은 대략적이지 않고 매우 구체적이어야 한다. 우선 남성의 테스토스테론 감소와 관련이 있다고 과학적으로 밝혀진 식품들을 살펴보자. 내 경험으로 볼 때 이 식품들은 여성에게도 같은 영향을 줄 가능성이 크다. 아래 목록을 보면, 식단에서 탄수화물을 줄이고 적당량의 단백질을 섭취하며 건강한 지방을 먹는 키토제닉 원칙과 비슷하다는 것을 눈치챌 것이다. 테스토스테론 감소와 관련이 있는 식품은 다음과 같다.

- 빵, 정제된 곡물 및 통곡물 모두.
- 페이스트리, 그리고 밀가루로 만든 모든 유사 식품.
- 가당 음료. 설탕이 든 음료의 섭취는 미국 20~39세 남성의 낮은 혈청 테스토스테론 수치와 유의미한 연관성을 보였다.[25] 과체중 및 비만 소년이 가당 단백질 음료를 1회 마시면 테스토스테론 수치가 19% 감소하며,[26] 남성이 경구 포도당 용액을 1회 마시면 테스토스테론 수치가 25% 감소한다.[27]
- 커피. 여성을 포함한 무작위배정 임상시험에 따르면, 카페인을 함유한 커피든 카페인을 제거한 커피든 테스토스테

론 수치를 감소시킨다. 그에 반해서 남성은 카페인을 함유한 커피를 마신 후 테스토스테론 수치가 증가한다.[28] 폐경 전 여성을 대상으로 한 연구가 이 결과를 확증했고,[29] 폐경 후 여성을 대상으로 한 개별 연구에서는 커피 혹은 다른 카페인 함유 음료로 카페인을 마시는 것이 생물학적 활성이 있는 테스토스테론의 감소와 관련이 있다고 나타났다.[30] 하지만 한 관찰 연구에서 나온 자료는 카페인의 잠재적인 장점 및 단점을 증명해 모순을 보여준다.[31] 무작위 배정 임상연구는 편향될 가능성이 낮은 편이어서 관찰 연구와 비교할 때 증거 수준이 더 높다고 볼 수 있다.

- 다이어트 음료.
- 유제품(우유, 요구르트, 치즈, 아이스크림 등).
- 일반적인 디저트(달리 말하면 당이 많이 든 음식).
- 식당에서 파는 음식.[32]

이제 테스토스테론 증가, 근육량 증가, 내장지방 감소와 관련이 있는 식품과 행동을 살펴보자.

- 집에서 조리한 음식. 집 주방을 주변 최고의 식당으로 만들어라.
- 짙은 녹색 채소.
- 충분하면서도 과도하지는 않은 단백질(실질체중 1kg당 1.4~2.2g, 비활동적 생활습관을 가졌다면 더 적게 먹고, 운동도

하면서 매우 활동적인 생활습관을 가졌다면 더 많이 먹는다).

- 남성의 경우, 운동. 키토가 운동하는 남성의 테스토스테론 수치를 높이는 것으로 밝혀졌다.[33]
- 테스토스테론 수치를 개선한다고 증명된 호로파(fenugreek), 남가새(tribulus), 은행나무(ginkgo biloba) 추출물 분말 등 특정 약초. 연구에 따르면 이 약초들을 조합해서 섭취하면 여성의 낮은 성욕을 높이는 데 도움을 준다고 한다.[34] 연구자들은 호로파[35]와 남가새[36]를 따로 먹어도 도움이 될 수 있다고 제시한다. 이 약초들은 지역 건강식품점에서 구매할 수 있다.
- 내분비교란물질(환경호르몬)의 해독과 제거.

고트프리드 규칙은 테스토스테론 감소 또는 증가와 관련이 있다고 과학적으로 증명된 개별 음식을 다룰 뿐만 아니라 안드로겐을 비롯한 모든 호르몬의 균형을 맞춰서 건강과 활력을 극대화하려고 만든 나만의 비밀 무기다. 5장에서는 핵심적인 대사성 호르몬들을 고려한 더 자세한 계획을 공유할 것이다. 고트프리드 규칙은 여성에게 맞춰 만들어진, 해독·케토시스·간헐적 단식을 결합한 프로그램이다.

"글쎄요. 선생님, 할 일이 너무 많아 보이네요. 저는 너무 바쁜걸요"라고 반응하는 사람도 있을 수 있다. 나도 안다. 하지만 여러분에게는 7kg 불어난 살을 달고 다니거나 매일 피곤한 생활을 꾸역꾸역 해 나가거나 건강에 안 좋은 생활방식을 유지하는

비스페놀에이와 테스토스테론

테스토스테론의 작용을 방해하는 최악의 범인 중 하나는 안드로겐 교란물질 비스페놀에이(bisphenol A, BPA)다. BPA는 몸에서 테스토스테론의 균형을 망가뜨릴 뿐만 아니라,[37] 인슐린 또는 렙틴 수용체에 달라붙어 원치 않는 체중 증가를 유발하는 외부 화학물질인 오비소겐(obesogen)으로 작용한다.[38] 과연 BPA는 폐경 전 및 폐경기에서 근육량 감소, 불안과 우울감 증가, 신진대사 저하를 겪는 환자들의 테스토스테론 감소와 관련이 있을까? 그동안 BPA에 관한 연구가 대부분 임신을 원하거나 다낭성 난소 증후군이 있는 여성에서 나타난 이상 반응에 초점을 두었기 때문에 아직은 그 답을 모른다.

것이 초래할 수 있는 건강 문제를 떠안을 시간도 없다. 오히려 지금 이 계획에 노력을 들이는 것이 여러분의 시간을 절약해줄 것이며 결국에는 건강도 지켜줄 것이다.

단백질은
얼마나 많이 필요할까

과잉 단백질은 몸에서 당으로 전환돼 인슐린을 증가시키고 테스토스테론을 감소시켜서 잠재적으로 더 많은 지방을 저장하게 하므로, 단백질을 적당량 섭취하도록 권장한다. 적당량의 단백질이란 자연산 생선 85~113g을 의미한다. 또는 달걀 2개를 일주일에 몇 번 먹거나 견과류 혹은 씨앗류 약 28g을 먹으면 적당량의 단백질을 섭취할 수 있다(더 자세한 사항은 5장 참조). 예를 들어 체중 59kg에 실질체중 45kg인 여성은 매일 단백질을 약 85~100g 또는 실질체중을 보존할 만한 양만큼 먹어야 한다. 운동선수는 근육량을 유지하거나 늘리기 위해 단백질을 더 많이 섭취해야 한다.

테스토스테론을 증가시킬 다른 방법

올바른 음식을 먹는 방법 말고도, 테스토스테론을 증가시키기 위해 할 수 있는 다른 방법들이 있다. 한 가지 방법은 앞에서 말했듯이 테스토스테론의 전구체인 DHEA를 보충제로 먹는 것이다. DHEA 보충제는 테스토스테론 수치를 높이는 용도로 사용되기도 한다. 예를 들어 새로운 연구에서는 DHEA를 섭취하면 피임약을 복용하는 여성이 테스토스테론 수치를 유지할 수도 있다고 나타났다.[39] 하지만 DHEA 사용은 장기 안전성에 대한 정보가 부족하므로 논란의 여지가 있다.

무작위배정 임상시험 28건에 대한 코크런 데이터베이스 체계적 문헌 고찰(Cochrane database systematic review)에서는 DHEA가 성욕 저하를 완만하게 개선할 수도 있지만 다른 결과들이 부족한 것으로 나타났다. 더욱이 기름진 머리카락과 피부, 여드름, 성욕 과다, 공격성, 과도한 음핵 비대 혹은 민감도, 과도한 근육 발달, 남성형 탈모, 과도한 체모 등 이른바 '안드로겐성(androgenic)' 부작용이 흔하게 나타난다.[40] 그런데도 테스토스테론 수치를 올리기 위한 다른 선택지가 없다는 점을 고려해서, 나는 다른 생활방식 변화로는 테스토스테론 수치를 충분히 올릴 수 없는 환자들에게 DHEA를 보충제로 권장할 때가 있다.

허리에 붙은 지방이 녹아 없어지도록 그냥 테스토스테론을 섭취하면 되지 않냐고 궁금해할 수도 있다. 아니면 테스토스테론 압착 결정(pellet)을 피부 아래에 주사하는 방법은 어떤지 질문할 수도 있다. 글쎄, FDA 승인을 받은 여러 제형의 테스토스테론 치료제가 있긴 하지만 여성에게 안전하다는 증거가 부족하며, 그래서 FDA는 여성용 테스토스테론 제제를 승인하지 않았다. 지금으로서 나는 꼭 필요한 경우가 아니라면 여성의 경우 테스토스테론 보충제를 치료제로 사용하지 말라고 주장한다. 연구가 잘 진행돼서 곧 결과가 나오기를 바란다. 그동안에는 테스토스테론 균형을 달성하기 위해 식습관과 생활방식 변화에 전념하라. 이 방법이 더 안전하며 부작용 걱정 없이 효과적이기도 하다.

이번 장의 시작 부분에서 근육긴장도와 성욕의 감소를 불평하던 니콜의 이야기로 돌아가서 그녀가 고트프리드 규칙을 시도하면서 상황이 어떻게 진행됐는지 살펴보자. 니콜은 먼저 해독에 집중했고 그 후에는 케토시스, 그다음으로는 추가된 간헐적 단식에 집중했다. 5장에도 나오듯이 나는 14~16시간의 야간 공복을 선호하지만, 여러분은 자기 방식대로 서서히 조절하면

1부 __ 여성과 음식과 호르몬은 어떤 관계일까

된다. 니콜은 즉시 케토시스에 들어갔다. 첫 14시간 야간 공복 후 혈중 케톤이 2.0mMol(밀리몰, mMol/L은 용액 1L에 녹아 있는 용질의 밀리몰 수를 말함-옮긴이)이었다. 0.5mMol 이상은 내 식단의 목표인 약한 케토시스 상태를 나타내며, 이는 신진대사 유연성이 비교적 쉽게 회복될 것임을 의미했다.

1주 만에 니콜은 케톤 1.0~2.0mMol을 계속 유지해서, 몸이 지방 연소에 성공적이고 빠르게 적응했음을 보여줬다. 4주 후 니콜은 허리둘레가 3in 줄고 체중이 3.6kg 빠졌다. 그때 유리 테스토스테론 및 총 테스토스테론 수치가 더 좋아지긴 했어도 여전히 기준치보다 약간 낮다는 것을 확인했다. 니콜이 온라인으로 구매한 DHEA 보충제를 하루 5mg씩 섭취하게 했다. 미국에서는 DHEA를 처방전 없이 살 수 있지만, 경험 있는 의사와 상담한 후에만 복용하기를 권장한다.

8주 후 니콜은 체중이 65kg에서 60kg으로 줄고 체지방이 33%에서 25%로 감소해서, 체질량지수가 정상적이고 건강한 수준인 23.8로 바뀌었다. 허리둘레는 총 4in 줄었다. 테스토스테론과 DHEA 수치가 정상 범위로 돌아왔다. 니콜은 정신이 맑아지는 느낌을 받았고 성욕이 개선돼 규칙적인 성생활을 되찾았다. 그녀는 몇 년 전보다 더 건강해진 느낌이 들었으며 자신의 몸과 삶을 되찾은 것 같았다.

- 테스토스테론은 체중·활력·체력·성욕에 영향을 미치는 중요한 호르몬이다.

- 건강한 남성은 건강한 여성보다 테스토스테론이 더 많지만, 테스토스테론은 여성에게 '가장 풍부한 생리활성 호르몬'이다. 심지어 에스트로겐보다도 더 많은 테스토스테론을 가지고 있다.

- 여성은 테스토스테론 수치가 낮으면 체중 및 체지방 증가, 근육량 감소, 기분 저하, 성욕 감퇴 등 여러 가지 증상을 겪는다.

- 또 여성은 대개 다낭성 난소 증후군(PCOS) 때문에 테스토스테론 수치가 너무 높을 수 있다. 몸이 기능을 최대로 발휘하려면 테스토스테론의 균형이 맞아야 한다.

- 우리는 여성보다 남성의 테스토스테론 감소에 관해 더 많이 알고 있지만, 더 많은 연구를 기다리는 동안에 테스토스테론을 비롯한 다른 주요 안드로겐의 생성을 개선하기 위해 음식, 생활방식, 보충제에 집중할 수 있다.

4장

키토의 역설,
원인은 호르몬이다

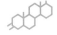

당 대신 지방을 연료로 태우는
케토시스

　젠은 기술 분야에서 스트레스가 많은 업무를 하는 37세 여성이다. 젠과 그녀의 약혼자는 멋진 모습으로 사진에 나오려고 결혼식 전에 살을 빼고 싶었다. 그들은 이른바 기적의 키토제닉 식이요법에 관한 이야기를 소문으로 듣고는 그 식이요법을 함께 시도하기로 했다. 젠의 핵심 목표는 7kg을 감량해서 늘씬한 모습으로 웨딩드레스를 입고 좀 더 맑은 정신으로 결혼식을 준비하는 것이었다. 이제 여러분은 호르몬이 무엇이고 남성과 여성의 호르몬이 어떻게 다른지를 알고 있으니, 과연 무슨 일이 일어났을지 짐작할 수 있겠는가?

　그런데 이 질문에는 함정이 있다. 결과를 예측하려면 키토제닉 식이요법이 무엇이고 어떻게 작용하며 왜 이따금 모순된 결과를 가져오는지 정확히 이해해야 하기 때문이다.

여러분이 많이 들어봤을 법한 키토제닉 식이요법은 그다지 새롭지는 않은 저탄수화물·적정 단백질·고지방 식이요법이다. 키토제닉 식이요법을 환자 치료에 처음 사용한 시기는 100년보다 더 이전으로 거슬러 올라가며 뇌전증(간질)에 걸린 아동을 치료하기 위해 사용했다. 키토제닉 식이요법은 여러 사례에서 아동 환자의 발작을 '멈추거나 상당히 감소시켰기' 때문에, 그야말로 '기적의 치료법'처럼 보였다. 아동의 약 10~20%가 다른 아동에 비해 케톤(ketone) 생성 과정에서 급격하고 빠르게 개선된 '우수한 반응자(super responder)'였고, 그중에는 복용하던 항경련제를 더 이상 먹지 않아도 될 정도로 좋아진 사례도 있었다.[1]

최근 들어 다발성 경화증, 파킨슨병, 알츠하이머병 같은 다른 신경계 질환을 겪는 사람들이 키토제닉 식이요법을 해서 치료에 도움을 받았다는 사례가 보고됐다. 이 주제에 관한 연구가 아직 많지는 않다.[2] 과학자들은 이 식이요법이 신경계 질환에 유익한 효과를 주는 듯한 이유를 완전히 이해하지는 못하지만, 케톤체(ketone body)라고도 불리는 케톤 때문일 것이라는 이론이 주를 이룬다.

일반적으로 사람의 몸은, 그리고 특히 뇌는 에너지를 얻기 위해 당을 연소한다. 우리는 섭취한 탄수화물(두 번째로는 단백질)을 통해 당을 얻는다. 하지만 탄수화물이 급격히 줄어들면 몸은 당 대신에 지방을 연료로 택한다. 이 과정은 몸과 뇌가 에너지를 얻기 위해 연료로 사용할 수 있는 케톤을 간이 분비하도록 촉발함으로써 이루어진다. 당 대신 지방을 연소하는 것이 케토시스의 한 부분이라는 점을 기억하라. 아마도 인간은 인류 역사 초기에 과일과 채소에서 얻는 탄수화물이 부족하거나 전혀 없는 시기를 견뎌내려고 이 능력을 개발한 것 같다. 그때 동물성 지방이 중요한 연료 자원이 됐고 인간의 몸은 동물성 지방을 사용하는 방법을 찾아냈다.

특히 뇌는 당이 아닌 케톤을 에너지원으로 사용할 때 능력이 향상되는 것으로 보인다. 아마 이런 이유로 케톤 및 키토제닉 식이요법이 뇌 질환에 걸린 사람들에게 유익한 효과를 주는 것 같다. 몸은 케톤보다 당을 더 쉽게 태우므로, 케톤을 연료로 태우는 작용이 체중 감소를 유발하는 듯하다. 더 많은 에너지가 들고 더 많은 지방을 연소하기 때문이다. 처음에 체중 감소는 원래의 목적이라기보다 케토시스(당 대신 지방을 연소하는 상태)의 부작용으로 여겨졌다.

키토제닉 식이요법이 체중 감소로 이어지는 이유는 케토시스 상태에 있을 때 말 그대로 저장된 지방을 연료로 태우기 때문이다. 탄수화물을 더 적게 먹고 지방을 더 많이 먹는 식습관으로 전환하면, 몸은 이 상황이 새로운 시나리오라는 것을 인식한다. 몸은 당과 글리코겐('탄수화물 에너지'가 간에 저장된 형태)이 떨어지면, 몸에 들어오는 많은 음식의 지방에 의존할 수 있다는 것을 알아챈다. 이런 식으로 몸은 에너지가 부족해지지 않도록 유지한다. 연료의 종류가 달라질 뿐, 에너지가 고갈되는 일은 없다. 몸이 상황에 적응해서 신진대사가 원활해지고, 몸에 있는 지방이 타서 없어지기 시작한다.

탄수화물 연소에서 지방 연소로 스위치를 전환하면 건강에 매우 유익하다. 집중력과 기억력이 좋아지고 염증이 덜 생기며 이미 말했듯 체중이 감소한다. 전체적으로 키토제닉 식이요법은 칼로리를 제한하는 식이요법보다 만족감이 더 크므로 더 쉽게 체중을 감량하는 길이 될 수도 있다. 체중 감량을 간절히 바라는 많은 사람이 너도나도 키토 유행에 편승하고 있다. 최근에 키토는 대세가 됐다.

모두 근사한 이야기로 들리지 않는가? 하지만 채소 저장고를 비우거나 일 년 치 베이컨을 사기 전에 생각할 점이 있다. '키토제닉 식이요법은 대부분 남성을 대상으로 연구돼왔고 남성에게 아주 좋은 효과를 발휘한다는 점'이다. 반면에 여성은 이 식이요법에서 그렇게 큰 효과를 거두지 못하는 편이다. 예외는 있지만(키토를 통해 큰 효과를 얻는 여성들도 있다), 일반적으로 남성과 여성은 젠과 약혼자의 사례처럼 똑같은 키토 식이요법을 해도 완전히 다른 결과를 얻을 수 있다.

그리고 앞에서도 잠깐 말했듯이 키토는 여러 건강 문제를 가진 사람들에게 건강상 안 좋을 수도 있다. 그러므로 어떤 질환의 병력이 있는 사람이라면 키토를 시도하기 전에 의사와 상의해야 한다. 현재 암에 걸렸거나 암 병력이 있다면 종양 전문의와 상담하라. 암에서의 키토제닉 식이요법을 다룬 연구 중 대다수가 양호한 결과를 보였지만,[3] 《네이처》(Nature)에 발표된 바에 따르면 한 동물실험에서 키토가 급성 골수성 백혈병(acute myeloid leukemia)이라 불리는 특정한 형태의 암을 악화시킬 가능성이 있는 것으로 나타났다.[4]

다른 한편으로는 암세포 대부분이 당을 먹이로 삼기 때문에 키토는 복합적인 암 예방과 치료에 상승효과를 보이는 중요한 도구일 수도 있으며, 이 가능성을 조사하려면 더 많은 연구가 필요하긴 하다.

결론적으로, 키토는 복잡하다! 따라서 여성 개개인의 상황에 맞게 적용돼야 한다. 키토제닉 식이요법의 절대적·상대적 금기에 관한 자세한 정보는 다음에 소개하는 '키토가 내게 안전한가?'에서 확인할 수 있다. 담낭 문제나 신장 결석의 병력 같은 특정한 건강 상태와 관련해 키토에 대한 질문이 있다면 전문 의료인과 상담하기를 권한다.

심층 정보

키토가 내게 안전한가?

키토제닉 식이요법이 자신에게 안전한지 어떻게 판단할 수 있을까?[5] 키토제닉 식이요법은 지방산을 에너지로 사용할 수 없게 하는 선천적 질환을 가지고 있는 사람들에게 안전하지 않다. 이런 질환에는 피부르산카복실화효소 결핍증(pyruvate carboxylase deficiency), 포르피린증(porphyria), 기타 지방 대사 장애 등이 있다. 그 밖에 키토제닉 식이요법으로 악화할 가능성이 있는 질환에는 췌장염, 활동성 담낭 질환, 간기능 손상, 영양 불량이 포함된다.

또 키토제닉 식이요법은 위 우회술을 받은 사람, 복부 종양이나 암 병력이 있는 사람, 신부전 병력이 있는 사람에게도 적합하지 않을 수 있다. 제1형 당뇨병 환자는 키토를 피해야 한다. 그뿐만 아니라 임신 중이거나 모유 수유를 하는 여성에게도 안전성 자료가 부족하므로 키토를 권장하지 않는다.

키토제닉 식이요법의 금기에 해당하는 희귀한 대사 질환도 있다. 카르니틴(carnitine) 결핍증(원발성), 카르니틴 팔미토일트랜스퍼라제(carnitine palmitoyltransferase, CPT) I 혹은 II 결핍증, 카르니틴 트랜스로카제(carnitine translocase) 결핍증, 베타 산화 이상(beta-oxidation defects), 미토콘드리아 3-하이드록시-3-메틸글루타릴-조효소에이 합성효소(mitochondrial 3-hydroxy-3-methylglutaryl-CoA synthase, mHMGS) 결핍증, 중쇄 아실 탈수소효소 결핍증(medium-chain acyl dehydrogenase deficiency, MCAD), 장쇄 아실 탈수소효소 결핍증(long-chain acyl dehydrogenase deficiency, LCAD), 단쇄 아실 탈수소효소 결핍증(short-chain acyl dehydrogenase deficiency, SCAD), 장쇄 3-하이드록시아실-조효소에이 결핍증(long-chain 3-hydroxyacyl-CoA deficiency), 중쇄 3-하이드록시아실-조효소에이 결핍증(medium-chain 3-hydroxyacyl-CoA deficiency) 등이 이에 해당한다.

의심 가는 점이 있으면 의사에게 확인하라. 새로운 식이요법을 시작하기 전에 의사나 보건 전문가와 상담하는 것은 바람직한 생각이다. 그리고 최신의 과학적 증거를 바탕으로 적응증과 금기가 추가되니 늘 최신 정보를 유지하라.

키토, 여성이 배제된 연구의 결과는?

키토제닉 식이요법에 관한 자료 중 대부분이 남성에게서 얻은 자료라는 점을 고려하면, 여성이 키토를 할 때 문제가 생길 가능성이 더 큰 것은 어쩌면 당연할 일일 것이다.[6] 남성을 대상으로 이루어진 연구 중 일부는 과체중 및 비만 남성[7]의 체중 감소에 대한 배고픔과 식욕 평가[8] 혹은 포만감과 식욕의 변화 시간대 분석,[9] 남성 운동선수를 대상으로 한 연구,[10] 건강한 남성을 대상으로 한 심혈관계 혈액 검사,[11] 수컷(암컷 제외) 생쥐를 대상으로 한 케톤 생성 검사[12] 등을 포함한다. 마찬가지로 저탄수화물 식이요법에 관한 연구도 대부분 남성을 대상으로 이루어졌다.[13] 체중 감소에 대한 키토제닉 임상시험 중에 여성이 포함된 경우도 소수 있었지만, 연구 참여자 중 여성이 차지하는 비율은 20% 미만이었다.[14]

이 성별 격차는 키토, 혹은 더 나아가 식이요법과 영양에 관한 연구에서만 나타나는 현상이 아니다. 의학 영역 대부분에서 역사적으로 여성은 임상연구에 소수만 포함되거나 심지어 완전히 배제되기도 했다. 1990년대에 이르러서야 미국 국립보건원(NIH)의 자금 지원을 받는 연구에 여성을 포함해야 한다는 연방법이 통과됐다. 더욱이 2014년이 돼서야 미국 국립보건원은 동물실험에 암컷과 수컷을 모두 포함하라고 요구하기 시작했다. 정말 놀라운 사실이다. 또 연구자들이 결과를 성별에 따라 분석하는 일도 아직 일상적이지 않다. 여성은 그저 난소가 있는 남성이 아니므로, 남성을 대상으로 수행한 연구 결과를 기준으로 여성에 관한 결과를 예측해서는 안 된다. 만약 그렇게 한다면, 여성의 호르몬이 여성의 몸과 상호작용하는 방법 같은 기본적인 생물학적 차이를 무시하고 임신과 수유, 폐경 주변기와 폐경기 등 여성만 겪는 심오한 내분비학적 이행을 제쳐두는 일이 될 것이다.

게다가 충분한 과학적 기초 없이 식이요법 처방처럼 영향력 있는 무엇인가를 여성에게 적용하면 위험한 방식으로 건강과 체중 감소에 영향을 줄 수 있다. 여성은 체중을 감량해서 몸 상태를 나아지게 하지 못한 결과를 자기 잘못이라고 생각하고 키토로 체중 감량에 성공한 남성 친구와 파트너에게 분노를 느낄 수도 있다. 뿐만 아니라 높은 콜레스테롤 수치, 염증, 심한 스트레스, 당뇨병, 체중 증가 같은 만성 질환의 위험 요인이 더 많이 생길 수도 있다.

키토에 여성과 남성이 다르게 반응하는 이유는?

이게 무슨 일일까? 왜 키토를 했을 때 남성들은 대부분 체중 감량에 도움을 받는 반면, 일부 여성들은 살이 찌는 것일까? 더욱이 왜 키토는 고혈당이나 고혈압 같은 어떤 질환은 호전시키지만 다른 질환은 악화시킬까? 키토는 언제 염증을 제거하고 언제 염증을 유발할까?

내가 1994년부터 여성들을 진료해오는 동안 수많은 '키토

난민'이 내 진료실을 방문했고 온라인 진료과정에도 참여했다. 나는 그들이 키토를 실천하면서 겪는 좌절을 가까이에서 봐왔고 이제 웬만한 사례는 다 본 것 같은 느낌이다. 여성들은 키토 식이요법을 해서 체중이 늘었다고 말하면서, 칼로리 밀도가 높은 식단을 실시하거나 동물성 지방을 많이 먹어서 그런 것인지 묻는다. 그들은 염증 증가와 관절통을 겪으며, 왜 자신은 남편이나 남성 직장 동료들처럼 건강 상태나 체형이 개선되지 않는지 의아해한다. 스트레스를 받거나 월경을 시작하면 케토시스 상태에서 벗어나기도 한다.

여성이 키토에 남성과 다르게 반응하는 이유를 완전히 확신할 수는 없지만,[15] 나는 진료실에서 본 사례들과 앞의 세 개 장에서 소개한 사례를 바탕으로 이유를 추측할 수는 있다. '원인은 호르몬이다.' 호르몬의 관점에서 보면 저탄수화물·고지방 식단이 남성과 여성에게 다른 영향을 주는 것은 당연한 이치다. 이전 장에서도 나왔듯이 내분비계와 그것이 생성하는 호르몬은 지방·탄수화물·단백질에 다르게 반응하며, 여성과 남성은 호르몬의 특징이 서로 매우 다르므로 당연히 몸과 호르몬도 키토제닉 식단에 서로 다르게 반응할 것이다.

그러면 이제 젠과 그녀의 약혼자 이야기로 돌아가자. 둘 다 저탄수화물·적정 단백질·고지방 식단으로 바꿨을 때 무슨 일이 일어났을 것으로 생각하는가? 이쯤 되면 짐작했겠지만, 젠의 약혼자는 체중이 빨리 빠졌다. 그는 키토를 시작한 지 열흘 만에 5.4kg을 감량했다. 반면에 젠은 거의 즉시 '체중이 늘었고' 브레인 포그(brain fog, 머리에 안개가 낀 듯 멍한 증상-옮긴이)도 전혀 나아지지 않았다. 이것은 젠이 기대한 결과가 아니었다. 좌절하고 실망한 그녀는 키토를 포기했다. 하지만 무엇인가가 너무 좋다는 이야기가 들리면 가만있기가 어려워졌다. 젠은 자신이 '키토를 제대로 실행했는지' 생각하기 시작했다. 결국에는 자신이 다량 영양소인 탄수화물·단백질·지방의 무게를 추적하지 않아서 올바른 비율로 섭취하지 못한 것 같다고 털어놨다.

6개월 후 젠은 키토를 다시 시도했다. 이번에는 온라인상 여기저기에서 읽은 적정 다량 영양소 비율을 지키기 위해 먹은 음식을 꼼꼼히 기록했다. 비율은 탄수화물 10%, 단백질 20%, 지방 70%였다. 그러나 이제 새로운 문제가 나타났다. 젠은 항상 배가 고팠다. 키토가 식욕을 억제하는 효과가 있으므로, 젠은 왜 계속 배가 고픈지 이해할 수 없었다. 그녀의 약혼자는 배고파하지 않았다. 그는 베이컨과 달걀을 먹었지만, 몸 상태가 좋아지고 살도 더 빠졌다! 하지만 그런 만족감이 젠에게는 찾아오지 않았고, 월경 기간에는 상황이 훨씬 더 나빠져 초콜릿케이크를 먹고 싶은 생각이 간절했다. 1개월 후 젠은 계속 빵과 도넛 꿈을 꾸는 것 말고는 어떤 변화도 느껴지지 않았고, 체중이 늘지 않았지만 빠지지도 않았다. 또다시 절망한 그녀는 키토를 그만뒀다. 최종적으로 내게 찾아온 젠은 실망스러운 경험에 대해 모든 것을 털어놨고, 나는 그녀가 키토로 고생하는 유일한 여성이 절대 아니라고 안심시키면서 희망을 버리지 말라고 조언했다.

왜 이런 일이 많은 여성에게 일어날까? 여성은 호르몬의 어떤 점 때문에 키토에 아주 다르게 반응하는 것일까? 우선 식이요법의 과학을 전반적으로 살펴보는 것이 도움이 된다. 딱하게도 여성은 이미 체중 감소에 관한 한 불리한 처지에 놓여 있다. 식이요법을 하면 남성이 여성보다 체중을 더 많이 감량한다고 연구에서 증명됐다.[16] 한 연구에서는 식이요법으로 남성이 여성보다 체중은 두 배, 지방은 세 배 더 감량한 것으로 나타났다.[17] 남성은 가장 위험한 내장지방인 복부 지방이 더 많이 빠지는 듯하고, 여성은 덜 해로운 유형인 피하 지방이 더 빠지는 편이다.[18] 그 말은 곧 남성의 신진대사(몸이 음식을 연료로 전환하는 속도)가 더 많이 개선된다는 뜻이다.

이 차이는 훨씬 더 벌어진다. 남성은 자기 체중을 인식하거나 불만스러워할 가능성이 덜하며 일부러 체중을 감량하려 하는 일도 거의 없다. 게다가 한 연구에 따르면 남성은 체중 감량을 시도했을 때 1년의 과정 동안 체중을 4.5kg 이상 감량해서 빠진 체중을 유지하고 운동량을 늘릴 가능성이 여성보다 40% 더 높았다.[19]

반면에 여성은 남성보다 체중 감량을 더 원하고 신체 불만족 정도가 한결같이 더 높은 편이다.[20] 비현실적인 사회적 규범과 수십억 달러 규모의 다이어트 식품 산업은 남성보다 여성에게 더 많은 영향을 준다. 심지어 소득과 관련된 파급 효과도 있다. 여성의 허리둘레는 임금에 반비례하지만, 남성은 그렇지 않다. '어떤 비만 척도도 남성의 소득과 관련이 없다.'[21] 분명히 여성은 체중 감량에 관한 한 남성보다 더 큰 어려움을 겪는다.

무거운 문제

여성이 남성보다 더 흔히 마주하는 또 하나의 문제는 음식 중독을 비롯한 섭식 장애다. 과식이 가장 흔한 장애다. 여성은 음식에 중독될 위험이 남성보다 네 배 더 높다. 여성은 긍정적·부정적·감정적 이유로, 혹은 과도한 스트레스 때문에 음식을 먹는 경우가 많다. 다시 말해 컵케이크를 포기하는 것이 여성에게 간단한 일이 아닐 수도 있다는 뜻이다. 이런 탓에 도전적인 저탄수화물 식이요법은커녕 어떤 식이요법도 따르기 힘들다. 여성으로서 나는 이런 압박감을 잘 알며 그중 많은 것을 내면화했다. 이와 더불어 외모뿐만 아니라 건강도 계속 지켜볼 것이다. 그것이 정밀의학 의사로서 내가 해야 할 일이기 때문이다.

모든 상황이 너무나 불공평해 보인다는 것을 나도 안다. 또 그게 사실이기도 하다! 하지만 그런 이유에서 나는 고트프리드 규칙을 개발하고 이 책을 썼다. 여성도 남성만큼 키토로 살을 잘 뺄 수 있게 도와주는 손쉬운 방법을 제공해서 공평한 경쟁의 장을 만들고 싶다. 고트프리드 규칙은 여성을 대상으로 실험을 수행하지 않거나 여성의 체내 화학 반응을 고려하지 않고 설계한 프로그램을 따르라고 강요하지 않는다. 대신 호르몬과 '함께' 작용한다. 자신의 방식대로 건강해지려고 할 때, 성공할 수 있다는 자신감과 맑은 정신, 활력과 건강을 얻게 될 것이다.

여성의 호르몬과
키토에 관한 과학

왜 여성의 호르몬이 고트프리드 규칙과 잘 통할지 그 이유를 설명하기 전에 여성의 호르몬이 전통적인 키토 식이요법과 잘 통하지 않는 이유를 좀 더 깊이 알아보자. 젠의 이야기로 시작한다. 젠이 키토제닉 식이요법에 '실패'하고 그로 인해 좌절한 이유는 호르몬과 해결되지 않은 염증 때문인 것 같았다. 예상이 맞는지 확인하기 위해 우선 몇 가지 검사를 의뢰했다. 검사 결과, 젠에게 다음과 같이 여러 가지 문제가 있음이 발견되었다.

1. 젠은 스트레스를 많이 받는다는 자신의 우려대로 소변 검사에서 코르티솔 수치가 높게 나왔다. 젠 또래의 많은 여성은 지각된 스트레스(perceived stress) 지수가 높으며 그 느낌에 너무 익숙해져서 그것이 문제라는 것조차 깨닫지 못한다. 하지만 만성 스트레스는 브레인 포그, 집중력 문제, 고혈압, 무증상의 시상하부-뇌하수체-부신 기능장애 (내가 좋아하지 않는 용어인 이른바 '부신 피로')의 주요 원인이 될 수 있다. 젠은 저탄수화물 식단을 따랐다는 사실을 기억하라. 녹색 채소와 다채로운 색깔의 채소 같은 고품질 자연식품으로 섭취하는 탄수화물은 건강한 부신 기능을 촉진하고 코르티솔 수치를 안정시킬 수 있다. 따라서 나는 그녀의 식이요법이 오히려 스트레스를 악화시켰을 수 있

다고 추측했다.

2. 고혈당인 젠은 혈당 수치가 정상치보다는 높고 당뇨병 수준은 아닌 당뇨병 전단계에 속했다. 일반적으로 당뇨병 전단계는 관리하지 않으면 금방이라도 당뇨병에 걸릴 수 있다는 경고로 여겨지며, 신진대사가 원활하지 않다는 징후다(검진 기준에 대해서는 주석을 참고하라).[22] 당뇨병 전단계는 과체중 여성에게 흔히 나타나며, 과체중은 아니더라도 탄수화물을 더 이상 효율적으로 처리할 수 없거나, 인슐린 저항성이 발생한 일부 여성에게서도 흔히 나타난다. 또 고혈당은 집중력 문제와 전반적으로 몸이 좋지 않은 느낌을 유발할 수 있다. 또 고혈당이면서 심장질환의 증상이 없는 여성들도 있지만, 고혈당은 심장질환의 위험 요소다(하지만 모든 위험이 존재함).

젠은 탄수화물을 적게 먹어도 혈당이 높을 수 있다는 사실에 놀라워했지만, 일부 여성들에게는 특정 종류의 지방이 실제로 고혈당을 촉발할 수 있다.[23] 나는 이 현상을 다른 환자들뿐만 아니라 젠에게서도 확인했다. 탄수화물을 적게 섭취한다고 해서 반드시 혈당이 낮은 것은 아니다. 아마도 포화지방이 염증을 일으켜 그것 때문에 혈당 수치가 높아졌을 수도 있다.

3. 갑상샘호르몬, 테스토스테론, 성장호르몬 수치는 약간 낮았다. 나는 이 결과도 저탄수화물 식단과 관련이 있으리라 추측했다. 많은 여성에서 탄수화물이 갑상샘 건강과

에스트로겐 기능도 촉진할 수 있기 때문이다.

4. 또 한 가지 검사에서는 만성 염증이 발견됐다. 우리는 대개 염증이 체중 증가를 일으킬 수 있는 나쁜 증상이라는 맥락에서 염증에 관한 이야기를 듣는다. 전형적으로 그 현상은 면역 체계가 감지된 상처나 감염에 역기능적으로 반응하는 상황을 의미한다. 하지만 염증에 대해 오해하는 경우가 많아 개념을 짚고 넘어가는 것이 도움이 될 것 같다. 염증에는 두 가지 종류가 있다. 짧은 시간 동안 일어나는 급성 염증과 긴 시간 동안 일어나는 만성 염증이다. 급성 염증은 살이 베이거나 발목이 삐거나 무엇인가에 감염됐을 때 일어나며, 그럴 때 급성 염증(면역 반응)은 좋은 역할을 한다. 백혈구가 몰려와 여러분을 낫게 하려고 열심히 싸우면서 그 부위가 빨갛게 부어오른다. 그러나 젠은 혈중 C 반응성 단백(c-reactive protein) 수치가 높게 나타나 만성 염증(종결되지 않는 면역 반응)의 증거를 보였다. 때때로 여성의 과잉 포화지방 때문에 만성 염증이 일어나지만,[24] 과학은 여전히 발전하고 있고 운동 같은 생활방식 요소가 염증 완화 역할을 할 수도 있다고 제시한다.[25]

젠의 검사 결과는 왜 전형적인 키토제닉 식이요법이 호르몬 불균형을 겪는 여성에게 별로 소용이 없는지 특정한 방향성을 보여준다. 탄수화물이 스트레스 반응을 완화하고 코르티솔을 낮추는 데 도움을 주므로, 호르몬 불균형을 겪는 여성에게는 전통적인 키토의 탄수화물 양이 너무 낮을 수도 있다. 또 탄수화물은 성장호르몬 분비를 촉진하고 갑상샘 기능을 돕는다.

또 하나의 문제는 염증, 구체적으로 말하면 만성 염증이다. 만성 혹은 종결되지 않는 염증은 문제가 있으며 그 원인은 다양하다. 때로는 방에 켜놓고 나온 전등처럼 꺼지지 않는 면역 반응 때문에 만성 염증이 생기기도 한다. 만성 염증은 염증을 유발하는 음식(정제 탄수화물, 설탕이 든 음료, 튀긴 음식)을 먹거나 독소에 노출될 때 발생할 수 있다. 또 만성 스트레스와 과도한 내장지방, 심지어 하시모토 갑상샘염 같은 자가면역 질환도 만성 염증을 일으킬 수 있다. 만성적이면서 종결되지 않는 염증은 심장질환·알츠하이머병·암·우울증 같은 다른 질환으로 이어질 수 있으므로 가볍게 여길 일이 아니다.

한 연구에서는 운동 시 지방을 우선으로 연소하는 케토시스 상태에 진입하는 데 여성이 남성보다 더 오래 걸리는 것으로 나타났다. 남성은 지방을 더 쉽게 연소하는 경향이 있고 여성보다 더 낮은 강도의 운동에도 지방을 태운다. 내 생각에 그 이유는 여성의 몸이 생식능력을 포함해 다양한 이유로 탄수화물을 더 많이 필요로 하고 지방을 계속 붙잡고 있으려 할 뿐만 아니라(이 문제는 지속적이고 폐경 후 악화할 수 있음) 특정 지방에 대한 염증 반응이 더 많기 때문인 것 같다. 그래서 여성의 몸은 남성의 몸보다 지방 연소로 전환하는 것에 더 오래 저항한다. 그리고 젠의 사례에서 그랬듯 지방에서 비롯된 염증 반응이 혈당을 올릴 수 있다.

나의 대사형은
사과, 서양배, 셀러리 체형 중 어느 것인가?

한 여성이 지방을 '어디에' 저장하는지를 보면 그 여성의 생리 작용이 어떻게 이루어지는지 추측할 수 있다. 지방을 대부분 복부에 저장하면 남성(특히 비만 남성)에게 나타나는 대사성 위험을 지니게 된다. 하지만 비만 상태이면서 '서양배 체형'으로 지방을 축적하는 많은 여성은 사실 대사성 질환과 심혈관 질환으로부터 보호를 받는다.

이런 여러 가지 대사 유형을 대사형(metabolotypes)이라고 부를 수 있다. 허리에 지방이 많은 사과 체형과 골반과 허벅지에 지방이 많은 서양배 체형(내 체형이다!) 외에, 군살이 없는 셀러리 체형도 있다. 이들은 그냥 살이 찌지 않는 운 좋은 여성들이다. 셀러리 체형의 여성들은 어떤 상황에서도 신진대사가 원활하다. 평생 운동선수로 활동하는 여성들이 종종 이 범주에 속하며 내 막내 여동생도 그들 중 하나다. 내 동생은 살을 빼느라 힘들어한 적이 없고, 심지어 40세가 되고 두 아이를 출산한 후에도 그랬다.

반면에 여성은 남성보다 훨씬 더 효율적으로 지방을 저장한다. 고칼로리·고지방 음식을 먹은 후, 서양배 체형의 지방 분배를 하는 여성은 대퇴 둔부에 더 많은 지방을 저장한다. 좋았던 옛 시절의 엉덩이와 허벅지 모습이다. 1장의 대사성 호르몬 설문지에서 언급했듯이, 허리 대 엉덩이 비율을 측정해서 사과 체형인지 서양배 체형인지 확인할 수 있다. 허리둘레를 엉덩이둘레로 나눈 값이 남성은 0.85, 여성은 0.90

을 초과하면 사과 체형에 해당한다.

사과 대사형이든 서양배 대사형이든, 고트프리드 규칙을 자신에게 맞출 방법이 있다. 내 경험상 사과 체형은 더 많은 해독 작용, 더 적은 탄수화물(최소한 4주 동안 일시적으로라도), 더 깊은 수준의 케토시스 상태, 간헐적 단식이 필요하다. 더 깊은 수준의 케토시스 상태란 지방을 연소해서 1.0mMol/L(리터당밀리몰)이 넘는 상당한 수준의 케톤을 생성하는 상태다. 1장에 나온 멜리사를 기억하는가? 멜리사는 허리 대 엉덩이 비율을 0.92에서 0.88로 줄였고, 더 건강해져서 대사증후군·당뇨병·심장질환의 위험을 감소시켰다. 작은 변화가 모이면 실제로 큰 변화를 이뤄낼 수 있다. 서양배 체형은 더 약한 케토시스(지방을 연소해서 소량의 케톤을 생성하는 상태, 0.5~1.0mMol/L 수준으로 정의함)로도 효과를 볼 수 있고 간헐적 단식에도 잘 반응한다. 2부에서는 대사형을 확인하기 위한 측정을 실시할 것이며, 고트프리드 규칙을 각자에게 맞추기 위한 처방을 추가로 제공할 것이다.

그래서 결론이 뭘까? 젠과 여러분은 키토를 하지 말아야 할까? 절대 아니다. 전형적인 키토가 여성 대부분에게 효과가 없을지 몰라도, 여성의 몸과 호르몬 특징에 맞게 구체적인 차선책을 넣어 설계한 키토는 여성에게 틀림없이 효과적이라는 것을 발견했다. 더욱이 사과 체형의 여성이든 서양배 체형의 여성이든 세심하게 구성된 키토제닉 식이요법으로 성공할 수 있다. 비결은 '세심하게 구성된'이라는 부분에 있다.

세심한 구성으로 키토의 역설을 무너뜨리는 고트프리드 규칙

진료실에서 관찰한 이런 증상들과 검사 결과, 그리고 키토에 대한 반응을 바탕으로 계획을 세우기 시작했다. 지난 10년 동안 내 연구를 바탕으로 여성에게 효과적이라고 증명된 빈틈없고 안전한 규칙을 만들어서 키토의 역설을 무너뜨리고자 노력했다. 지금 그 규칙을 여러분과 공유하고 있다.[26] 몸의 군살을 빼주는 호르몬을 활성화하고 염증을 제어하며 안전성과 유효성에 대한 안도감을 주는 약한 케토시스 상태로 들어가기 위한 증거 기반의 방법을 제시할 것이다. 키토를 하는 여성들을 돌보면서 발견한 비법과 요령을 알려줄 것이다. 이를테면 혈액 검사가 필요한 시점, 그리고 바쁜 일상 속에서 키토의 효과를 얻기 위해 식사를 준비하는 방법도 알려주겠다. 여성 중심적인 이 계획의 다른 주요 특징들을 소개한다.

1. 키토를 하기 전과 하는 동안에 해독하기. 이를 통해 내분비계를 독성 부하(toxic load)의 맹공격에서 벗어나게 해서 호르몬의 균형을 맞출 수 있다.
2. 개인의 체형에 맞추려면 어떤 식으로 식이요법을 조정해야 하는지 이해하기.
3. 장내 유익균(마이크로바이옴)의 먹이가 되고 호르몬 균형을 개선하는 방식으로 내분비계에 도움을 주는 특정 탄수

화물 틈틈이 섭취하기.

4. 식이요법에 간헐적 단식 포함하기. 그러면 탄수화물을 약간 더 섭취해도 약한 케토시스 상태를 유지할 수 있다.

5. 배가 몹시 고픈 상태에 이르거나 과식하지 않도록, 제때 맞춰서 최대량과 최소량의 식사를 하기.

2부에서는 정밀의학 환자들에게 하는 것처럼, 개인의 상황과 체형, 생활방식에 맞는 키토제닉 식이요법을 하기 위한 권장 사항과 함께 완전한 4주 규칙을 안내할 것이다. 고트프리드 규칙에서 해야 할 것과 하지 말아야 할 것을 다룰 예정이며, 문제 해결 안내서 및 제품 구매 목록, 그리고 내가 주방에서 개발한 레시피를 제공할 것이다. 그 과정에서 여러분의 성공을 도울 획기적인 과학적 발견을 공유할 것이다. 이를테면 인슐린·코르티솔·그렐린·렙틴 등 여러 호르몬을 동시에 돕는다고 밝혀진, 수면 부족을 만회하는 방법 등을 공유한다.[27]

그렇다면 젠은 어떻게 됐을까? 젠은 내가 이 책에 요약한 바로 그 계획을 따랐다. 그녀는 고트프리드 규칙을 시작하면서 키토를 처음 두 차례(앞에서 말했듯이 실패함) 시도했을 때보다 유기농 채소를 더 많이 먹고 과부하가 걸린 간을 해결하는 데 도움을 주는 보충제도 먹었다. 과부하가 걸린 간은 화학물질을 효율적으로 해독하지 못해 염증을 유발하고 체중 감량을 어렵게 할 수 있다.

다음으로 젠은 다이어트 계획에 간헐적 단식을 추가했다. 오전 8시부터 오후 6시 사이에 음식을 먹고 일찍 잠자리에 들었다. 코르티솔의 과다 분비 없이 2주 동안 간헐적 단식에 적응한 후, 16:8 규칙 단계로 넘어가 오전 10시부터 오후 6시 사이에 음식을 먹었다. 적어도 취침 3시간 전에는 식사를 마쳤다. 밤사이 공복을 유지한 후, 아보카도를 올린 키토 토스트처럼 약간의 천연 탄수화물이 포함된 건강한 아침식사를 준비했다.

젠은 주말에 음식을 준비해서, 장내 미생물에게 먹이가 되고 인슐린 수치를 낮추며 식물성 지방이 풍부하고, 그러면서도 바쁜 주중에 계획을 지키기 쉽게 해주는 영양 만점 수프와 간식으로 냉장고와 냉동고를 채워뒀다(9장에 나오는 레시피를 참고하라). 젠은 하루 총 지방 섭취량 중 동물성 지방을 30% 미만으로 제한하면서도 상추로 감싼 들소 버거 같은 야생동물 고기나 그릴에 구운 필레미뇽 같은 목초 사육 소고기는 계속 즐겨 먹었고, 요리에 기 버터(ghee, 천연정제 버터), 올리브오일, 아보카도오일을 사용했다.

젠은 케톤 생성을 돕고 지방 연소를 촉진하며 뇌 기능을 활성화하는 중쇄중성지방(MCT)에 관해 배웠다(5장에 나올 특별한 종류의 지방). '중쇄(medium-chain)'는 화학 구조에서 탄소 원자가 배열된 방식을 나타낸다. 일반 식단에 사용되는 대부분의 지방은 장쇄중성지방(long-chain triglycerides)이다. MCT 오일은 식단에 탄수화물을 약간 더 넣더라도 케토시스(지방을 연소하는 상태)를 유지하는 데 도움을 줄 수 있다. 젠은 MCT 오일을 샐러드와 스무디에 넣고 간식으로는 마카다미아넛을, 저녁식사로는 지방이 많은 생선을 먹었다.

4주 만에 젠은 5.4kg을, 그것도 대부분 지방으로 감량했으며 몇 년 전보다 몸 상태가 좋아졌음을 느꼈다. 당뇨병 전단계와 브레인 포그도 사라졌다. '성공이다!' 그녀는 무척 기뻤고, 빠진 체중을 유지했다. 장기적인 체중 관리를 위해 저탄수화물 지중해 식단과 해독, 케토시스, 간헐적 단식이 혼합된 고트프리드 규칙을 주기적으로 들락거리며 반복했다.

고트프리드 규칙을 시작하기 전에 젠에게 자신의 가치관을 분명히 하도록 했다. 나는 젠에게 자신의 목표, 호르몬, 체중에 관한 개인적 가치 선언문을 써보라고 했다. 다음은 젠의 선언문이다.

당뇨병, 심장질환 같은 두려운 병들은 우리 집안의 내력이다. 병이 뿌리내리지 못하게 하는 생활습관을 선택한다면 내게 이런 병이 생기지 않을 것이라고 믿는다. 그러려면 먹는 음식과 음주량에 신경 써야 한다. 웨딩드레스를 예쁘게 입기 위해 날씬해지고 싶은 것도 있지만, 그 바람을 넘어 가장 건강한 모습으로 결혼식에 등장하고 싶다. 나는 관계를 가장 중요하게 여긴다. 내 남편과의 관계도 중요하고 나 자신과의 관계도 중요하다. 그다음으로 내 경력도 중요하다. 일에서 성공하고 재정적 독립을 이루기 위해서는 최상의 내가 되어야 한다. 이 모든 가치의 뿌리는 건강이다.

젠은 고트프리드 규칙을 따르는 4주 동안 자신의 행동을 이

끌어가기 위해 개인적 가치 선언문을 간단한 기본 틀로 사용했다. 가치 선언문을 포스트잇에 적어서 욕실 거울에 붙여두고, 이를 닦고 치실질을 하는 동안 그것을 되풀이해서 읽었다. 가치 선언문은 그녀에게 등대가 되어 햇살이 비추기도 하고 폭풍이 치기도 하는 삶에 등불을 밝혀줬다.

여러분도 젠처럼 키토제닉 식이요법에 성공할 수 있다. 2부에서는 실행 방법을 정확히 배울 것이다. 이 규칙은 건강, 이따금 탄수화물을 먹는 행복한 삶, 몸에 맞는 옷으로 가득한 옷장을 추구하는 신세대 여성들을 위해 만들어졌다. 이어지는 부분에서는 좀처럼 빠지지 않는 지방을 연소하고 에너지를 얻고 브레인 포그를 없애고 만성 질환이 생길 가능성을 낮추는 데 필요한 모든 도구를 제시할 것이다. 이 모든 내용이 여러분을 기다리며, 결국에 해답은 실제로 키토일 수 있다. 하지만 그 키토는 남성의 키토가 아니라 전적으로 여성만을 위한 키토일 것이다.

키토제닉 식이요법은 정신 집중, 식욕 억제, 체중 감소 등 증명된 이점이 많다. 하지만 키토에 관한 연구는 대부분 남성에게 초점을 맞춰 이루어졌다.

- 키토의 역설을 해결해야 한다. 남성에게 효력을 발휘하는 키토가 여성에게는 효력을 발휘하지 않는 경우가 많다.
- 다이어트 효과, 지방 분배, 지방 종류의 성별 차이를 완전히 이해하지는 못해도, 호르몬 차이가 근본적인 답인 듯하다.
- 여성이 대개 전통적인 키토제닉 식이요법으로 이익을 얻지 못하는 이유는 해독, 스트레스와 코르티솔, 갑상샘 기능, 배고픔과 음식 중독, 저혈당에 영향을 줄 수 있는 호르몬과 관련이 있다.
- 질 낮은 탄수화물을 먹으면 인슐린과 혈당 수치가 올라가서 인슐린 작용 방해와 지방 축적이 일어날 수 있다. 그와 달리 건강한 지방을 더 많이 섭취하면 포만감을 느끼게 해주고, 많은 음식이 초래하는 혈당 증가의 상승세를 늦추거나 제거한다.
- 이 책에서는 여성을 위해 특별히 세심하게 구성되고 개인 체형에 맞춤화된, 수정된 키토제닉 식이요법과 생활방식 계획을 설명한다. 여러분도 키토에 성공할 수 있다!

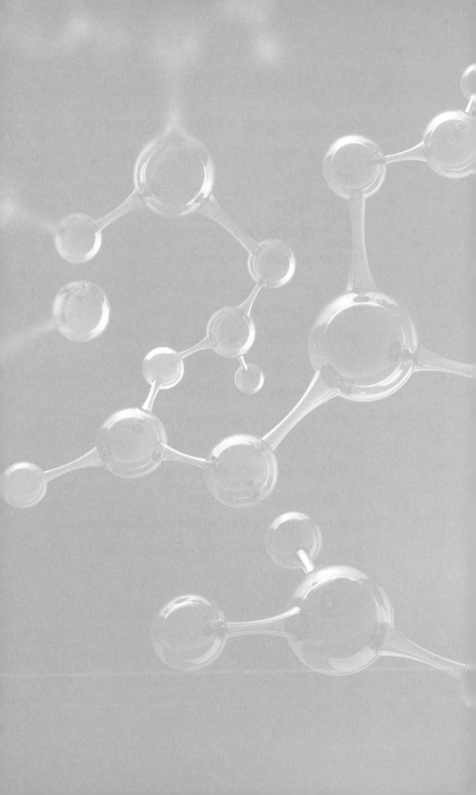

2부

4주간의 고트프리드 규칙 실천 매뉴얼

5장

어떻게 시작하고
무엇을 먹을까

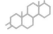

변화의 시작은
음식과 호르몬의 소통에서부터

단지 오늘 당장 스키니진을 예쁘게 입는 차원을 넘어 앞으로 평생 이루어질 유전자 발현을 개선함으로써 외모와 건강을 변화시킬 준비가 됐는가? 모든 것은 여러분이 먹는 음식과 그 음식이 호르몬과 소통하는 방법에서 시작된다. 식습관 변화는 호르몬의 균형을 다시 맞춰 지방 감소를 증폭할 진정한 힘을 부여한다. 여러분이 기다려온 변화다.

내가 환자들에게서 매일 목격하는, 예전보다 훨씬 더 건강하고 행복한 모습도 그런 변화의 결과다. 이제 그 방법을 여러분과 공유하고자 한다. 여러분은 신체의 조화에서 중요한 역할을 하는 호르몬에 관해 배웠고 이제 더 훌륭한 신진대사 유연성을 조직할 준비가 됐다.

식습관을 바꾸는 일은 무척 어려울 수 있지만 그럴 만한 가치가 있다. 극적인 호르몬 변화를 경험할 것이기 때문이다. 음식 변화로 겪는 어려움을 잘 극복하도록 도와줄 증거 기반의 전략이 내게 있으며, 과학적으로 입증된 이 기술을 이번 장을 비롯해 이어지는 몇 장에서 공유할 것이다. 이 장에서는 고트프리드 규칙의 첫 주이자 더 건강하고 새로운 삶의 첫 주를 준비하는 데 필요할 기초적인 사항들을 다룬다.

고트프리드 규칙에서는 짧은 기간 동안 탄수화물을 제한해서 몸에서 이루어지는 호르몬의 메시지 전달에 변화를 불러올 것이다. 4주 후에는 사람들이 극단적인 키토 식이요법을 하면서 겪는 어려움을 예방하기 위해, 천천히 연소하는 탄수화물을 오랜 기간에 걸쳐 늘려갈 것이다.

이 타임라인은 타당한 과학적 합리성에 근거한다. 우선, 우리 몸의 비축물을 습격해 저장고를 비우고 지방 축적 대신 평형 상태로 몸을 준비시킬 시간이라는 것을 호르몬이 큰 소리로 분명히 외치게 해야 한다. 탄수화물 섭취를 중단하는 것이 이 메시지를 불러일으킬 최고의 방법이지만, 몸에 부담을 주지 않으면서 호르몬 균형을 최적화하는 방법을 택하고자 한다.

그러기 위해 고트프리드 규칙은 해독에서 시작한 다음, 전통적인 키토제닉 식이요법의 강력한 체중 감소 효과를 활성화하고, 마지막으로 건강을 향상하고 질병을 이겨내는 지중해식 식단의 특징을 장기적으로 활용한다. 이 규칙은 자기 몸이 어떻게 반응하는지에 따라 프로그램을 조정할 수 있도록 자기 평가가 포함된 3단계·4주 프로그램이다. 다른 계획들과 차별화된 고트프리드 규칙만의 특징을 요약하면 다음과 같다.

- 지방이 녹으면서 몸에 쌓인 독소가 제거되는 것을 돕기 위해 과정 초기에 해독한다.
- 탄수화물 권장량을 조정해 가장 제한된 수준으로 시작함으로써, 지방 연소를 지시하는 호르몬과 장기적 체중 감소를 돕는 신진대사를 촉진한다.
- 탄수화물 섭취를 극도로 제한하는 식이요법이 초래할 수 있는 장기적 문제를 예방하고자, 두 번째 단계와 세 번째 단계(이행기와 통합기)에 천천히 연소하는 탄수화물의 섭취량을 늘린다.

이 계획은 여성의 몸에서 건강하고 효과적인 방법으로 작용하도록 신중하게 구성됐다. 이 접근법은 다음과 같은 주요 이점을 포함한다.

- 복부 지방이 상당히 감소한다. 이를 통해 염증을 줄이고 성장호르몬 균형을 지속하도록 돕는다. 복부 지방의 증가가 나이를 먹는 것보다 성장호르몬 감소에 얼마나 더 큰 영향을 미치는지 이야기한 1장 내용을 기억하라. 우리의 목표를 생각할 때 훨씬 더 중요한 점은 체중 감소로 성장호르몬 수치가 '개선'된다는 사실이다.[1]

- 자신의 몸이 저탄수화물 식이요법에 어떻게 반응하는지를 추적 관찰한다. 모든 사람이 같은 방식으로 반응하지는 않을 것이므로 고트프리드 규칙을 개인에 맞게 조정할 수 있어야 한다.

음식에 대한 습관 기억을 다시 쓰자

이 모든 것이 이론적으로는 근사해 보인다. 하지만 여러분이 무엇을 궁금해하는지 알고 있다. 이제 자세하게 살펴보자. 이 식습관 변화는 정확히 어떻게 이루어지고, 얼마나 어려울까?

많은 사람에게 음식은 단순한 연료 그 이상을 의미한다. 음식은 우리에게 강력한 정서적·심리적 영향력을 지닌다. 과카몰리 소스를 찍은 바삭한 칩이 완벽한 여름날을 떠올리게 하는가? 나만의 마르가리타를 생각하고 있는가? 쫄깃하고 푹신한 초콜릿 크루아상이 프랑스 여행의 기억을 불러일으키는가? 여러분의 개인적 취향이 어떻든 무슨 말인지 이해한다. 음식의 힘은 기억과 좋은 시절, 그리고 이런 긍정적인 경험과 연관된 감각을 되살리고 싶은 강한 욕구에 뿌리를 두고 있다.

우리의 기억은 새로운 식이요법에 들어갈 때 위험할 수도, 유익할 수도 있다. 지난 5년에 걸쳐 과학 연구는 강렬한 약물의 사용, 폭식, 충동적인 비디오게임 사용, 지나친 음주, 마리화나 사용 및 남용, 충동구매, 지속적인 인터넷 서핑 등 다양한 위험

행동에 기억이 얼마나 강력한 영향을 미치는지를 밝혀왔다. 이 연구에서 드러난 바에 따르면 문제의 원인은 항상 어떻게 행동하느냐 또는 무슨 식재료를 먹을 것이냐가 아니라 오히려 의사결정 유형과 관련이 있었다. 한번 어떤 활동에 참여하기로 한 의식적 의사결정은 연구자들이 '습관 기억'이라고 부르는 것에 의해 잠재의식적 의사결정으로 전환됐다.[2] 전 세계 대학에서 다양한 분야의 과학자들이 모인 다학제간 연구팀은 불량한 습관 학습이 중독적인 행동의 전 과정을 설명할 열쇠 중 하나라는 이론을 정립했다.[3]

습관 기억은 식습관 바꾸기를 특히 어렵게 만드는 심리적 편향이다.[4] 다행히 최근 연구에 따르면 우리는 이런 종류의 심리적 간섭을 극복하고 의사결정을 개선하는 방법을 배울 수 있다. 따라서 습관 기억을 없앨 수 있다.[5]

나는 여성이 습관 기억에 특히 취약하고 호르몬, 신진대사, 체중 감량과 관련된 여성만의 어려움에 부딪힐 수 있다고 생각한다. 그 연구는 내 직감을 확인시켜준다.[6] 솔직히 털어놓자면 나도 그런 여성 중 하나였다. 나의 습관 기억은 어릴 때 할머니와 초콜릿칩 쿠키를 먹던 추억이었다. 쿠키는 내게 위안거리이자 스트레스를 받을 때 나 자신에게 주는 즐거움이었다. 그러다가 친구에게 문자 메시지를 보내거나 전화를 걸고 요가와 명상, 운동을 하는 등 나 자신에게 위안을 주는 더 좋은 방법을 알게 됐다. 나는 여성으로서 지닌 생물학적 특성을 지키기 위해 습관 기억을 다시 쓰는 방법을 배웠다.

다시 말하면 저녁식사 후 허브차를 마실지 아이스크림을 먹을지 고르는 것처럼 간단한 선택을 해야 할 때, 가장 깊은 욕구와 의사결정이 습관 기억에 기초할 수 있다. 그리고 습관 기억이 무엇을 고를지 알고 있다! 하지만 호르몬은 상황을 다르게 바라본다. 우리가 먹는 모든 음식은 실시간으로 건강을 증진하고 에너지를 높이는 순기능을 하기도 하고 허리둘레가 두꺼워지고 체중계에 올라가 우울한 숫자를 확인하게 하는 역기능을 하기도 한다. 다행히 미뢰는 2주마다 새로 교체되므로, 케토시스 상태에 들어가서 체중을 감량하기 시작하면, 군살 제거 호르몬을 돕는 건강한 음식에 대한 새로운 기억이 생겨날 것이다.

체중 감량의 이유와 신념을 담은 가치 선언문을 적어보라

식습관을 바꿀 가장 좋은 방법은 개인의 가치관을 분명히 정하고 그 가치관을 표현하는 선언문을 적어보는 것이다. 이 선언은 다음 4주와 이후에 되돌아볼 시금석이 될 수 있다. 복잡하게 적지 않아도 된다. 체중을 감량하고 싶은 '이유'와 이런 바람이 자신의 신념 및 가치관과 어떤 관련이 있는지를 간단히 글머리 기호나 문장으로 몇 줄 적는다. 살아 있음을 느끼게 해주는 사람들과 상황들을 구체적으로 적어라. 여기 몇 가지 예시 문구가 있다.

- 내 체중 감량 목표는 …
- 내가 체중을 감량하고 싶은 이유는 …
- 이것이 내게 중요한 이유는 …
- 내가 …할 수 있도록

4장에서 젠의 가치 선언문을 공유했던 것처럼 라라에게 가치 선언문을 적어보라고 하자 감동적인 이야기를 들려줬다.

고트프리드 규칙을 시작하기 전날, 아이들과 함께 있으면서 한 사람씩 민들레씨 부는 모습을 슬로모션 영상으로 찍고 있었어요. 영상에서 제 옆모습을 보는데 그냥 울고 싶더라고요. 저는 영상을 삭제했어요. 엄마는 날씬하고 아름다운데도 자기 모습이 부끄러워서 절대 사진을 찍지 않으셨어요. 저는 가족이 함께하는 순간과 추억을 놓치고 싶지 않고, 자신 있게 가족사진에 나오고 싶어요. 그래서 아이들에게 신체 상(像)에 대한 건강한 태도를 심어주고 싶어요.

이 이야기를 통해 라라는 다음과 같은 개인적 가치 선언문을 적었다.

최고의 내가 되기 위해 건강한 생활방식으로 당뇨병과 알츠하이머병의 유전적 위험과 싸워 건강한 운명을 결정할 내 힘을 존중한다. 존재 자체가 선물인 삶과 사람들에게 감사하고, 다른 사람들이 삶과 건강에 대해 그들의 잠재력을 충분히 깨닫도록 돕는다.

고트프리드 계획에 착수하기 전에 시간을 내서 개인적 가치 선언문을 적어라. 무엇을 이루고 싶은지, 특히 이 목표가 자신에게 '왜' 중요한지를 생각하라. 이 가치 선언문은 새로운 식습관과 생활방식을 실행하면서 계속 동기부여를 받게 해주고, 앞으로 몇 주 동안 동기부여가 필요할 때마다 몇 번이고 다시 초심으로 돌아갈 수 있도록 일깨워줄 것이다.

캐롤라인은 고트프리드 규칙을 통해 체중 23kg을 감량한 44세 여성이다. 내가 기초적인 사항들을 보여주자, 그녀는 순조롭게 시작해서 꾸준히 진행했다. 캐롤라인을 처음 만났을 때 그녀는 키 173cm에 체중 91kg이었다. 그녀는 고트프리드 규칙을 실행한 첫 6개월 만에 체중을 16kg 감량했고 다음 6개월 동안 7kg을 더 감량했다. 그녀가 성공할 수 있었던 비결은 점심을 하루 중 주된 식사(그냥 샐러드만 조금 먹는 것이 아니라 풍부한 식물성 지방이 포함된 만족스러운 식사)로 하고 간식을 피하려고 냉동고를 수프와 스튜로 가득 채운 것이었다. 가장 중요한 점은 밀프렙(meal prep, 일정 기간의 식사를 한 번에 미리 준비해놓고 끼니마다 꺼내 먹는 방법-옮긴이)을 실천하고 음식을 정확히 1회 섭취량으로 보관한 것이었다. 캐롤라인은 고등학교 때 입던 청바지가 몸에 맞았을 때 호르몬도 정상 궤도에 들어섰다고 설명했다. 월경과다(에스트로겐 우세증의 징후)가 해결되고 야간 발한(인슐린 저항성의 징후이며 심한 에스트로겐 변동의 징후일 가능성도 있음)도 사라졌다. 반려견과 조깅을 하는 등 야외 운동을 할 만큼 활력을 되찾았다.

호르몬에게 음식은
정보일 뿐이다

호르몬과 신진대사의 기능을 개선하는 과정을 시작하면서 음식과 호르몬 사이의 점들을 연결해보자. 음식이 호르몬(그리고 그로 인한 체중)에 어떻게 직접적인 영향을 주는지 이해하고 난 다음, 실천 방법으로 들어가서 여성 수백 명의 건강을 책임지도록 도와준 4주간의 호르몬 재설정을 공유할 것이다. 그리고 여러분이 새로 얻은 지식을 실천할 수 있도록 실행 가능한 조언과 구체적인 식이요법 지침을 제공할 것이다.

우리는 짭짤한 토르티야 칩, 갓구운 페이스트리, 편안함을 주는 파스타는 완전히 서로 다른 음식이라고 알고 있다. 과연 그럴까? 호르몬이나 신진대사에게 물어본다면, 그렇지 않다고 답할 것이다. 이 음식들은 모두 먹으면 거의 같은 물질로 변한다. 바로 영양적 가치가 거의 0에 가깝고 많은 염증을 일으키는, 지방과 섞인 가공된 탄수화물이다. 만약 내가 이 음식을 1인분 먹으면(사실 1인분에서 멈추기도 어렵다), 다음 날 체중이 늘어나 있을 것이라고 장담한다. 호르몬의 측면에서 볼 때 우리가 좋아하는 이 음식들은 훨씬 더 해로운 무엇, 즉 몸에 지방을 축적하라는 메시지로 바뀐다.

좋아하는 것을 포기하기가 쉽지 않다는 것을 나도 안다. 결국 이 음식들은 습관 기억과 연결돼 있다. 우리는 어린 시절 좋아하던 음식이나 자신에게 위안을 주는 음식과 정서적·심리적 연결고리를 만든다. 그 음식들이 맛있다는 사실은 말할 필요도 없다! 뷔페 음식을 먹으려 줄을 서 있다고 가정해보자. '페투치네 알프레도(Fettuccine Alfredo)'라는 음식명이 붙어 있을 것으로 예상되는 자리에 '지방을 더 많이 축적하는 호르몬 파스타(Store-More-Fat-Hormone Pasta)'라고 적혀 있다면, 그 음식을 접시에 담아 가져가겠는가?

호르몬에게 음식은 맛이나 질감, 행복한 기억이 아니다. 호르몬에게 음식은 정보일 뿐이다. 음식과 호르몬 사이에 이루어지는 복잡한 대화는 키토제닉 식이요법이 여성과 남성에게 다르게 작용하는 주된 요인이다. 1부에서 이미 호르몬이 어떻게 작용하며 음식의 각기 다른 측면이 호르몬에 어떻게 영향을 주는지 배웠다. 이제는 이 중요한 음식과 호르몬의 연관성을 존중하는 방식으로 음식을 먹어야 할 때다.

무엇보다 반가운 것은, 음식이 정보이므로 우리가 원하는 방식으로 호르몬과 대화하기 위해 음식을 선택할 수 있다는 점이다. 호르몬의 언어를 배워두면 대화를 이끌어갈 수 있다. 체중이나 체지방이 증가했다면 이유는 호르몬들이 격려의 말을 거의 듣지 못해서일 가능성이 크다. 그래서 이제는 음식을 사용해서 호르몬들에게 이제는 그들이 번성할 시간이라고 큰 소리로 분명히 말하게 될 것이다.

이를 실천하기 위해 고트프리드 규칙은 단계에 따라 순차적으로 진행되며, 각 단계는 더 만족스럽고 덜 제한적인 음식 선택을 허용한다.

이상적 케톤 생성을 위한
4주간의 고트프리드 규칙 타임라인

수년간 호르몬을 존중하도록 설계된 키토제닉 식이요법을 여성들에게 안내해보니, 여성들이 키토를 평생 섭식을 제한하는 장기적 식이요법이 아닌 단기적 활동으로 생각해야 한다는 점을 깨달았다. 시행착오 끝에, 여성에게 이상적인 케톤 생성 기간이 4주라는 결론을 얻었다. 첫 4주 활동을 완료한 후에는 많은 여성이 겪는 문제를 무사히 건너뛰고 키토의 호르몬 효과를 모두 얻을 수 있도록, 간헐적 단식 및 탄수화물 사이클링을 이용해 키토를 드나들며 순환하는 방법을 보여줄 것이다.

핵심은 자신에게 적합한 방식으로 음식을 섭취하는 4주(준비기 및 실행기), 그리고 뒤이어 개인 탄수화물 허용치를 검사하고 면역을 유발하는 음식에 대한 반응을 살펴보는 또 하나의 단계(이행기)에 전념하는 것이다. 여기에 기본적인 타임라인이 있다.

준비기
순탄수화물 20~25g을 섭취하고 해독한다.
케톤 생성비 2:1을 유지한다.
지방을 동원할 수 있도록 장운동을 촉진한다!

실행기
순탄수화물을 하루 20~25g씩 섭취하고, 간헐적 단식 (14/10~16/8)을 추가한다.
케톤 생성비 2:1을 계속 유지한다.

이행기
순탄수화물을 한 번에 5g씩 천천히 늘리기 시작하고, 장기간 혹은 식이요법을 반복할 때까지 케톤 생성비 1:1을 향해 나아간다.

- 준비기(7일). 이 주간에는 고트프리드 규칙이 지방을 녹이기 시작하면서 몸이 독소를 방출할 기반을 다진다. 독소는 지방 조직에 쌓여 호르몬을 망치고 더 많은 지방을 축적하게 하는 오염 물질, 합성 화학물질, 중금속, 환경호르몬이다. 이 독소 배출 때문에 전통적인 키토제닉 식이요법을 하면 몸이 안 좋아지는 사람들이 많다. 거칠게 표현하면, 독소를 제거하고 연소할 건강한 지방을 처리하기 위해 매일 대변을 봐야 한다. 해독 경로를 개선하는 과정을 안내하는 해독 설문지를 참고할 것이다.

  7일간의 준비기에는 다음 세 가지에 집중할 것이다. 첫째, 독소 결합력이 뛰어난 것으로 잘 알려진 청경채, 브로콜리, 브로콜리 새싹, 콜리플라워, 케일 같은 채소를 더 많이 섭취하게 될 것이고, 둘째, 그 과정에서 다음 장에서 다룰 간헐적 단식을 도입해 그동안 몸을 지배해온 지방 축적 호르몬들(코르티솔, 인슐린, 렙틴 등)과 싸울 것이다. 셋째, 성장호르몬과 테스토스테론을 비롯한 대사성 호르몬을 더 많이 생성하는 데 필요한 식이 공급원을 섭취해서 그 호르몬들을 활성화할 것이다.

- 실행기(21일). 이 3주 기간은 활력, 장 건강, 대사성 호르몬을 증진시키면서 체중 감소를 유발하도록 설계됐다. 그래서 천천히 연소하는 탄수화물을 적정량 포함할 것이다. 음식의 다양성 및 영양 밀도와 양을 개인에 맞게 조정하는 일에 초점을 맞출 것이다.

28일 기간이 끝날 무렵에는 건강한 체중 감소를 촉진할, 자기 몸에 가장 바람직한 다량 영양소 균형을 찾아서 고트프리드 규칙을 조정할 수 있도록 자가 평가서를 작성할 것이다.

- 이행기(가변적). 핵심적인 4주 프로그램을 마치고 나면 '이행기'라는 과정을 시작할 것이다. 이 기간에는 몇 가지 중요하고도 몸에 좋은 탄수화물을 3일마다 5g씩 증가하면서 천천히 추가할 것이다. 이 단계에서는 지난 몇 주 동안 지방에서 배출된 독소를 몸이 스스로 제거하는 일을 돕기 위해 해독 작용을 추가로 지원한다. 가장 중요한 것은 이행기가 새로워진 몸, 식이요법과 호르몬 사이의 소통 개선, 더 건강한 습관 기억의 새로운 설정을 축하하는 기간이라는 것이다.

계속 확인해야 할 세부사항이 너무 많게 느껴지거나 복잡한 과정처럼 보일 수 있다. 그러나 스트레스받지 마라. 우리는 이 과정을 한 번에 한 단계씩 통과할 것이다. 그리고 이 작은 단계들이 모여 큰 변화를 이룬다는 사실을 발견할 것이다. 어쩌면 이렇게 물어볼지도 모르겠다. 그냥 약을 먹으면 안 되나요? 혹은 펩타이드로 성장호르몬을 증가시키는 방법은요? 아니면 킥복싱을 배우는 건 어때요? 그렇게 간단히 해결할 수 있다면 나도 좋겠지만, 사실 체중과 건강을 좌우하는 주요 동인은 음식이다. 음식을 조절하라. 그러면 자신에게 가장 건강한 체중으로 바뀔 수 있다.

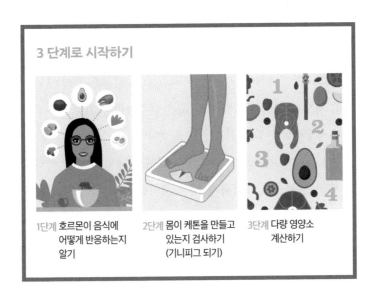

3 단계로 시작하기

1단계 호르몬이 음식에 어떻게 반응하는지 알기

2단계 몸이 케톤을 만들고 있는지 검사하기 (기니피그 되기)

3단계 다량 영양소 계산하기

각 단계의 구체적인 식단으로 들어가기 전에, 한 번에 한 단계씩 기초를 살펴보자.

1단계:
호르몬이 음식에 어떻게 반응하는지 알기

첫 번째 단계는 어떻게 호르몬이 음식을 정보로 해석하는지 고려하는 것이다. 가장 좋은 예는 두 메시지 중 하나를 보내는 당(즉 정제 탄수화물, 157~159쪽 '다량 영양소 이해하기' 참고)이다. 만약 호르몬이 그 순간 몸에 당이 필요하다고 결정하면, 호르몬 체계는 신진대사에게 당을 혈당으로 포장해 혈류로 분비해서 연소해야 한다고 전달할 것이다. 하지만 호르몬이 몸에 당이 필요 없다고 결정하면(그런데 미국인이 매년 섭취하는 설탕과 정제 탄수 화물 69kg은 절대 몸에 필요한 양이 아니다), 호르몬은 몸의 에너지 처리 체계, 즉 신진대사에게 당 혹은 탄수화물을 지방으로 전환 해서 저장해야 한다고 신호를 보낼 것이다.

이 개념에 기초해서, 당과 탄수화물을 매일 소모할 양만큼 만 먹으면 체중이 증가하지 않을 것처럼 보인다. 그렇지 않은 가? 들어간 에너지만큼 에너지가 나오니 말이다. 그러나 완벽하 게 작동하는 몸에서는 그렇겠지만, 그런 몸을 가진 사람이 누가 있을까? 많은 사람이 평생 동안 빨리 연소하는 탄수화물로 호르 몬을 남용하며 살아온 탓에 우리 신체 시스템은 당 축적 모드에 빠진다.

신진대사, 호르몬, 음식 섭취 사이의 상호작용은 매우 복잡 하고 이해하기 어렵지만, 우리는 어떤 특정한 음식들은 몸을 살 찌게 하는(여러분이 원하지 않는 바로 그것) 호르몬 메시지를 촉발 하고, 또 다른 음식들은 몸에 저장된 지방을 태우라고(여러분이 원하는 바로 그것) 명령하는 호르몬 메시지를 촉발한다는 사실을 알고 있다.

또 우리는 모든 사람이 음식 메시지에 같은 방식으로 반응 하지는 않는다는 사실도 안다. 3장에서 배운 것처럼 생물학적 성별은 물론 사회적 성별에 따라서도 크게 다를 수 있다. 그뿐 아니라 유전적 특징, 식품 민감증, 독성 부하로 인해 개인차가 훨씬 더 크게 날 수 있다. 식품에 대한 유전적 반응에 대해 말하자면, 유전자-환경 인터페이스(gene-environment interface)가 케톤, 콜레스테롤, 인지 능력, 체중 감량, 지방 연소에 적응하는 방법을 조절할 수 있고, 나중에 이 내용을 다룰 것이다. 음식과 몸이 상호작용하는 방식은 대화와 매우 비슷해서, 상황과 대상이 전부다. 헬스장에서 운동하면서 제일 친한 친구에게 나쁜 상사에 관한 이야기를 털어놓으면 둘 다 크게 웃을 것이다. 그런데 같은 이야기를 팀 회의 중에 직장 동료에게 한다면 다른 직장을 구해야 할 수도 있다.

다량 영양소 이해하기

고트프리드 규칙은 구체적인 다량 영양소 패턴이 있는 4주 프로그램이며, 저탄수화물·적정 단백질·고지방으로 구성된다. 탄수화물, 단백질, 지방은 우리 몸에 필요한 다른 형태의 연료다. 이 계획에 성공하기 위해 달성해야 하는 다량 영양소 목표치와 함께 그 기능을 간략히 되새겨보자.

탄수화물 5~10%	순탄수화물 20~25g 미만
단백질 20%	지방 70%

탄수화물

- 탄수화물은 몸에서 당으로 전환된다.

- 이 영양소는 1g당 4칼로리의 에너지를 제공한다.

- 탄수화물 필요량은 운동 수준에 따라 다르다. 이를테면 범위의 최상위에 있는, 일주일에 6시간 이상 고강도 운동을 하는 열정적인 여성들은 하루에 탄수화물을 약 35~50g 섭취해야 한다.

- 탄수화물은 중요한 영양소다! 탄수화물을 비방하지 마라. 갑상샘과 부신이 최적의 기능을 발휘하려면 탄수화물이 필요하다. 하지만 탄수화물이 너무 많아도 좋지 않다. 체중 감량과 호르몬 균형을 위한 탄수화물 허용치를 결정해야 한다. 그 수치는 갑상샘과 부신을 지원할 만큼 높으면서도 인슐린, 렙틴, 성장호르몬, 테스토스테론 수치를 바로잡을 만큼 낮아야 한다.

순탄수화물

- 순탄수화물은 그야말로 몸에 흡수되는 탄수화물이다.

- 자연 식품에 대한 순탄수화물은 총 탄수화물 수치를 구한 다음 식이섬유의 그램 수를 빼서 계산한다.[7]

- 하루에 순탄수화물 25g 섭취를 목표로 하라. 이는 마이크로바이옴에 먹이를 주고 키토제닉 식이요법을 하는 동안 균형을 유지하기 위해 특히 여성들에게 매우 중요하다(더 자세한 사항은 169쪽 참고).

단백질

- 단백질은 근육을 생성하고 회복시키는 데 도움을 주지만 너무 많이

섭취하면 포도당신생합성(gluconeogenesis)이라고 불리는 과정을 통해 당으로 전환될 수 있다.

- 단백질 1g당 4칼로리의 에너지를 제공한다.
- 하루에 단백질 50~75g 섭취를 목표로 하라. 혈당 문제를 피하고 케토시스 상태를 유지하기 위해 허용치의 하한선(50~60g)에 머물러 있어야 하는 환자들도 있다.

지방

- 지방은 건강한 호르몬을 생성하도록 돕는다.
- 지방 1g당 9칼로리의 에너지를 제공한다.
- 하루에 건강한 지방 60~90g 섭취를 목표로 하라.

2단계:
몸이 케톤을 만들고 있는지 검사하기

이 식단은 우리가 실천할 수 있는 견고한 틀을 제공하면서도 개인 맞춤형으로 설계되었다. 음식이 자신에게 유익을 주는 메시지 전달 능력을 활용하려면 프로그램을 실천할 때 각자의 몸이 어떻게 반응하는지 관심을 기울여야 한다. 목표는 체중을 감량하고 건강하지 않은 습관 기억을 극복하기 위해 '자신의' 호르몬에게 말하는 방법을 배우는 것이다. 이것은 정밀의학의 원리를 실천함으로써 가능하다.

첫째, 호르몬의 메시지 전달 시스템이 몸에게 축적 지방을 저장하는 대신 태우라고 말하도록 재프로그래밍해야 한다. 그래서 개인 맞춤 영양이 정말 중요하다. 예를 들어 개인의 건강에 가장 도움이 되는 일일 탄수화물 섭취량을 정할 것이다. 인슐린 저항성이나 탄수화물 불내증(carbohydrate intolerance, 신체가 탄수화물을 대사하지 못하는 증상)이 있는 사람이라면, 당과 탄수화물 섭취량을 줄이는 것이 성공의 열쇠가 될 것이다. 이전에 당뇨병 전단계로 진단받은 적이 없거나 혹은 체성분 검사, 주석에 설명된 실험실 검사로 복부 비만을 발견하거나 고트프리드 규칙으로 체중을 감량하려 노력해도 진전이 없어 체중 감소에 어려움을 겪는다면 이 문제가 자신과 관련이 있는지 모를 수도 있다.[8] 인슐린 저항성이 있는 사람은 특정 과일과 전분이 많이 든 녹말 채소(감자나 고구마) 같은 건강한 탄수화물도 일시적으로 제한해야 한다. 단백질과 지방 섭취량도 개인에 맞추겠지만 탄수화물을 가장 먼저 고려해야 한다.

둘째, 자신의 건강에 스스로 책임지고 성공의 길로 계속 나아갈 수 있도록 결과를 정확히 측정해야 한다. 우려스럽게도 주관적 기준에 따라 진행 상황을 판단하기가 너무 쉽다. 이를테면 뚱뚱해 보이는 바지를 입거나 밤에 잠을 제대로 못 자서 기분이 언짢거나 거울에 비친 내 모습이 싫으면, 체중 감량에 실패해서 결국 망했다고 생각할 수도 있다. 반면에 칭찬을 듣거나 장거리 하이킹을 하고 난 뒤에는 프로그램 규칙을 조금 어겨도 괜찮다고 생각할 수도 있다. 하지만 명확한 기준으로 진행 상황을 측정하면, 내 평가는 기분이나 옷 선택이 아니라 틀림없이 객관적인 일련의 자료에 근거할 것이다. 그래서 진행 상황 측정과 개인 맞춤형 프로그램이 필요하다.

프로그램을 시작하기 전에 허리둘레, 엉덩이둘레, 체중을 측정하라. 체중과 키로 체질량지수(BMI)를 계산할 수 있으며, 건강한 체질량지수의 목표치는 18.5~24.9kg/㎡이다. 이 범위에 만족하지 못하는 여성에게는 알려줄 내용이 있다. 연구에 따르면 이상적인 체질량지수 22~24.9에 해당하는 사람의 조기 사망 위험이 가장 낮다고 한다.[9] 그리고 허리둘레를 엉덩이둘레로 나눠서 허리 대 엉덩이 비율을 구할 수 있다. 다음 단계를 따라해보자.

- 배꼽 높이에서 허리둘레를 측정하라.
- 엉덩이둘레는 줄자를 평평하게 잡은 상태에서 가장 큰 둘레를 찾아 측정하라.
- 아침 공복 상태에 처음 측정한 체중으로 기록하라. 대변을 본 후에, 다시 말해 장을 완전히 비운 후에 재는 것이 이상적이다.
- 이 측정값들을 '성공 평가(Measuring Success)' 표에 기록하라. 이 표에는 순탄수화물이나 공복 혈당처럼 여러분이 추적하고 싶은 추가적인 통계 자료를 적을 공간도 있다.
  — 허리 대 엉덩이 비율은 허리둘레(인치 혹은 센티미터)를 엉덩이둘레(같은 단위로 측정)로 나눈 값이다.

— 온라인에서 찾을 수 있는 계산기를 사용하거나 이 공식을 적용해서 체질량지수를 계산할 수 있다. BMI=체중÷키^2. 체중과 키의 단위를 킬로그램과 미터로 사용했다면 결괏값을 그대로 취하면 되고, 파운드(lb)와 인치(in)를 사용했다면 결괏값에 703을 곱해야 한다. 온라인 계산기 등 더 자세한 사항에 대해서는 주석을 참고한다.[10] 예를 들어 체중이 155lb이고 키가 64in인 여성이라면 BMI=(155÷64^2)×703=26.6kg/㎡이다.

— 대사형은 시간에 따라 변할 수도 있다. 허리 대 엉덩이 비율이 0.85(남성의 경우 0.9)를 초과한다면 사과 대사형에 해당한다. 허리둘레가 엉덩이둘레보다 2in 이상 크다면 분명히 사과 대사형이다. 엉덩이둘레가 허리둘레보다 크고 체질량지수가 25 이상이라면 서양배 대사형일 가능성이 크다. 체질량지수가 20 미만이고 허리둘레가 엉덩이둘레보다 작다면 셀러리 대사형일 가능성이 크다. 가슴둘레는 크든 작든 신진대사 측면에서는 별로 중요하지 않다. 주된 관심 대상은 허리 대 엉덩이 비율이다. 표의 해당 칸에 자신의 대사형을 적어라. 프로그램을 진행하는 4주 동안 대사형이 바뀔 수도 있다!

고급 단계의 측정 기법에 대해서는 주석을 참고한다.[11]

마지막으로, 몸이 케톤을 만들고 있는지 검사하는 것이 중

성공 평가표: 실행 이전과 이후의 측정값

	이전	이후
허리둘레 (인치 또는 센티미터)		
엉덩이둘레 (인치 또는 센티미터)		
체중 (파운드 또는 킬로그램)		
허리 대 엉덩이 비율 (WHR)		
체질량지수 (BMI)		
대사형		
기타		

요하다. 스스로 '기니피그가 되는 것'이다(한때 신약이나 제품 테스트에 기니피그를 사용했던 것에서 유래된 말-옮긴이). 다음 장에서 배울 내용처럼, 케토시스 상태에 진입했는지를 측정하는 것이 가장 좋은 방법이다.

<h1 style="text-align:center">3단계:
다량 영양소 계산하기</h1>

이 대목에서 많은 사람이 혼란을 겪으므로 가능한 한 쉽게 접근해보자. 다량 영양소를 아주 간단하게 계산하는 방법을 가르쳐주겠다(157~159쪽 '다량 영양소 이해하기'를 참고하라). 4주 프로그램을 완료하고 이행기에 들어간 후에는 고지방과 적정 단백질에 집중할 것이므로, 순탄수화물을 계속 추적해서 개인 허용치를 정할 수 있다.

이 일이 힘들어 보인다는 것을 알지만 내 말을 믿어도 좋다. 투자할 가치가 있는 일이다. 나는 이 단계를 신중하게 따르기 전까지 키토에 실패했다. 그러고 나서 에이미를 비롯한 다른 여성들에게도 이 방법을 가르쳐줬다.

핵심은 몸이 호르몬을 재설정할 수 있도록 자신이 하는 식이요법의 케톤 생성비를 계산해내는 것이다. 그리고 이 식이요법은 여성 특유의 요구사항에 맞춰 특별히 설계됐다는 점을 기억하라. 케톤 생성비를 계산하는 공식을 여러분에게 안내할 텐 데, 이 과정이 처음에 몹시 복잡해 보이더라도 스트레스받지 마라. 더 쉽게 이해할 수 있도록 이 장에 나오는 구체적인 음식 설명 부분에 표본 식사도 포함했다!

다량 영양소 계산법을 배우는 것이 식이요법으로 케톤을 활성화하고 호르몬 균형을 개선하기 위한 가장 좋은 방법이다. 먹는 음식의 종류를 정제 탄수화물에서 건강한 지방과 특정 단백질로 바꿀 것이고, 그러면 섭취한 음식의 케톤 생성률이 높아질 것이다. 다시 말해 여러분이 먹는 음식 덕분에 몸이 케톤을 만드는 능력이 향상될 것이다.

다음은 케톤 생성비를 구하는 기본 공식이다.[12]

$$\text{케톤 생성비} \quad = \quad \frac{\text{케톤생성 인자}}{\text{항케톤생성 인자}} \quad = \quad \frac{\text{지방(g)}}{\text{탄수화물(g)} + \text{단백질(g)}}$$

나는 여러분이 항케톤생성 인자 1 대비 케톤생성 인자 2인 케톤 생성비 2:1로 음식을 먹길 바란다. 다시 말해 탄수화물과 단백질을 합해서 1g일 때 지방 2g을 섭취한다는 뜻이다. 키토제닉 식이요법을 치료에 적용할 때는 대부분 케톤 생성비 4:1을 요구해 더 공격적인 방식으로 이루어진다. 이 방식은 채소를 포함해 영양소가 충분히 든 음식을 먹고 싶은 사람이라면 실행하기 어렵다. 지방 90%에 단백질과 탄수화물의 합 10%로 구성된 식이요법을 요구하기 때문이다. 이런 종류의 키토 식이요법이 많은 여성에게 너무 가혹할 수도 있다는 것을 알고 있다.

2:1의 케톤 생성비가 실생활에서는 어떤 모습일지 한번 보자. 아침식사로 시금치 스크램블드에그를 먹는다고 하자. 달걀 2개는 단백질 약 12g과 지방 약 10g을 함유한다. 올리브오일 1큰술(지방 14g)을 두른 팬에 달걀 2개를 넣어 휘젓다가 시금치 4분의 1컵(단백질, 탄수화물, 섬유질 각각 4분의 1g 미만을 함유하므로, 거의 없는 것으로 쳐서 '0'이라고 하겠다)을 추가한다. 그래서 이 값을 모두 합하면 스크램블드에그에 든 영양소의 순량은 지방 24g, 단백질과 탄수화물 12g이다. 따라서 우리가 구하고자 하는 케톤 생성비는 24:12, 즉 2:1이다.

$$\text{케톤 생성비} \quad = \quad \frac{\text{케톤생성 인자}}{\text{항케톤생성 인자}} \frac{\text{24(달걀과 오일의 지방)}}{\text{12(달걀의 단백질)}} \quad = \quad \frac{\text{지방(g)}}{\text{탄수화물(g) + 단백질(g)}} \frac{2}{1}$$

단백질은 더 복잡하다. 여러분도 알다시피, 몸이 필요량보다 더 많은 단백질을 얻으면 간은 포도당신생합성이라는 과정을 통해 여분의 단백질을 포도당으로 전환한다. 그래서 고트프리드 규칙은 '적정양의 단백질(moderate protein)' 식단을 택한다. 더 자세한 내용은 주석에서 확인할 수 있다.[13]

이 비율이 효과를 내려면 중요한 규칙을 따라야 한다. 바로 '과잉 칼로리를 섭취하면 안 된다'는 규칙이다. 칼로리가 식이요법의 중요한 부분일 뿐만 아니라, 허리에 비축한 지방을 태우고 싶다면 케톤 생성비를 따르고 소비하는 양보다 더 많은 칼로리를 섭취하지 말아야 한다는 것을 모두 알고 있다.[14] 다행히 표본 식사의 1회 섭취량을 구체적으로 제시해 여러분에게 도움을 줄 수 있다. 또 문제를 해결하고 함정을 피하는 방법에 관한 더 많은 정보를 이번 장과 다음 장에 제공한다.

3주 동안 케톤 생성비 2:1을 유지하고, 그다음에는 균형 잡힌 저탄수화물 식단으로 이행하면서 마지막 주 동안 케톤 생성비 1:1로 더 낮아질 것이다.

실패할 염려가 없는 고트프리드 규칙을 계속 읽어보자.

다량 영양소를 계산하면서 해야 할 것과 하지 말아야 할 것

키토제닉 식이요법의 다량 영양소를 아주 간단하게 계산하는 방법을 알려주려 한다. 세 가지 주요한 다량 영양소는 지방, 단백질, 탄수화물이다. 지방부터 시작해보자.

- **건강한 지방을 섭취하라.** 지방은 다량 영양소 중 칼로리 밀도가 가장 높다. 지방 1g당 9칼로리를 함유하지만 모든 공급원이 똑같이 만들어지지는 않았다. 포화지방의 건강상 이점에 대해서는 여전히 많은 논란이 있으므로, 173~175쪽에 나오는 식물성 지방을 주로 섭취하고 동물성 식품의 포화지방은 제한하길 바란다.

- **적정량의 단백질을 섭취하라.** 단백질 1g당 4칼로리를 함유한다. 케톤 생성비 2:1을 유지하려면 단백질을 제한해야 한다. 건강한 단백질 선택에 대해서는 177~178쪽을 참고하라.

- **제한된 탄수화물을 섭취한다.** 탄수화물 1g당 4칼로리를 함유하지만, 마찬가지로 모든 탄수화물이 똑같이 만들어지지는 않았다. 체중을 줄여주는 최적의 탄수화물 섭취량이 있으니 그 이하의 양을 섭취하면 된다. 이 역치가 개인 탄수화물 허용치(personal carb limit)다. 여러분은 시행착오를 통해 허용치를 정하거나, 지난 30년간의 진료 경험에 기초한 내 조언을 받아들여 하루 순탄수화물 20~25g의 허용치를 따를 수 있다. 놀랍진 않지만, 이 허용치는 과거 1970년대 건강한 케토시스에 대한 허용치라고 알려진 순탄수화물 양과 같다.[15]

고전적인 키토제닉 식이요법을 시작하는 사람들은 대부분 탄수화물(특히 전분이 없고 섬유질이 많은 채소)을 너무 많이 제한하며, 그 결과 식이섬유 섭취량이 하루 평균 28g에서 6g으로 심하게 감소했다.[16] 대부분의 키토 프로그램은 순탄수화물 대신 총 탄수화물을 사용하며 대개 하루 20~35g을 목표로 삼는다. 하지만 이 양은 여성 대부분에게 적합하지 않다. 호르몬, 특히 에스트로겐과 인슐린을 지원해서 그 호르몬들이 계속 체중 감량을 가장 효과적으로 도울 수 있게 하려면 섬유질이 필요하다. 그래서 매일 자신이 섭취하는 순탄수화물을 추적하는 방법을 배우는 것이 중요하다.

• 순탄수화물을 하루 25g 미만으로 제한하라. 순탄수화물은 몸에 흡수되는 탄수화물이다. 자연식품에 든 순탄수화물을 계산하려면 탄수화물의 총 그램수에서 섬유질의 그램수를 빼라. 나도 가끔 가공식품을 먹긴 하지만, 여러분이 가공식품을 제한하길 바란다. 주석에 있는 예를 참고하라.[17] 여기서 주의할 점은 제1일부터 제28일까지 여러분의 목표를 순탄수화물을 하루 25g 미만으로 유지하는 것이다. 이 과정에 익숙해지도록 1일차 전에 순탄수화물을 기록지에 적어놓는 것이 좋다. 이 전략을 실행하려면 미리 계획하라. 음식을 먹고 난 후에 다량 영양소를 확인하는 실수를 범하지 마라. 그러면 너무 늦다. 하루 식단을 미리 짜서 다량 영양소를 사전에 계산하라.

내가 아보 토스트(Avo Toast)를 먹는다고 하자(297쪽 레시피 참고). 나는 키토 빵 한 조각(순탄수화물 4)을 굽고 아보카도 3분의 1(순탄수화물 1)을 으깨서 빵에 바른 다음 올리브오일 1큰술을 위에 뿌릴 것이다. 내가 아침에 흔히 먹는 이 식사는 순탄수화물 총 5를 함유하며 4~5시간 동안 포만감을 유지해준다.

• 제1일부터 제28일까지 술을 마시지 마라. 나는 술을 액체 당으로 생각한다. 여성은 남성보다 알코올에 취약하므로 남성보다 술을 적게 마셔도 알코올과 관련된 건강 문제가

생긴다. 알코올은 에스트로겐의 대사를 방해해서 유방암 위험을 높인다.[18] 또 2019년에 발표된 한 연구에 따르면, 와인 한 잔을 건너뛰는 것이 와인을 마시는 것보다 정신건강에 더 많은 도움이 될 수 있다.[19] 알코올은 1g당 7칼로리를 함유하므로 단백질이나 탄수화물보다 칼로리 밀도가 더 높다.

여기에 더 안 좋은 소식이 있다. 탄수화물 불내성이 있는 사람이라면 알코올 때문에 몸이 케토시스 상태에서 빠져나오게 된다. 알코올은 지방 연소를 방해한다. 그리고 술을 마시면 긴장이 풀린 탓에 뒤늦게 후회할 실수를 범하고 쉽게 계획을 망쳐버릴 수 있다. 진심으로 체중을 감량하고 싶다면 최소한 3주 동안은 술을 멀리하라. 꼭 술을 마셔야 한다면 이행기에 다시 마실 수 있고, 그때 케토시스 상태를 유지하면서 체중 감량을 지속할 수 있는지 살펴볼 수 있다. 만약 알코올 섭취로 인해 체중 감소가 정체된다면 다시 술을 끊어야 한다.

첫 4주 동안 모든 식사를 계획하는 데 사용할 수 있는 꿀팁이 있다.

- 최대 지방량: 20~40g
- 최대 단백질량: 10~20g
- 최대 순탄수화물량(섬유질 양을 뺀 총 탄수화물량): 7~10g, 하지만 더 적은 양이 바람직함

"감사합니다! 이 프로그램이 너무 좋았어요. 제가 키토를 시작할 수 있게 해 줬거든요. 저는 항상 키토를 하고 싶었고 이제 해냈어요. 프로그램을 시작 하고 첫 10일 만에 2.7kg을 뺐어요. 심지어 다친 곳을 조심하느라 운동을 못 했는데도요. 고마워요!"

— 에이미, 42세, 온라인 고트프리드 규칙 프로그램의 회원

탄수화물 불내성이나 인슐린 저항성이 있는 사람이라면 탄 수화물 허용치를 훨씬 더 낮게 유지해야 할 수도 있다(이 주제는 문제 해결에 관한 다음 장에서 다룬다). 그 기준을 어떻게 알까? 허 리둘레가 여성은 35in 이상, 남성은 40in 이상이라면 탄수화물 섭취량을 낮게 유지할 필요가 있다. 이 경우에는 식욕을 조절하 는 호르몬에 혼란이 생겨서 거의 항상 배고픔을 느끼고 지방 연 소가 불가능에 가까워 체중이 좀처럼 빠지지 않을 수 있다.

굳게 믿어라, 그리고 기록하라

어떤 사람이 다가와서 "당신이 쌀과자, 그래놀라 바, 베이글, 파스타를 베이컨, 아보카도, 치즈, 달걀로 대체해도 체중을 감량 하지 못할 것이라는 데 백만 달러를 걸겠소"라고 말했다고 가정

해보자. 그 내기를 받아들이겠는가?

나는 내기를 거절하려던 때가 있었지만, 지금은 받아들이겠다.

이 장을 다 읽어갈 때쯤에는 여러분도 내기를 받아들이리라 생각한다. 여러분은 이제 올바른 방식으로 탄수화물을 제한하는 것에 대해 이해한다. 올바른 방식이란 탄수화물을 지나치게 줄이지 않고, 특정 채소와 제한된 범위의 과일에서 발견되는 천천히 연소하는 종류의 탄수화물을 섭취하는 것을 말한다. 이 지식을 실행에 옮기면 몸이 연료로 당을 태우는 성질에서 지방을 태우는 성질로 바뀔 것이다. 이는 폐경 주변기 초기에 접어드는 35세 이상 여성의 뇌 기능과 안정된 에너지에 특히 도움을 주는 케톤을 생성한다.

처리해야 할 정보가 너무 많게 느껴질 수도 있다는 것을 알지만, 건강을 생각한다면 호르몬 교정과 체중 감량을 위해 노력할 가치가 충분하다고 약속한다. 건강한 체중에 도달하는 일은 중요하지만, 그것이 유일한 목표는 아니다. 더 행복한 호르몬, 개선된 장 건강과 염증 감소, 편안한 수면, 활력 넘치면서 더 맑은 정신으로 생활할 수 있는 곳으로 여러분을 데려가고 싶다.

3단계가 끝난 다음 4주 동안에는 음식을 몸과 이야기하기 위한 수단으로 생각하라. 여러분은 호르몬의 언어에 유창해질 것이다. 이 언어의 첫 단어는 좋은 종류의 '지방'이다. 우리는 맞불 작전을 벌일 것이다. 더 정확히 말하면 지방을 지방으로 다스릴 것이다.

다량 영양소부터 식사까지: 특정 음식을 먹어야 하는 이유

자, 이제 여러분은 기초를 마쳤다. 하지만 배운 내용을 하루하루 먹는 음식으로 어떻게 옮겨야 할까?

고트프리드 규칙은 건강한 지방을 사랑한다

고트프리드 규칙으로 균형을 맞추려는 호르몬 중 상당수가 콜레스테롤(모든 세포에서 발견되는 일종의 체지방)에서 유래하므로 지방이 호르몬과 가장 잘 소통한다고 할 수 있다. 고트프리드 규칙에서는 식단의 60~70%가 지방(대부분 식물성 지방)이므로 각 식사에 지방을 포함하는 일이 중요하다. 지방을 더 많이 먹으면 포만감을 더 많이 느낀다. 그래서 프로그램을 어기지 않고 잘 지키게 될 것이다. 하지만 지방이 '누구에게나 똑같이 적용되지' 않는다는 점을 명심하라. 환자 중에는 코코넛오일을 하루에 2큰술씩 먹는 사람도 있고, 포화지방을 그 정도 양으로 먹으면 체중 감소 정체기가 오는 사람도 있다. 탄수화물을 섭취할 때 그랬듯 지방을 섭취할 때도 기니피그가 돼서 무엇이 자신에게 가장 잘 맞는지 확인해야 한다. 자신이 먹을 건강한 지방의 종류를 늘리기 위해 다음 음식으로 실험해보라.

- **아보카도.** 아보카도는 영양 덩어리다. 아보카도를 얇게 썰어 샐러드에 올리고 라임즙을 위에 뿌리거나, 아보카도를

휘저어 크리미한 키토 스무디의 기본 재료로 사용하기도 한다. 아보카도에 열광하기 전에 적정 섭취량에 관한 지침을 얻기 위해 '과카몰리 즐기기'(184~185쪽)를 참고하라.

- 초콜릿과 코코아. 제한된 양의 다크초콜릿(코코아 고형물이 90% 이상 함유된 것만 허용)을 섭취할 수 있지만, 시야를 넓혀서 순수 코코아를 멕시코 몰레(mole) 같은 맛깔스러운 음식에 향신료로 사용하는 것을 고려해보라. 고기 요리에 어울리는 맛있는 소스가 될 것이다.

- 코코넛. 28일 프로그램 동안 코코넛오일을 하루에 1큰술씩 사용한 뒤 자신에게 어떤 반응이 나타나는지 살펴보라. 한 연구에서 어유(fish oil)와 대구간유(cod liver oil)는 염증을 감소시키고 올리브오일은 중립적 영향을 미쳤지만 코코넛오일은 염증을 증가시켰다.[20] 이는 정밀의학의 훌륭한 예다. 자기 몸의 염증을 감소시키는 오일을 찾아서 어떤 오일이 자신에게 가장 좋은 효과를 발휘하는지 알아야 한다.

- 올리브오일. 유기농 엑스트라버진 올리브오일은 사실상 어느 요리에 넣어도 좋다. 내 멘토 중 한 명인 의사 마크 휴스턴은 하루 5큰술 섭취를 권장한다.

- 견과류. 키토제닉에 가장 좋은 견과류는 마카다미아, 호두, 아몬드, 피칸이다. 견과류 섭취량을 하루 1회 혹은 28g으로 제한하라. 심장을 건강하게 하고 암을 예방하는 효과는 하루 12~30g을 섭취할 때 얻을 수 있으므로 너무 많이

먹지 않도록 조심하라.[21] 민감한 사람들에게 견과류는 소화를 어렵게 할 수 있는 피틴산(phytate)과 타닌(tannin) 같은 성분 때문에 장에 자극을 주고 염증을 일으킬 수 있다. 견과류를 먹은 후 가스, 불편감, 복부팽만이 나타날 수도 있다. 견과류에 불내성이 있다면 섭취를 피하라.

- 씨앗류. 오래된 습관 기억을 틀림없이 만족시키는 씹는 맛을 느끼기 위해 해바라기씨, 호박씨, 참깨, 대마씨, 아마씨 등의 씨앗을 샐러드나 다른 음식에 넣어라.

- 중쇄중성지방(MCT). 젠이 했던 식단에 힌트를 얻어 샐러드, 스무디, 채소 요리에 MCT 오일을 넣어라. MCT 오일은 현대 식생활에서 사라져가고 있는 포화지방산의 한 형태로, 콜레스테롤 수치를 개선하고 공복 혈당과 이완기 혈압의 수치를 낮추는 것으로 나타났다.[22] MCT 오일은 에너지로 효율적으로 사용되므로 지방으로 저장될 가능성이 낮아서 체중 감량을 도와준다.[23] 구체적으로는 MCT 오일을 섭취한 이후 48시간 동안 음식을 덜 먹을 수 있다.[24] 더 많은 과학적 세부사항은 주석에 있다.[25] 여성들에게는 하루에 2분의 1큰술 내지 2큰술을 섭취할 것을 권장한다. 과도한 섭취는 설사를 유발하거나 높은 칼로리 밀도 때문에 체중 감소를 지연시킬 수도 있다. 개인적으로 나는 하루 1큰술(20g) 내지 1.5큰술(30g) 섭취를 목표로 한다. 가장 긍정적인 효과를 내는 섭취량은 30g이다.

견과류의 하루 적정 섭취량

견과류는 비타민, 무기질, 불포화지방, 항산화 물질이 풍부하다. 주로 지방(약 50~75%)과 적당량의 단백질로 구성돼 이상적인 키토 식품으로 많이 활용된다. 《뉴잉글랜드 의학저널》에 따르면, 연구 결과 매일 견과류 1온스(28g)를 섭취하는 사람들은 특정한 건강 위험이 낮아져서, 심혈관 질환 위험이 29% 감소하고 호흡기 질환으로 사망할 가능성이 24% 더 낮으며 암으로 사망할 가능성이 11% 더 낮다.[28]

또 견과류는 칼로리 밀도가 높으므로 적정량을 섭취해야 한다. 질병 위험을 감소시키고 케토시스로의 이행을 돕는다고 해서 무작정 섭취하는 것은 삼가야 한다. 칼로리를 너무 높이거나 장에 자극을 주지 않을 만큼의 양을 먹는 것이 좋다.

하루 섭취량에 대한 대략적인 지침이 여기에 있다.

- 피스타치오 30알

- 헤이즐넛 20알

- 마카다미아 15알

- 피칸 15알

- 호두 9알

- 잣 2큰술

주의할 점: 식단을 시작하면서 명심해야 할 가장 중요한 점은 고지방과 고탄수화물의 치명적 조합을 피하는 것이다. 이 듀오는 염증을 증가시키고 인슐린의 작용을 방해하며 축적 지방을 늘린다. 과학적 연구에 따르면 정제 탄수화물과 함께 포화지방 및 트랜스지방을 포함하는 식사는 몸에 위험 신호를 보내고 심혈관 질환의 위험을 상당히 높인다.[26] 더 많은 내용을 궁금해하는 나 같은 사람들을 위해, 이 메커니즘에 대한 자세한 내용을 주석에 남겼다.[27]

단백질을 적정량 섭취하라

과잉 단백질을 피해야 하는 이유에 대해 많은 이야기를 나눴다. 단백질은 하루 칼로리의 20%를 차지해야 하지만, 모든 단백질이 똑같이 만들어지는 것은 아니다. 공장식 축산법으로 사육된 소고기 스테이크와 그 안에 든 염증 유발 호르몬, 항생제, 외인성 에스트로겐, 아라키돈산(arachidonic acid), 오메가6 지방을 섭취하면 호르몬에 염증의 경고 메시지를 보내는 것이다. 반면 풀을 먹고 자란 들소 스테이크와 그 구성성분인 깨끗한 단백질 및 오메가3 지방을 섭취하면 몸과 호르몬에 건강한 방식으로 연료를 공급하는 것이다. 내가 보기에 이 두 가지 고기는 같은 식품군으로 여겨서도 안 된다.

기존 방식으로 사육되는 고기에 퍼져 있는 독소는 호르몬의 신호 전달에 혼란을 줘서 고트프리드 규칙 기간에 여러분이 호르몬에게 보내려 하는 명확한 메시지를 방해하기 때문에, 가능하면 유기농 단백질을 선택하는 것이 특히 중요하다. 유기농 채소는 농약 잔류량이 약 30% 더 적은 편이어서[29] 기존 채소와 비교할 때 항생제 내성균에 노출되는 양이 3분의 1 감소한다. 선택할 수 있는 좋은 단백질에는 다음 품목이 있다(선호도 순으로 식물성 단백질부터 시작한다).

- 견과류(마카다미아, 호두, '견과류의 하루 섭취량'에 있는 목록을 참고).
- 씨앗류(호박씨, 아마씨, 대마씨).
- 달걀(동물복지란).
- 자연산 어류(연어, 고등어, 정어리, 송어 등 중금속 함량이 낮은 어종).
- 갑각류(게, 홍합, 굴, 가리비, 새우).
- 자연 방목 가금류(오메가3 지방 함량이 더 높음), 암적색 살코기, 껍질째 먹는 것이 더 좋다.
- 내장육(자연 방목, 목초 사육 고기에서 얻은 것).
- 무가당 소고기 육포를 포함해, 목초 사육 소고기와 야생동물 고기(일주일에 최대 2회).
- 돼지고기(무항생제 및 무호르몬 제품으로 일주일에 최대 2회 섭취하고, 만약 체중이 증가하면 먹지 않는다), 폭찹(돼지등심에 뼈가 붙어 있는 부위), 돼지갈비, 돼지 껍데기를 선택한다(나는 샐러드에 크루통 대신 잘게 썬 돼지 껍데기를 넣는다).

탄수화물 제대로 이해하기: 몸의 잘못된 에너지

탄수화물은 애매모호한 메시지 전달 부문에서 콜레스테롤조차 능가하는 오늘날 가장 혼란을 주는 식이 요소인 것 같다. 탄수화물은 인체가 최적의 기능을 발휘하게 하는 식단의 중요한 부분이다. 하지만 지난 세기 동안 가공 식품이 발명되면서 탄수화물이 하루 식단의 기본이 되는 경우가 너무나 많다. 우리가 탄수화물에 빠져 허우적대는 동안 호르몬은 참담하게 균형을 잃어갔다. 또 다른 탄수화물이 밀려올 때 호르몬이 세울 수 있는 유일한 대책은 그 탄수화물을 당으로 전환해서 저장하라고 몸에 지시하는 것뿐이다.

탄수화물 혼란의 한 가지 이유는 탄수화물이 엄청나게 다양한 식품을 포함하기 때문이다. 유기농 호박(squash)부터 엔젤 푸드 케이크(angel food cake)까지 모든 식품에 탄수화물이 존재한다. 그리고 탄수화물을 어떻게 섭취해야 할지를 두고 엄청나게 많은 상반된 주장이 존재한다. 영양학자 100명에게 물어보면 아주 다양한 답변이 나올 것이다.

'미국인을 위한 식생활 지침(The Dietary Guidelines for Americans)'은 사람들에게 탄수화물을 하루에 300g씩 섭취하도록 권장한다. 나는 이 섭취량이 대부분의 사람들, 특히 테스토스테론과 성장호르몬 수치가 줄어드는 35세 이상 여성들에게 맞지 않다고 생각한다. 최적의 탄수화물 양은 여러분이 호르몬에 보내고자 하는 메시지, 활동량, 성별에 따라 크게 달라진다. 심지어 심장질환을 예방한다는 강력한 과학적 증거가 있는 식이요법, 즉 지중해식 식단조차 하루 칼로리의 25~50%를 탄수화물에서 얻으라고 권장한다. 하루 1,800칼로리 식단이라면 탄수화물을 112~225g 섭취해야 하는데, 이 섭취량 역시 너무 많다. 내가 35세 이후에 지중해식 식단을 했을 때 체중이 늘어나기 시작한 것도 놀랄 일이 아니다!

탄수화물에 관한 권장 사항이 서로 다르다고 해서 모두 잘못됐다는 뜻은 아니다. 만약 여러분이 투르드프랑스(Tour de France, 매년 7월 프랑스에서 열리는 프랑스 일주 사이클 대회) 준비로 자전거를 타면서 매일 5,000칼로리를 태운다면 탄수화물 300g은 필요량의 절반가량밖에 제공하지 못할 것이다. 하지만 여러분이 보통 사람들처럼 삶의 대부분 동안 독소가 섞인 고도로 가공된 단순 탄수화물을 먹고 살면서 소모하는 양보다 많은 양을 먹는다면, 일일 탄수화물 섭취량을 식생활 지침이 권장하는 양보다 10배 이상 더 낮게 재설정해야 할 수도 있다. 나는 환자들이 체중 감량으로 애쓰는 것을 도우면서 폭넓은 연구와 경험을 한 결과, 탄수화물 하루 35~50g, 그리고 순탄수화물 최대 25g으로 시작하면서 탄수화물을 일시적으로 제한하는 방법이 가장 효과적이라는 것을 깨달았다.

순탄수화물 25g은 어떤 모습일까? 탄수화물 밀도가 높은 곡물을 말하자면 작은 팬케이크 1장, 익힌 파스타나 밥 4분의 3컵, 작은 베이글 1개에 함유된 순탄수화물 양과 맞먹는다. 탄수화물을 무척 좋아하는 내 친구 조가 내게 물었다. "각 음식에 든 양이야, 아니면 모두 합한 양이야?" 내가 대답했다. "미안해, 조, 각 음식에 든 양이야." 너무 작아서 포만감을 주지 않는 이 음식들 하나하나가 여러분의 하루 허용치를 채울 것이므로, 4주 프로그램 중에는 이 음식들을 피하는 것이 최선이다. 설탕에도 탄수화물이 숨어 있다. 셔벗 2분의 1컵이나 아이스크림 1컵에는 약 30g의 탄수화물이 들어 있다. 그렇다. 우리는 더 건강해지려고 그렇게 오랫동안 아이스크림 대신 셔벗을 선택했지만, 알고 보니 셔벗에는 탄수화물이 두 배로 들어 있었다! 탄수화물을 함유한 채소를 브로콜리나 콜리플라워 약 8컵에 해당하는 양인 30g까지 먹는다면 더 큰 포만감을 느낄 것이다.

단기간에 탄수화물을 줄이겠지만, 지방 호르몬과 싸워 지방 감소를 개선하기 위해 섬유질은 늘릴 것이다. 순탄수화물 섭취량을 낮추는 것이 호르몬을 재설정하기 위한 가장 좋은 방법이며, 다음 장에서 다룰 주제인 완만한 단식과 해독으로 이것을 해낼 것이다.

채소는 많이, 과일은 적게

이 규칙에는 올리브오일을 곁들인 수많은 채소가 필요하지만, 탄수화물을 제한하고 있으므로 특히 고트프리드 규칙의 4주 프로그램을 실행하는 중에는 감자, 옥수수, 완두콩, 겨울 호박, 순무, 비트 등 녹말 채소는 피해야 한다. 이 채소들은 이행기에 다시 도입할 수 있다.

다른 채소들은 생으로든 익혀서든 섭취하며(익히면 어떤 영양소는 생체이용률이 높아지고 어떤 영양소는 파괴됨), 해독 작용에 도움을 주는 다음과 같은 채소들을 우선 섭취하라.

- 녹색 잎채소(아루굴라, 케일, 근대, 콜라드그린, 시금치, 상추).
- 콜리플라워, 청경채, 브로콜리, 방울다다기양배추(brussels sprouts), 아스파라거스, 피망, 양파, 마늘, 가지, 오이, 셀러리, 여름 호박, 주키니호박, 무, 양배추.
- 버섯.
- 제한된 녹말 채소: 이행기에 섭취하는 채소로 히카마 (jicama, 멕시코감자라고도 하며 식감이 아삭해서 생으로 먹기도 한다-옮긴이), 호박, 겨울 호박.

과일에는 당이 과당 형태로 숨어 있으므로, 4주 프로그램 중에는 대부분의 과일을 피하라. 그렇긴 해도 어떤 과일은 다른 과일들보다 순탄수화물이 더 낮아서 소량으로 섭취하는 것은 괜찮다. 이행기 중 탄수화물 양을 늘려갈 때 베리류(장과류)처럼 혈당지수가 낮은 과일을 소량 넣어볼 수 있다. 고트프리드 규칙에 친화적인 과일은 다음과 같다.

- 레몬.
- 라임.
- 올리브.
- 토마토.
- 아보카도. 아보카도는 건강한 지방으로 분류되지만, 과일

이라는 점을 참고하라. 너무 많이 섭취하지 않도록 '과카몰리 즐기기'를 참고하라. 내 환자들 대부분의 경우 체중 목표에 도달할 때까지 적절한 하루 섭취량은 아보카도 4분의 1 내지 2분의 1이었다.

유제품 섭취에 주의하기

유제품은 건강한 지방의 중요한 공급원일 수 있지만, 섭취를 절제해야 하는 이유가 있다. 어떤 유제품은 유당 함량이 높다. 무작위 실험에서 유제품 섭취의 증가는 칼로리가 낮지 않는 한 체중 감소와 관련이 없는 것으로 나타났다.[30] 하지만 키토제닉 식이요법에서는 유제품이 포만감을 높여줘서 체중 감소를 유도하기 때문에 관련이 있다. 칼로리도 중요하지만, 호르몬이 더 중요할 수 있다. 칼로리는 호르몬 균형을 되돌려놓는 일보다 우선순위에서 뒤로 밀린다. 그 말은 곧 유제품을 사용할 수는 있지만 아무렇게나 섭취해서는 안 된다는 뜻이다. 우유 과민반응(즉, 우유의 주요 단백질인 카세인에 대한 불내성) 혹은 유당불내증이 없고 해당 유제품이 유기농이면서 목초를 먹고 자란 소에서 얻은 것이라면, 다음의 건강한 지방 공급원을 포함할 수도 있다.

단, 우유와 아이스크림 등 유당 함량이 높은 유제품은 피하라.

- 버터.
- 경질 치즈.
- 기타 무설탕 및 무유당 유제품.

과카몰리 즐기기

아보카도 슬라이스를 넣은 과카몰리나 고소한 아보카도 스무디를 만들어 먹기 전에 이 점을 고려하라. 나는 적정 체중으로 돌아가려고 처음으로 키토를 시도할 당시 아보카도를 무제한으로 먹어도 되는 건강한 지방으로 생각해서 지나치게 많이 먹었다. 아보카도는 건강에 좋지만, 적당량으로 먹을 때만 그렇다. 아보카도 1개는 상당량의 지방과 탄수화물을 함유한다는 사실을 명심하고, 섭취량을 하루에 4분의 1개 내지 2분의 1개로 제한하라. 나는 여러분이 하루 탄수화물 허용치의 대부분을 아보카도로만 충족하기보다는 다양한 종류의 음식을 섭취하기를 권한다.

'캘리포니아 아보카도(California Avocados)' 웹사이트에 있는 영양 정보는 FDA가 선정한 1인 1회 섭취량에 기초한다(중간 크기의 아보카도 3분의 1개).[31] 조심하지 않으면 아보카도 1개를 다 먹기 쉬워서, 영양소를 얼마나 섭취하게 되는지 볼 수 있도록 아보카도 영양성분표를 중간 크기의 아보카도 1개 전체에 대한 값으로 조정했다.

숫자로 표현하자면 아보카도 1개를 다 먹으면 하루 탄수화물 허용치의 3분의 1을 섭취하게 되고, 그러면 영양분이 풍부한 다른 탄수화물 음식을 섭취할 기회가 줄어든다. 적어도 나는 환자들 대부분에게 체질량지수 20~24.9 달성이라는 건강한 체중 목표에 도달할 때까지는 아보카도 섭취량에 주의하라고 말한다.

아보카도 영양성분표

중간 크기의 아보카도 1개는 3회 섭취 분량이다

총지방	24g
포화지방	3g
트랜스지방	0g
다가불포화지방	3g
단일불포화지방	15g
콜레스테롤	0g
나트륨	0g
총탄수화물	12g
식이섬유	9g
총당류	0g
첨가당	0g
순탄수화물	3g
단백질	3g

향신료를 즐겨라

다채로운 경험이 인생을 즐겁게 한다는 말이 있듯이, 어떤 영양 계획도 미각을 즐겁게 하는 음식을 포함한다면 더 성공적일 것이다. 그 점을 염두에 두고, 여전히 호르몬의 언어로 말하면서도 식단에 다양성과 풍미를 추가할 다음 방법을 고려하라.

- 다크초콜릿(코코아 고형물 90% 이상 함유).
- 무가당 식초.
- 무가당 커피와 차.

탄수화물 섭취량을 줄이면 초기에 염증성 체액량이 감소하므로 효과를 체감할 수 있다! 그래서 식이요법을 더 잘 지키게 된다!

실질체중을 보존하고 기초대사량을 유지하며 테스토스테론 및 성장호르몬 같은 동화작용 호르몬을 지원하기 위해 단백질을 충분히 섭취하라. 그러면 날마다 칼로리를 더 많이 태울 수 있을 것이다!

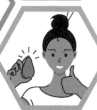

지방 70% 및 단백질 20%와 함께 순탄수화물을 25g 미만으로 섭취한다.

건강한 지방을 섭취하면 인슐린과 혈당이 개선돼 낮 동안에 활력을 더 안정적으로 유지할 수 있다. 건강한 지방은 위 배출*을 느리게 해서 포만감을 증가시키며 더 건강한 호르몬을 생성하도록 돕는다!

포만감이 증가하고 갈망이 감소할수록 고트프리드 규칙을 꾸준히 실천할 수 있다!

*위 내용물이 십이지장으로 배출되는 현상

- 무가당 머스타드.
- 향신료: 생강, 마늘, 카옌페퍼(cayenne pepper, 칠리가루), 강황(turmeric, 터메릭 또는 울금), 소두구(cardamom, 카다멈), 고추(chili), 펜넬(fennel, 회향).
- 허브: 로즈메리, 파슬리, 고수 잎, 붉은토끼풀, 우엉 뿌리.

당:
잘못된 호르몬 메시지

관계에서 대화가 얼마나 변덕스러운지 아마 알 것이다. 적절하고 옳은 말은 스무 번 연속으로 해도 모든 일이 잘 돌아간다. 하지만 실수로 잘못 내뱉은 말은 한 번만 해도 큰 혼란이 일어나면서 좋은 관계가 망가진다. 만약 수년간 끈끈하게 유지해온 관계라면 상황을 해결할 수 있다. 하지만 데이트를 시작하고 첫 몇 달 동안에 일어난 실수라면 여기서 관계가 끝나버릴 수 있다.

호르몬과의 대화도 다르지 않다. 여러분이 오랫동안 호르몬을 잘 유지해왔다면 설탕을 조금 먹는다고 해서 몸에 해롭지 않을 것이다. 하지만 대부분의 여성들처럼 생활하면서 대사성 호르몬이 수십 년간 과도한 설탕, 스트레스, 독소에 시달려왔다면, 그 호르몬과는 오랜 시간에 걸친 진지하고 도덕적인 의사소통이 필요하다. 고트프리드 규칙을 시작한 4주간을 새로운 관계에서 조심스러우면서도 떨리는 첫 몇 달처럼 생각하고 잘못된 메시지를 보내지 마라.

그런 점을 고려할 때, 고트프리드 규칙에서 가장 파괴적인 단어는 바로 '당'이다! 당이 나쁘다고 말하는 사람이 내가 처음이 아니라는 것을 알지만, 대사성 호르몬에 관한 한 당은 여러분이 아는 것보다 더 나쁘다. 성장호르몬은 궁극적인 대사성 호르몬이며 당은 대사성 호르몬에 독이다. 실제로 당이 그렇게 나쁠까? 아마 우리가 생각한 것보다 훨씬 더 나쁠 것이다. 성장호르몬은 인슐린 작용을 개선한다.[32] 그리고 임상에서 성장호르몬 부족이 희소 질환으로 여겨지지만, 성장호르몬 분비에 약간의 변화만 생겨도 대사 장애와 성장 장애를 초래한다.[33]

혈당 조절에 관한 한 성장호르몬은 코르티솔 및 인슐린과 비슷한 역할을 하지만,[34] 이 두 가지 유명한 호르몬과 관련된 불균형을 유발하지는 않는다. 인슐린과 코르티솔은 공격적이고 강력해서 쉽게 과다 분비되는 반면에, 성장호르몬은 더 예민하고 뉴에이지를 연상시키며 유순하다. 많은 사람이 일상에서 그렇듯 몸에 당과 스트레스를 너무 많이 실으면, 코르티솔과 인슐린이 무도장을 장악하는 동안 성장호르몬은 구석 어딘가에 서 있어야 한다.

다시 말해서 더블 초콜릿 브라우니에 빠져 혈당 수치를 올리고 인슐린의 과다 분비를 일으키고 있으면, 성장호르몬을 최적화할 수 없다. 인슐린과 오랫동안 춤을 추면, 성장호르몬 같은 다른 호르몬들은 희망을 잃고 균형이 깨지면서 허리둘레가 늘어난다. 건강한 사람들에서 인슐린이 성장호르몬의 분비를 방해하며, 호르몬 교란은 비만한 사람들에게 훨씬 더 심각할 수도 있다.[35] 식단에서 첨가당을 제거하고 천연당을 제한하며, 고트프리드 규칙의 준비기 및 실행기 동안에는 바나나와 포도 같은 과일처럼 건강에 좋아도 당 함량이 높은 자연식품조차 피하라.

인슐린 저항성이 있는 사람이라면, 인슐린 분비 기능이 회복될 때까지 이 음식들을 장기간 제한하는 것을 고려해보라. 대신에 건강한 지방, 항염증 효과가 있는 단백질, 잎이 많은 채소와 혈당지수가 낮은 과일(아보카도, 올리브, 코코넛) 같은 고식이섬유 식품에 집중하라.

당은 곳곳에 숨어 있어서 피하기 쉽지 않다. 4주간의 고트프리드 규칙을 실천하는 동안에는 당을 피해야 하며, 다음에 나열

2부__4주간의 고트프리드 규칙 실천 매뉴얼

된 종류처럼 건강에 좋다고 알려진 식품도 자제하라.

- 통곡물 및 정제된 곡물과 밀가루 제품.
- 식품과 음료에 든 첨가당 및 천연당.
- 감자, 옥수수, 겨울 호박 같은 녹말 채소. 이행기에는 감자와 호박을 28~57g 정도의 소량으로 추가할 수 있다.
- 일일 총 탄수화물 섭취량에 반영되지 않는 한, 허용 목록에 있는 과일 이외의 과일.
- 모든 과일 주스.
- 콩(beans), 렌틸콩, 땅콩을 포함한 콩과식물.
- 술.

지방 70%가 함유된 식사는 어떤 것일까

가능한 식사를 살펴보기 전에 이 점을 고려하라. 지방 70%가 함유된 식사란 어떤 것인지 묻는 질문은 두 가지 방식으로 바라볼 수 있다. 첫 번째는 식탁에 놓인 모습이고, 두 번째는 몸에서 작용하는 모습이다. 아마도 두 번째 모습이 더 중요할 듯하므로, 신체가 개선되는 것을 볼 수 있는 객관적인 데이터 포인트를 제시하고 싶다. 그것은 바로 체중과 허리둘레다. 이 데이터 포인트를 제대로 수집하는 방법을 알려주는 것으로 시작할 것이다.

준비기와 이행기의 완성은
해독

왜 고트프리드 규칙의 준비기 및 이행기에 해독이 포함될까? 해독과 체중 감량은 떼려야 뗄 수 없는 관계이며 여성에게는 특히 그렇기 때문이다. 호르몬 균형을 맞추는 키토제닉 식단을 만드는 일에 관한 한 해독은 퍼즐의 마지막 조각일 때가 많다.

지방은 자연적인 해독 시스템에서 처리 용량을 초과할 때 몸이 독소를 감춰놓는 곳이다. 호르몬을 교란해서 비만을 유발하는 인공 화학물질인 BPA 같은 오비소겐을 기억하는가? 지방이 연소하면 독소가 혈류로 분비돼 분해된 후 몸에서 제거되며, 빠르게 체중을 감량하는 동안에는 지방에서 독소가 분비되는 속도가 빨라진다.[36] 우리에게는 독소를 계속 제거할 방법이 필요하며, 체중 감량 중에 독소가 더 많이 분비될 때는 특히 그렇다. 고질적인 체중 증가를 겪는 사람들을 위해 심화 단계의 해독 전략을 6장에서 공유한다.

몸은 세 가지 구별되는 단계로 해독을 처리한다. 1단계에서는 간이 효소를 이용해서 해로운 물질을 처리할 수 있는 상태로 분해하고, 2단계에서는 방금 분리된 화합물의 성분들이 물에 녹을 수 있게 된다. 그리고 3단계에서는 그것들이 소변, 대변이나 땀을 통해 몸에서 제거된다. 해독의 단계에 대해 더 많은 내용을 알고 싶다면 주석을 참고하라.[37] 우리는 지방에서 분비된 독소를 곧바로 제거할 수 있도록 3단계에 집중할 것이다.

이 목표를 이루기 위해 해독 능력을 강화하는 음식을 사용할 것이다. 체중 감량을 돕는 도구로 추천받으면서도 지속적인 결과를 증명하지 못하는 음식과 해독 프로그램이 있다. 하지만 나는 여러분이 원래 체중으로 돌아가지 않도록 제대로 해독하는 방법을 보여줄 것이다.[38] 그래서 키토제닉 권장 사항과 해독을 완만하고 단계적인 과정으로 결합했다. 다음과 같은 음식을 섭취할 기회를 찾아라.

- 깨끗하고 지방이 적은 단백질. 충분한 식이 단백질이 없으면, 간은 독소가 배출되는 해독 2단계를 완료할 수 없다.
- 섬유질이 풍부한 음식. 많은 역할 중에서도 섬유질은 BPA를 비롯한 독소와 결합해서 몸이 그 독소를 배출하도록 돕는다. 현명하게 선택할 만한 고섬유질 식품에는 아보카도, 올리브, 녹말 없는 채소 등이 있다. 식이섬유 보충제를 셰이크에 첨가할 수 있다(레시피 참고). 고트프리드 규칙의 이행기에서 유기농 베리류(하루에 4분의 1컵 이하로 섭취)와 콩류(소량만 섭취, 실행기가 끝날 때까지는 전혀 섭취하지 않는 것을 추천)를 추가할 수 있다.
- 황(sulfur)이 많은 음식. 해독 경로에 이 무기질이 필요하다. 십자화과 채소(그중 브로콜리와 콜리플라워, 특히 브로콜리 새싹), 양파, 농가의 닭이 낳은 달걀, 마늘. (여기서 십자화과cruciferous는 '십자가를 짊어진 자'를 의미하는 라틴어 'crucifer'에서 유래한 이름으로 4개의 꽃잎이 십자가 모양으로

배열된 이 식물의 꽃 모양을 나타낸다-옮긴이)

- **건강한 지방.** 염증은 몸이 독소를 축적하게 만들어서 지구상의 거의 모든 질병을 유발한다. 자연산 생선과 아마씨 또는 치아씨는 몸의 해독 작용을 돕는 많은 항염증 지방 식품 중 하나다.

- **정수된 물**(filtered water). 물은 많은 역할 중에서도 독소를 제거하고 세포의 에너지, 조직 구조, 영양소 처리를 활성화하도록 돕는 기능이 탁월하다. 수돗물에 흔히 존재하는 중금속과 유해할지도 모르는 물질 같은 더 많은 오염 물질로 몸을 채우지 않도록 여과수를 선택하라. 간단한 탄소 필터를 사용하거나 역삼투 방식의 고급 필터를 마련한다. 지금은 몸을 '변화시키고' 있으므로 식이요법을 시작하기 전보다 더 많은 물을 마셔라. 더욱이 탈수는 키토제닉 식이요법을 실행하는 첫 달 중에 가장 흔히 발생하는 문제다(다른 문제는 위장 장애다).[39] 특히 첫 2~3주 동안에는 운동선수처럼 수분을 보충해야 한다.

수분 공급이 증가하면 해독에 도움이 되고, 키토제닉 식이요법 및 기타 체중 감량 프로그램이 초래한다고 알려진 문제들도 감소할 것이다. 또 시간이 지나도 프로그램의 효과를 계속 유지할 가능성이 커진다. 물에 전해질을 첨가하라 (내가 가장 좋아하는 키토 친화적 브랜드를 '유용한 정보'에서 참고하라). 여과수를 하루 1.8L 이상 마시는 것을 목표로 하라. 그러면 한 시간에 한 번씩 소변을 보러 가게 될 것이다.

자신의 대사형
맞춤화 전략

4장에서 언급했듯이 사과 대사형이든 서양배 대사형이든 고트프리드 규칙을 개인의 필요에 맞출 방법이 있다. 사과 대사형인 여성은 더 많은 해독, 더 적은 탄수화물(적어도 4주간 일시적으로라도), 더 높은 수준의 케토시스(상당량의 케톤을 생성하는 상태, 혈중 케톤 농도가 1.0mMol/L를 초과)가 필요하다. 다음 장에서 케토시스 상태를 확인하는 방법에 관해 배울 것이다. 6장에 설명된 심화 단계의 전략뿐만 아니라 이번 장에 나오는 해독을 위한 기본 지침도 잘 따라야 한다. 시작하면서 순탄수화물을 하루 20g 이하로 섭취하는 것을 목표로 삼아라. 간헐적 단식을 추가해서 14시간 야간 공복을 일주일에 두 번 하는 것을 목표로 하라.

서양배 대사형인 여성은 더 약한 케토시스(몸이 지방을 연소해서 소량의 케톤을 생성하는 상태, 혈중 케톤 농도가 0.5~1.0mMol/L)만으로도 충분할 수 있고 간헐적 단식에 잘 반응한다. 순탄수화물을 하루 25g 이하로 섭취하고 매일 밤 14시간 동안의 간헐적 단식을 실행하라. 이 방법은 폐경 주변기나 폐경기에 있고 지방이 모두 골반과 엉덩이로 이동한다고 느껴지는 40세 이상 여성들에게 특히 도움이 된다.

다음 장에서 다룰 문제해결 제안 및 정체기 극복법과 함께 이 맞춤화 전략은 건강한 삶을 향해 나아가도록 돕는 강력한 도구를 제공한다.

외식과 포장 음식 대신
가정식으로

집에서 음식을 더 자주 만들어 먹으면 고트프리드 규칙이 추구하는 체중 감량에 크게 성공할 것이다. 외식은 당뇨병과 체중 증가를 초래하므로,[40] 음식점에서 식사하거나 포장 음식을 먹는 습관을 버리고 영양가 높은 가정식으로 대체하려 노력하라. 요리에 소질이 없다고? 요리 스트레스를 받을 필요가 없다. 9장에서 식단 구성의 전문가가 되는 방법을 여러분에게 알려줄 것이다.

첫째 날에는 지방 70%를 섭취하고 탄수화물은 많은 양의 샐러드로 제한할 것이다. 다음 두 장에서 고트프리드 규칙의 각 단계를 자세히 들여다보겠지만, 지금은 아침 식탁에 올릴 수 있는 음식, 그리고 점심에 앉아서 먹을 음식과 금방 만들어 가져갈 수 있는 음식, 저녁에 시내에 나가 고급 식당에서 먹는 요리와 집에서 만든 요리 등 몇 가지 예를 제시하겠다.

다음은 고트프리드 규칙의 하루 식단을 보여준다.

아침식사
- 집에서 하는 식사: 코코넛밀크에 넣어 먹는 키토 그래놀라(전체 순탄수화물 2g).
- 가져가는 음식: 키토 토스트 위에 올린 아보카도(순탄수화물 6). 297쪽 아보 토스트 레시피를 참고하라.

점심식사

* 집에서 하는 식사: 방울다다기양배추 170g을 목초 사육 소고기 양지 85g과 함께 볶고, 워터크레스 및 브로콜리 새싹처럼 해독 작용을 하는 녹색 채소로 만든 샐러드를 곁들인다.
* 가져가는 음식: 실행기를 시작하면서 수프를 냉동고에서 꺼내 먹을 것이다. 규칙을 시작하면 패스트푸드를 먹지 않도록 노력해야 하지만, 다른 선택지가 없는 사람을 위해 몇 가지 방법을 제안한다. 치폴레 멕시칸 그릴(Chipotle Mexican Grill)에서 과카몰리를 곁들인 샐러드와 자신이 선택한 단백질이 들어간 제품을 주문하는 것이다. 단 토르티야·토르티야 칩·옥수수는 피하라. 아니면 상추로 감싼 버거만 먹고 프렌치프라이는 먹지 않는 방법도 있다.

저녁식사

* 집에서 하는 식사: 으깬 콜리플라워 170g과 칠면조 미트볼에 트러플 오일을 뿌리고 샐러드를 곁들인다.
* 고급 식당에서 먹는 음식: 탄수화물과 질 낮은 지방을 조심해서 피한다면 다양한 음식이 식단에 적합할 수 있다. 샐러드와 함께 탄수화물을 대체할 아보카도 또는 녹말 없는 채소 찜(나는 보통 양을 '두 배로' 주문한다)을 요청한다. 샐러드드레싱으로 올리브 오일과 생레몬을 요청하라. 디저트·소스·글레이즈를 피하고, 조리 과정에서 설탕이 사용됐는지 항상 물어보라.

닥터 새라의 키토 비밀 무기:
수프

수프는 키토제닉 식이요법에 다양성과 편안함을 제공하고 영양을 편리하게 보충해준다. 많은 양이 남으므로 다음 날 먹거나 냉동고에서 꺼내 점심으로 가져갈 수 있다. 피곤하거나 저녁으로 뭘 먹을지 생각이 안 날 때, 닭고기 생강 수프, 두부 마살라 수프, 크리미 가디스 그린 수프 또는 간단한 채소 수프를 만들어두면 그런 고민을 할 필요가 없어 행복할 것이다. 병을 꺼내서 해동시키기만 하면 된다.

내가 좋아하는 다른 음식으로는 아브골레모노(레몬과 으깬 콜리플라워를 곁들인 치킨 수프)라고 불리는 키토 버전의 그리스식 든든한 한끼 음식과 닭고기 호박면 수프가 있다. 여름에는 가스파초를 즐겨 먹으며, 나는 여기에 오이와 아보카도를 많이 넣어 먹는다. 9장에서 이 레시피를 비롯한 많은 레시피와 시간을 절약하는 비결, 그리고 음식을 만들기 쉽게 해주고 맛있는 결과물이 나오게 해줄 제품들을 확인할 수 있다.

나는 수프 베이스를 일요일에 조리해서 냉장고와 냉동고에 그 주 동안 보관한다. 창의성을 발휘해서 뼈 육수나 채소수 베이스에 녹말 없는 채소를 넣어보라. 베이스를 데울 때 생선, 갑각류, 육류, 더 많은 채소, 그리고 엑스트라버진 올리브오일을 넣는다.

60가지가 넘는 고트프리드 규칙 레시피와 함께, 채식주의자와 비건 등 다양한 음식 선호도를 고려한 7일 식단을 9장에서 확인할 수 있다. 추천 제품에 대해서는 '유용한 정보'를 참고하라.

더 이상 미루지 말자, 단 4주다!

이쯤 되면 너무 과하다고 생각할 수도 있겠다. 그냥 컵케이크나 먹으면서 이쯤에서 그만하고 싶을지도 모른다. 건강과 호르몬을 또 미루지 마라. 그렇다. 이 계획은 여러분에게 식습관을 바꾸라고 요구할 것이다. 그리고 케톤 생성비를 달성하기 위해서는 높은 수준의 정밀도가 필요할 것이다. 이런 점들 때문에 걱정하지 마라. 기억하라. 우리는 단 4주에 관한 이야기를 하고 있고, 나는 여러분의 성공에 필요한 모든 지원을 제공할 것이다.

당황스러워하면서 이제 더는 즐길 수 없는 음식 습관 기억을 모두 떠올리며 추억에 잠기기 전에 전해줄 좋은 소식이 있다. 탄수화물로 가득한 간식들을 호르몬 친화적인 버전으로 바꿔서 제공하는 것이다. 감자칩을 키토 크래커로 바꾸고 크루아상은 못 먹어도 견과류 버터를 바른 키토 빵을 즐길 것이며, 파스타 대신 곤약면(일본 곤약 뿌리로 만들며 순탄수화물 함량이 0이다)을 먹을 것이다. 지난 몇 년간 나는 호르몬을 급락시키지 않으면서도 내 갈망을 만족시키는 대체 음식들을 발견했고 그 음식들을 여러분과 공유할 수 있어서 정말 기쁘다.

이제 여러분은 호르몬 균형이 깨지면 식이요법이나 운동을 아무리 해도 소용없을 것이라는 사실을 알고 있다. 그리고 호르몬 불균형을 해결하려면 무엇을 해야 하는지도 안다. 이 장에서 다룬 고트프리드 규칙 단계들과 다량 영양소들을 지켜 그것을 다음 식사에 적용한다면 음식을 동원해서 호르몬을 다시 정상 궤도에 올려놓으려는 커다란 첫 도약이 될 것이다.

핵심 포인트

- 음식이 호르몬에 올바른 정보를 보내게 하라.
- 습관 기억이 여러분을 무너뜨리게 두지 마라. 건강하지 않은 습관 기억을 건강에 도움이 되는 새로운 습관 기억으로 만들어줄 키토 대체 음식으로 바꿔라(더 많은 아이디어에 대해서는 '유용한 정보'를 참고한다).
- 첫째 날을 시작하기 전에 세 단계에 익숙해져라. 세 단계는 호르몬과 음식의 연관성을 이해하고 기니피그가 되며 다량 영양소를 계산하는 것이다.
- 기억할 점은 4주 동안 케톤 생성비 2:1을 유지하고 난 뒤 케톤 생성비 1:1로 돌아오는 것이다.

문제 해결 방법, 레시피, 식단, 제품 추천 등 여러분의 성공에 필요한 유용한 정보를 모두 담았다.

6장

해독과 간헐적 단식
그리고 문제 해결

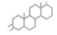

호르몬 균형을 되찾는 과정에서
시행착오를 겪지 않도록

이제 대부분의 다이어트가 여성의 호르몬을 얼마나 망가뜨리는지를 이해하고 다량 영양소 목표치와 2:1 케톤 생성비로 무장했으니, 지방 감량을 미세 조정할 준비가 됐다. 호르몬을 제자리에 돌려놓아 정상을 되찾고 복부 지방을 줄이고 체중을 감량할 수 있도록 우리는 함께 최적 지점을 찾을 것이다. 이는 60~90조 개의 세포에 생명의 곡을 연주하는 오케스트라를 만든다. 이 장에서는 여러분이 호르몬 균형을 빠르게 되찾아가는 과정에서 시행착오를 겪지 않도록 내가 어렵게 배운 교훈들을 공유할 것이다. 이 장에 나오는 팁과 요령으로 무장한다면 시도할 때마다 성공으로 도약할 수 있다.

라라처럼 첫 5일 만에 2.3kg을 감량하고 케토시스에 진입하면서 '과체중'(체질량지수 25~30)에서 '정상'(체질량지수 25.0 미만)으로 확실히 넘어가는 환자들이 있다. '5일이다!' 라라는 체중 감량을 계속해서 둘째 주 말쯤에는 1.8kg을 더 감량한 상태였지만, 그러고 나서는 정체기에 들어갔다. 무엇이 라라에게 효과가 있었는지, 그리고 만약 여러분이 35세 이상 여성에게 아주 흔하게 나타나는 현상인 체중 감소 저항증에 부딪힌다면 어떤 방법이 통할 수 있는지를 보여주고자 한다. 과학적 근거가 뒷받침하는 해결책으로 문제를 극복할 수 있다.

라라의 경험은 고트프리드 규칙에서 매우 흔한 일이다. 탄수화물을 줄이면 탄수화물이 수분을 데리고 나가기 때문에 처음에는 체중이 빠르게 줄어든다. 하지만 몸이 지방 연소에 적응하면서 체중 감소가 느려질 수 있다. 이것은 키토적응(keto-adapted) 혹은 지방적응(fat-adapted) 현상으로 알려져 있다. 키가 173cm인 라라는 프로그램 시작 당시 체중 74.8kg, 체질량지수 25.1kg/㎡로 약간 과체중이었다. 라라의 처음 목표는 대부분 지방 덩어리인 2.3kg을 감량하는 것이었다. 그녀는 그 목표를 달성했다. 궁극적으로는 체중 65.8kg으로 체질량지수 22를 달성하는 것이 목표다. 라라가 정체기를 깨고 헤쳐나가는 과정과 침체기에도 지방 연소를 유지해야 할 때 정말 도움이 되는 '그 다음은?'에 대한 대답을 더 많이 들을 수 있다.

다음은 우리가 대답해야 할 질문들이다.

* 고트프리드 규칙으로 달성하고 유지할 수 있는 합리적인

체중 감량 목표는 무엇인가?

- 해독이 성공적으로 진행되고 있는가?
- 24시간주기 리듬에 기초한 간헐적 단식을 층층이 배치해서 어떻게 호르몬의 회복 속도를 높이는가?
- 피해야 할 일곱 가지 주요 함정은 무엇인가?

무엇보다 내 좌우명을 기억해주길 바란다. '불완전한 행동이 완전한 정지보다 낫다.' 이 문구는 해리 트루먼 대통령의 말을 인용한 것이다. 늦게 시작하거나 처음부터 다시 시작하더라도, 그리고 시도해서 실패하더라도 궁극적으로는 성공할 수 있다. 작은 결정들이 모두 모여 큰 변화를 만들 것이다. 나는 고트프리드 규칙을 개발하고 다듬으면서 그런 과정을 경험했다. 완벽함을 목표로 삼지 마라. 완벽은 좋은 것의 적이다. 나는 단지 여러분에게 가던 길을 계속 걸어가고 자신에게 친절해지라고 요청할 뿐이다. 호르몬과 장과 뇌 회로가 따라올 때까지 버텨라.

합리적이고 현실적인 목표 세우기

영양적 케토시스에 들어가면서 작은 목표를 세워라. 나는 근육량은 보존하면서 체중을 2.3kg 감량하는 수준으로 시작하는 것을 좋아한다. 이것을 추적하는 가장 좋은 방법은 아침에 변을 본 후 매일 체중을 재는 것이다. 만약 매일 아침 배변하지 못하고 있다면 이번 장 뒷부분에 나오는 해독에 관한 문제 해결 가이드를 참고하라. 매주 배꼽 높이에서 허리둘레를 측정하라. 지방을 감량하고 근육량을 보존하고 있다면 체중이 감소하고 허리둘레도 줄어들 것이다. 고급 단계의 측정 기법에 대해서는 주석(5장의 11번)을 참고하라.

합리적인 수준의 체중 감량이란 무엇일까? 고려해야 할 요소가 많다. 나이, 휴식 대사율(칼로리를 연소하는 속도), 기저 호르몬, 활동량, 스트레스, 그리고 목표 체질량지수에 이르기 위해 감량해야 하는 체중 등을 고려해야 한다.

최종 목표치를 체질량지수 18.5~24.9로 하되 단계별로 줄여 나가기를 권장한다. 만약 체질량지수가 24.9보다 높다면, 체중의 5% 혹은 대부분 지방으로 이루어진 2.3kg을 줄이겠다는 목표로 시작하라. 왜일까? 이 수치는 특히 여성들이 경험하는 가장 흔한 유형의 대사 장애인 다낭성 난소 증후군(PCOS)이 있는 사람에게 건강상 유익한 효과를 준다고 밝혀진, 비교적 쉽게 이룰 수 있는 목표이기 때문이다.

고트프리드 규칙을 시작할 당시 74.8kg이던 라라는 제5일쯤 2.3kg을 감량했다. 제12일쯤에는 체중의 5%(3.7kg)가 빠진 상태였으며, 제22일에 이르자 4.5kg이 빠져서 70.3kg이 됐다. 한 달 후에는 68.0kg이었다.

라라처럼 여러분도 아마 체중이 점진적으로 늘었을 것이다. 평균적으로 여성은 16세부터 36세까지 1년에 0.9kg씩 체중이 늘어난다.[1] 과학자들이 밝힌 내용에 따르면, 이 체중 증가가 미세해서 하루에 고작 20칼로리씩 추가되는 현상에 불과하며 코르티솔과 인슐린 같은 호르몬의 불안정한 작용과 결합했을 가능성이 크다고 한다. 따라서 체중을 줄일 때도 점진적으로 해야

닥터 새라와 함께하는 Q & A

Q. 치팅데이를 가져도 될까요?

A. 안 됩니다. 키토는 치팅데이를 허용하는 식이요법이 아닙니다. 키토제닉 식이요법으로 호르몬에 도움을 주려면 적어도 2:1 케톤 생성 비를 지켜서 음식을 먹어야 해요. 더욱이 내 환자들 대부분은 95%나 98%보다는 100%를 지키는 엄격한 식이요법이 오히려 더 쉽다고 말합니다. 저도 그런 경험을 했고 과학도 이 원리를 뒷받침합니다. 유제품은 치트밀에 흔히 들어가는 재료이며 인슐린 수치를 올려서 여러분을 케토시스 상태 밖으로 내보낼 수 있어요(음식 불내성에 대해서는 다음 장을 참고). 설탕과 밀가루를 하루 섭취하면, 설탕에 대한 갈망, 그리고 글루텐과 카세인에서 유래하는 중독성 물질(글루테오모르핀 gluteomorphins과 카소모르핀caseomorphins이라고 불리는 진정작용과 중독성이 매우 강한 아편유사물질)이 다시 나타납니다. 그러니 하지 마세요. 4주 동안 규칙을 엄격하게 100% 지킨다면 최상의 결과를 얻을 것입니다.

하며, 여기에는 중요한 이유가 있다. 급격히 줄인 체중은 유지하기가 어렵기 때문이다. 천천히 가자. 체중 감량을 간절히 원하는 여러분의 마음을 안다. 나도 그랬다. 하지만 미각, 뇌 회로(온도조절장치와 비슷하게 뇌가 음식 섭취량과 운동량을 기초로 체지방을 좁은 범위 안에서 조절하는 방식인 체중 조절점 등), 내장(입에 있는 미각 수용체부터 위에 있는 확장 수용체까지), 그리고 호르몬은 수년에서 수십 년 동안 불량식품과 지방 축적 및 비만을 부추기는 환경에 장악돼왔다. 우리는 이 문제를 해결할 수 있다. 내 지침을 따르면 이 과정을 한 번만 완료하면 될 것이다.

더 좋은 결과를 얻기 위해 고트프리드 규칙을 친구와 함께 실천하길 권장한다. 책임감이 좋은 결과로 이어진다는 것을 우리는 알고 있다. 나는 키토를 시도한 지 세 번째 만에 성공했을 때 아침마다 친구에게 문자로 체중을 적어 보냈고 친구도 그렇게 했다. 우리는 계속 서로에게 의욕을 불어넣었고 매일 연락하면서 확신에 찬 응원의 말들을 주고받았다!

계속 측정하기

우리는 다량 영양소, 일일 체중, 일주 허리둘레를 추적할 뿐아니라 중간중간에 케톤 수치도 측정할 것이다. 나는 수치가 개선됐는지 환자들과 끊임없이 소통한다. 관심을 가지고 꾸준히 측정하면 목표 달성에 도움이 된다.

많은 사람이 고트프리드 규칙을 시작한 후 케토시스 상태에 진입하는 데 2~7일이 걸린다. 중요한 측정항목인 케톤을 스스로 검사해보길 적극적으로 권장한다. 체중 감소가 지연되면 그 이유를 정확히 짚어낼 자료가 생기기 때문이다.

앳킨스 식이요법(Atkins diet, 황제 다이어트)이 유행하던 시절에 사람들은 검사 스트립에 소변을 묻히는 검사로 요중 케톤을 확인하곤 했다. 처음에는 이 방법이 효과적일 수 있지만, 일단 키토적응 상태가 되면 케톤을 소변으로 계속 흘려 내보낼 가능성이 줄어든다. 베타하이드록시부티르산(beta-hydroxybutyrate)을 측정하는 혈중 케톤 추적 관찰을 권장한다. 이 물질은 케토시스 상태에 있을 때 가장 중요한 케톤일 수 있으며 신진대사 개선면에서 많은 이점을 가진다. 실행기 동안 확고하게 케토시스 상태에 있으면 혈중 케톤이 0.5~3.0mMol/L로 측정돼야 한다. 혈중 케톤 수치가 0.5mMol/L보다 낮으면 몸이 케토시스 상태에 있지 않음을 나타낸다.

다른 어떤 식이요법에도 그 식이요법을 효과적으로 하고 있는지를 알려주는 측정항목은 없다. 멋지지 않은가? 케톤 및 포도당 수치를 확인하는 가장 좋은 방법은 매일 같은 시간에 수치를 측정하는 것이다. 두 가지 수치를 측정하는 장치에 대해서는 '유용한 정보'를 참고하라. 대부분의 바쁜 여성들은 아침에 체중을 재고 나서 제일 먼저 케톤 및 포도당 수치를 측정하면 좋다. 특히 케토시스에 있을 때는 누구든 탈수상태로 깨는 경향이 있으므로, 나는 정수기에서 물 한 잔을 마시면서 측정한다. 검사

습관을 들이면 개인 탄수화물 허용치에 대한 검사를 시작하는 마지막 주, 즉 이행기가 더 쉬워질 것이다. 아울러 나는 식사 두 시간 후의 혈당 수치(식후 혈당이라고도 불림)를 확인하는 것을 좋아한다. 그러면 공복 혈당만 검사할 때보다 인슐린과 관련된 여러 종류의 문제를 더 잘 확인할 수 있기 때문이다.

닥터 새라와 함께하는 Q&A

Q. 제 케톤 수치가 제1일에는 0.3mMol/L, 제3일에는 0.7mMol/L이었어요. 그러다가 월경을 시작했고 제7일인 지금은 0.4mMol/L이에요. 이 수치가 정상인가요?

A. 그래서 여러분이 섭취하는 모든 음식 및 음료와 함께 매일 아침 체중과 케톤 수치를 추적하는 음식 일지가 필요해요. 같은 일지에서 다량 영양소와 순탄수화물도 추적할 수 있어요. 저는 환자들에게 온라인 스프레드시트로 꾸준히 일지를 써서 필요할 때 문제를 해결할 수 있도록 제게 공유하기를 권해요. 자신이 케토시스 상태에서 떨어져나온 이유를 알아내기 위한 가장 좋은 방법은 일지를 검토하고 패턴에 주목하는 것입니다. 월경 전에 탄수화물을 더 많이 먹고 싶어져서 하루에 순탄수화물 20~25g 이상을 섭취하는 바람에 케토시스 상태에서 벗어나는 환자들도 있어요. 마찬가지로 일지를 활용해서 더 깊은 수준의 케토시스에 들어가도록 도움을 주는 음식을 식별할 수 있어요.

고트프리드 규칙 성공의 척도
포도당 케톤 지수(GKI) 측정하기

생체표지자(biomarker)는 몸 안에서 특정 변화가 일어나고 있는지를 알려주는 척도다. 신진대사 상태를 잘 보여주는 지표 중 하나인 포도당 케톤 지수(GKI)는 고트프리드 규칙의 진행도를 추적하도록 도와주는 생체표지자다. 포도당 케톤 지수는 케톤 수치와 포도당 수치 사이의 관계를 보여주며, 간단한 공식으로 측정된다. 혈중 포도당 수치(mMol/L)를 혈중 케톤 수치(mMol/L)로 나누는 것이다.

원래 암 치료 시 진행도를 추적하는 방법으로 개발된[2] 포도당 케톤 지수 측정법은 포도당과 케톤이라는 두 변수가 집합적으로 옳은 방향으로 가고 있는지를 추적하는 데 도움을 줄 수 있다. 또 의학에서 이 척도는 당뇨병, 비만, 알츠하이머병, 파킨슨병, 뇌전증, 인슐린 저항성, 외상성 뇌손상이 있는 환자에게 사용되기도 한다.

체중 감량에서 포도당 케톤 지수는 환자의 고트프리드 규칙 성공도를 추적하기 위해 사용하는 가장 유용한 단일 생체표지자다. 이 방법은 포도당과 케톤을 각각 따로 추적하는 방법보다 훨씬 더 유용하다. 일상생활, 스트레스, 활동, 영양이 개별 측정 사이에 방해요소로 작용할 수 있기 때문이다. 우리는 그 추이를 알아내고자 하는 것이다.

일반적으로 비만, 인슐린 저항성, 불규칙한 생체리듬과 수면, 체중 감소의 문제를 해결하기 위해서는 포도당 케톤 지수 1~3을 권장한다. 포도당 케톤 지수 3~6은 인슐린 저항성을 바로 잡는 데 도움이 되며, 포도당 케톤 지수 6~9는 체중 감량의 효과가 있다.

포도당 케톤 지수를 계산하는 방법
[포도당(mg/dL)/18]/케톤(mMol/L)

미국이 아닌 국가에 거주한다면 포도당(mMol/L)/케톤 (mMol/L)이라는 더 직접적인 계산법을 사용하면 된다. 미국에 살고 있다면 보정값 18.0을 사용해서 포도당 측정값을 데시리터 당밀리그램(mg/dL) 단위에서 리터당밀리몰(mMol/L) 단위로 전환해야 한다.

호르몬 균형을 더 강화하기 위해
꾸준히 해독하기

키토제닉 식이요법으로 일어나는 호르몬의 균형을 더 강화하고 촉진하기 위해 해독을 계속하라. 몸이 지방을 더 많이 태우면서 배설되는 독소를 제거할 수 있도록 간 해독 경로를 계속해서 회복해야 한다. 도움이 될 만한 많은 실용적 아이디어가 여기에 있다.

해독과 계산된 음식 섭취

- 십자화과 채소(브로콜리, 방울다다기양배추, 양배추, 콜리플라워, 케일, 무)를 더 많이 섭취하라. 환경 독소에 대한 세포의 수용체가 십자화과 채소에 대한 세포의 수용체와 매우 비슷하므로 이 채소를 섭취함으로써 독소를 밀어낼 수 있다.[3]

- 설포라판(sulforaphane)을 매일 섭취하라. 이 영양소는 십자화과 채소에서 가장 높은 농도로 발견된다. 설포라판은 여러 가지 간 해독 경로를 돕고 새는 장 증후군을 개선하는 것으로 밝혀졌다.

- 녹색 잎채소, 주키니호박, 오이, 가지를 꾸준히 섭취하라. 채소는 면역 체계의 정화를 촉진한다. 환자들 대부분은 이 채소들을 제한 없이 먹어도 되며 번거롭게 섭취량을 계산할 필요가 없다. 다른 키토 연구자들도 같은 결과를 보고했다.[4] 하지만 그 밖의 다량 영양소의 섭취량은 계속 계산해야 하며 특히 여기에 열거되지 않은 채소들과 단백질 및 지방은 꼭 계산해야 한다.

- 모든 다량 영양소를 추적하라. 나는 여러분이 가공식품을 완전히 배제하길 바라지만, 그렇지 않다면 가공식품의 다량 영양소도 꼼꼼히 계산하라.

- 가능한 한 독소를 피하고, 특히 유전자 변형 식품과 와인을 꼭 피하라. 4주 동안에는 마시지 않겠지만 어쨌든 마시지 않기를 권한다. 유전자 변형 식품에는 가장 흔한 제초

제인 글리포세이트(glyphosate)가 들어 있다.[5] 글리포세이트는 성장호르몬을 방해해서 체중 감량 목표에 불리하게 작용할 것이다. 글리포세이트에 노출된 후 장을 회복하는 데 도움이 되는 보충제에 관한 내용은 주석에서 확인하라.[6]

● 몸의 호르몬을 교란해서 비만을 초래할 수 있는 화학물질인 오비소겐을 피하라. 인공적으로 만들어지는 이 환경 화학물질은 체중 증가를 유발할 수 있다.[7] 오비소겐에는 일부 의약품(예를 들어 선택적 세로토닌 재흡수 억제제SSRI), 살충제, 잘 알려진 오비소겐인 비스페놀에이(BPA) 같은 생체이물질(xenobiotics) 등이 있다. 불행히도 이런 화학물질을 완전히 피하기는 어렵다. 내분비교란물질(환경호르몬)은 플라스틱병, 인쇄된 영수증, 식품용 금속 캔, 세제, 음식, 장난감, 스킨케어 제품에 존재한다.

한 동물실험 결과에 따르면 BPA가 성장호르몬 분비를 억제한다고 한다.[8] BPA는 마이크로바이옴을 방해한다. 마이크로바이옴은 영양소를 흡수하는 방식과 식탐 및 심지어 기분에도 영향을 주는, 건강에 아주 중요한 장내 박테리아 환경이다.[9] 건강에 도움을 주는 한 가지 선택지는 프로바이오틱스 식품을 더 많이 먹고 프로바이오틱스 보충제 섭취를 고려하는 것이다. 프로바이오틱스는 BPA를 비롯한 다른 독소의 영향을 줄이는 데 도움을 줄 수 있고, 동물실험에서도 그 효과가 밝혀졌다.[10]

● 집과 직장, 그리고 휴가를 보내는 환경까지 더 폭넓게 고

Q. 비만을 유발하는 환경을 피하기 위해 어떤 조치를 취할 수 있나요?

A. 독소를 제거해야 하는 대상은 음식뿐만이 아닙니다. 독성 환경에서 생활하거나 일하는 것만으로도 건강과 허리둘레에 해로울 수 있어요. 독성 환경이란 무엇을 의미할까요? 독성 환경은 여러 가지 형태로 존재합니다. 직접 만든 건강한 점심을 가져오기보다는 배달 음식을 주문하는 사무실 문화가 그중 하나겠죠. 혹은 사랑하는 사람들과 TV 앞에서 둘러앉아 구미가 당기는 탄수화물 덩어리 과자를 먹으면서 시간을 보내는 상황도 있죠. 이런 잠재적 함정들을 피해갈 창의적 방법을 생각해내서 자신만의 공간을 되찾으세요. 예를 들어 점심시간이나 저녁식사 후에 산책하거나, '바삭한' 무언가가 당길 때를 대비해서 신선한 셀러리 스틱을 냉장고에 넣어두는 거죠.

려하라. 체중 증가를 가져오고 체중 감소에 좋지 않은, 비만을 유발하는 환경이 있는가? 위에 나오는 '닥터 새라와 함께하는 Q&A'을 참고하라.

- 간에 도움을 주는 최고의 공급원인 다음 식품들을 섭취하라. 바로 십자화과 채소, 표고버섯, 강황, 로즈메리다. 베리류 역시 간 기능을 돕는 중요한 영양소를 공급하기는 하지만, 고트프리드 규칙의 첫 4주에 베리류를 섭취할 때는 다

량 영양소의 케톤 생성비 2:1을 지키면서 섭취해야 한다. 환자들 대부분은 4주 동안 기다렸다가 이행기인 제29일부터 베리류를 섭취한다. 이 시기는 탄수화물 섭취를 점차 늘려가면서 몸이 어떻게 반응하는지를 더 자세히 살펴보는 시기다.

해독과 하루에 한두 번 장 비우기

- 하루에 적어도 한 번이나 두 번은 장을 완전히 비우도록 하라. 다시 말해서 대장이나 직장에 변이 남아 있다는 느낌이 들지 않도록 하라.
- 적절한 음식과 음료를 섭취하라. 장이 계속 움직이게 하려면 충분한 수분과 고섬유질 채소를 섭취해야 하며 때로는 마그네슘 보충제가 필요할 수도 있다.
  - 물을 충분히 마셔라. 적어도 체중 1kg당 30~35mL의 물을 마시는 것이 좋다. 이를테면 라라가 74.8kg일 때는 여과수를 매일 2.1L~2.4L씩 마셔야 한다. 그런데 라라가 물 섭취량을 2.7L로 늘리자 체중 감소가 개선됐다. 그녀는 키토 친화적인(무설탕) 전해질을 첨가해서 마신다.
  - 고섬유질 채소와 25g의 상추를 매일 섭취하라(로메인 상추부터 적상추까지 아이디어 목록에 대해서는 레시피 부분을 참고하라).
  - 빵은 아마씨 1~2큰술을 셰이크(레시피 참고)에 넣어라.

— 각 음식에 중쇄중성지방(MCT) 오일 1~2큰술을 넣어라.

— 마그네슘 보충제를 섭취하는 것을 고려하라. 미국인 성인 절반 이상이 마그네슘 부족 상태, 즉 많은 호르몬

닥터 새라와 함께하는 Q&A

Q. 선생님께서 알려주신 권장 사항을 모두 따르고 있는데도 여전히 변을 매일 보지는 못하고 있어요. 제가 할 수 있는 다른 방법에는 뭐가 있을까요?

A. 변을 매일 봐야 건강과 해독에 좋아요. 변비로 고생하는 환자들이 많고 음식이 장을 통과해 이동하는 체류 시간을 정상화하는 데 오랜 시간이 걸릴 수 있어요. 저는 이 실천 목록이 기본이라고 생각해요 물을 더 많이 마시고 녹말 없는 채소를 섭취하며 아마씨와 MCT 오일을 음식에 첨가하고 마그네슘을 섭취하는 것이죠. 머리를 감을 때 거품 내고 헹구고 반복하는 것처럼 일정한 패턴을 계속 유지하세요. 내 환자 중 어떤 사람들은 소화와 변비에 효과적인 아유르베다 허브인 트리팔라(triphala) 분말(물에 타서 마심)이나 캡슐을 보충제로 복용해서 체류 시간을 개선하기도 해요. 그 밖에 변비의 흔한 원인으로 독성 스트레스, 갑상샘 문제, 미량 영양소 부족 등이 있어요. 만약 마그네슘 복용량을 800mg까지 늘렸고 다른 방법도 모두 실천하고 있다면, 기능의학 의료인과 상담해서 더 세부적인 장 검사를 받아보길 권장합니다.[12]

경로를 방해해서 건강을 해칠 수 있는 상태에 있다.[11] 나는 고트프리드 규칙을 실행하는 내 환자들이 하루에 800mg까지 섭취하는 것을 목표로 하지만, 여러분은 200~300mg으로 시작해 양을 서서히 늘려나가서 자신에게 맞는 용량을 찾을 수 있다. 마그네슘 보충제는 특정 의약품과 상호작용할 수도 있고 당뇨병이나 장질환, 심장질환 혹은 신장질환이 있는 사람에게 적합하지 않을 수도 있다는 점에 주의하라. 의약품을 복용 중이거나 이런 질환 중 하나가 있다면, 의료인과 상담하길 바란다.

해독과 땀 흘리기

- 땀이 날 때까지 운동하면 독소를 배출하는 데 도움이 된다. 나는 근력 운동 3분의 2와 유산소 운동 3분의 1로 이루어진 운동 조합에 푹 빠져서 집에서도 꼭 한다. 하지만 운동하면 몹시 배고픈 상태가 되므로 식사 전에 주방 저울을 사용해 음식량을 측정하라. 운동은 림프 순환을 촉진해서 해독 작용을 돕는다. 결국, 목표는 땀을 흘리는 것이다.

- 땀을 흘리는 또 다른 방법은 뜨거운 물을 받은 욕조에 엡솜 솔트(Epsom Salt, 황산마그네슘으로도 불리며 '솔트'라는 이름과 달리 염분은 전혀 포함되어 있지 않다. 변비, 불면증, 근육 통증을 완화하는 입욕제로 사용된다-옮긴이)를 넣고 몸을 담그는 것이다. 잠들기 최소 1시간 전에는 시작하라. 엡솜

솔트는 32파운드(14.5kg)짜리 통으로 구매한다면 그 양으로 고트프리드 규칙 기간 내내 사용할 수 있을 것이다. 나는 엡솜 솔트 4컵과 베이킹소다 약 1~2컵을 넣고 최소 두 가지의 에센셜 오일(스프루스와 유향 혼합을 반복해서 사용)을 몇 방울 떨어뜨린 다음, 견딜 수 있는 가장 뜨거운 물에 20분 이상 몸을 담그곤 했다. 내 책『호르몬 리셋 다이어트』(The Hormone Reset Diet)에 엡솜 솔트에 관해 쓴 이후로 엡솜 솔트를 더 많이 사용한다.

그러고 나서 침대에 수건을 깔고 누워 계속 땀을 내면서 좋아하는 책을 읽는다. 이 방법은 마그네슘을 회복하는 또 하나의 방법이며 자기 전에 몸을 기분 좋게 이완시켜준다. 칵테일 대신 수면을 개선하고 실제로 몸을 편안하게 이완시켜주는 이 방법으로 호르몬 균형을 맞춰보라.

- 사우나를 하라. 사우나의 효능은 아무리 말해도 부족하다. 운동과 그로 인해 발생할 수 있는 식욕 증가 없이 땀을 흘릴 또 하나의 방법이다. 너무 많은 독소를 피하기 어려워 보이는 현대 사회에서 사우나는 독소를 제거하는 한 가지 방법이다. 집에 사우나를 설치하는 것은 좋은 투자다. 집을 팔 때 비용을 회수할 것이고, 사우나는 뇌와 몸에서 특정 독소를 계속 제거할 것이기 때문이다. 해독 작용을 돕기 위해 사우나를 활용하는 방법에 대한 자료가 부족한 편이지만, 그래도 그 결과들은 내 찬성표를 얻기에 충분하다.[13]
- 간 건강에 도움을 주는 추가적인 보충제를 조사하라.

— 엔아세틸시스테인(N-acetyl cysteine, NAC)은 간 손상을 예방하는 데 도움을 주며 여성의 호르몬을 조절할 수도 있다.[14] 다낭성 난소 증후군이 있는 여성의 인슐린 수치가 개선될 수도 있지만,[15] 모두 그런 것은 아니다.[16] 용량: 600mg씩 1일 2회 복용.

— 밀크시슬(milk thistle)은 간염을 감소시키고 당뇨병 환자에서 혈당을 낮추는 것으로 나타났다.[17] 용량: 140mg씩 1일 3회 45일간 복용.

— 강황 추출물은 간 손상을 예방하고 지방간 환자에게 도움을 준다. 또한 총 콜레스테롤 및 저밀도 콜레스테롤을 개선하며, 혈당 수치와 체질량지수(BMI)를 낮추는 것으로 나타났다.[18] 용량: 하루에 500mg씩 복용.

기타 생활방식 변화

• 잠을 잘 자야 한다. 양질의 수면은 성장호르몬과 테스토스테론의 생성뿐만 아니라 해독에도 중요하다. 몸은 깊은 잠을 자는 동안 성장호르몬을 생성하므로, 하루에 7시간에서 8시간 30분 자고 만약 수면 패턴을 추적할 수 있다면 약 90~120분 숙면하는 것을 목표로 하라. 잠들기 한 시간 전부터는 화면을 보지 않고 최소 세 시간 전부터는 음식을 먹지 않는 취침 의식(bedtime ritual)을 만들어라.

• 독성 스트레스를 이겨내라. 우리는 모두 너무 긴장하고 흥분돼 있다. 내가 긴장을 풀고 회복하는 방법은 매일 명상

닥터 새라와 함께하는 Q&A

Q. 저는 스트레스를 받으면 탄수화물을 더 갈망하게 되어 점차 더 많이 먹기 시작했어요. 어떻게 해야 할까요?

A. 우리 모두 그런 경험을 하죠. 그런 현상을 탄수화물 크리프(carb creep, 식이요법을 하다가 허용치 이상의 탄수화물을 조금씩 더 먹게 되는 경향-옮긴이)라고 부릅니다. 과잉 탄수화물(즉, 허용치 이상)을 먹기 시작하면 체액 저류가 나타날 수 있고, 수분 무게가 증가해서 체중이 늘어날 수 있어요. 음식에 탄수화물이 숨어 있기 쉬운 포장 음식이나 식당 음식을 먹는 환자들에게서 이런 현상을 흔히 봐요. 시간에 따라 체중이 꾸준히 증가해서 2.3kg 이상 체중이 늘어난 후에야 문제를 알아채고 해결하려 하죠. 그런 일이 일어나지 않게 하세요.

제가 환자들에게 묻는 말이 몇 가지 있어요. 섭취하는 모든 음식과 음료를 추적하고 있나요? 매일 아침 체중을 재고 케톤 수치와 포도당 케톤 지수(GKI)를 측정하나요? 어떤 수치가 개선됐나요? 식사하기 전마다 순탄수화물을 계산하고 있나요? 물을 충분히 마시고 설탕과 술을 피하며 가볍게 삶은 녹말 없는 채소를 먹는 등 기본을 잘 지키고 있나요? 대표적인 식사와 수프를 만들고 있나요(레시피 참고)? 충분히 운동하고 변을 잘 보며 잠을 잘나요? 매일의 진행도를 문자나 이메일로 보내고 함께 문제를 해결하는 책임 파트너가 있나요? 깊게 복식 호흡을 하고, 스트레스를 받을 때 탄수화물 섭취 외에 할 수 있는 일들이 무엇이 있는지 꼽아보세요. 제 목록은 친구에게 문자 보내기, 자매 중 한과 요가를 하는 것이다. 스트레스 호르몬은 지방 감소를 방해하는 경향이 있어서 나는 모든 책에 스트레스 해소에 관한 내용을 썼고 그 내용은 여러분이 스트레스 회복력을 기르는 방법을 찾도록 도움을 줄 것이다. 좋거나 나쁜 방법 혹은 더 좋은 방법은 없다. 핵심은 자신에게 맞는 방법을 찾는 것이다.

나는 '캄(Calm)'이나 '헤드스페이스(Headspace)' 혹은 '텐 퍼센트해피어(Ten Percent Happier)' 같은 요가 앱이나 명상 앱을 써보라고 제안한다. 어떤 사람들은 요가나 명상 혹은 마음 챙김을 낯설게 느끼거나 가만히 앉아 있는 것조차 힘들어할 수 있다. 그래도 괜찮다. 어쨌든 시도해보라. 나는 요가를 몸의 내분비를 재설정해서 부정적인 호르몬을 긍정적인 호르몬으로 바꾸는 기본 열쇠라고 생각한다. 코르티솔과 인슐린은 감소하고 테스토스테론, 옥시토신, 성장호르몬은 증가한다.

쉽고 건강한 습관,
24시간주기에 기초한 간헐적 단식

나는 호르몬을 고려한 방법을 택하기 전에 체중 감소를 위해 키토를 두 번 시도했다. 내가 뭘 잘못했는지 뒤돌아보면, 모두 겉으로는 맞는 방법처럼 보였다. 다량 영양소를 70/20/10 범위로 올바르게 섭취했고, 케토시스 상태에 진입했다. 하지만 첫 번째로 지방을 너무 많이 섭취했다. 아마 포화지방 칼로리가 내게는 너무 높았던 것 같다(커피에 버터를 넣어 마시고 식단에 베이컨과 치즈를 양껏 추가했다). 두 번째로 채소를 충분히 섭취하지 않아서 장내 미생물의 먹이가 부족했다. 처음에 해야 하는 독소 청소를 하지 않았다. 아침, 점심, 저녁을 먹고 중간에 간식까지 먹었다. 맙소사, 음주도 중단하지 않았다. 하지만 매일 밤 와인을 마시지 않는 삶을 상상할 수 없는 사람들을 위해 몇 가지 팁을 이번 장에 적어뒀다!

세 번째로 진입한 케토시스는 효과가 있었다. 9kg을 감량했고 그중 대부분이 지방이었다. 차이점이라면, 24시간주기에 기초한 간헐적 단식을 하고 해독에 집중하며 금주를 포함해서 여성의 호르몬을 고려한 식습관을 실천한 것이었다. 이 요소들을 한꺼번에 활용하는 고트프리드 규칙은 체중 감량의 속도를 올려주는 프로그램이다.

사람들은 대부분 약 16시간의 단식 후에 케톤을 생성하므로 간헐적 단식은 케토시스의 우회전술이다. 24시간주기 리듬에 맞는 시간대에 음식을 먹으면, 몸은 거의 모든 호르몬의 분비와 보조를 더 잘 맞출 것이다. 다시 말해서 해가 뜬 후 몇 시간이 지나서(이상적으로는 공복 운동 후에) 음식을 먹기 시작하고 해지기 몇 시간 전에 음식 섭취를 멈추면 인체기, 즉 남성과 여성이 진화해온 식사 방식을 거스르지 않고 따르게 될 것이다. 오늘날 우리는 낮에 더 오래 일하고 밤에는 인공조명까지 사용한다. 따라서 식사 패턴은 인류가 진화한 방식에서 점점 더 멀어지고 있다. 대사성 호르몬에게 최악의 상황은 음식을 많이 먹고 잠자리에 드는 것이지만, 사람들이 대부분 그렇게 하고 있다. 호르몬을 위해서는 매일 밤 공복 상태로 잠자리에 들어야 한다.

25년 동안 내 진료실을 찾은 수천 명의 환자에게 활용해본 모든 프로그램 중에 시간제한 식사법(time-restricted eating)은 특히 여성들에게 체중 감량에 대한 자신감을 심어주는 가장 쉬운 행동 수정법이었다. 2019년 일리노이 대학교 시카고에서 실시한 연구에서는 비만 성인들이 16:8 식이요법을 지켜서 체질량의 약 3%를 줄였다.[19] 연구 계획은 간단했다. 참가자들은 음식 섭취를 하루 8시간으로 제한했고, 그 외 16시간 동안에는 음식을 먹지 않았다.

24시간주기에 기초한 간헐적 단식을 키토제닉 음식 섭취와 병행하면 더 많은 케톤을 더 빨리 생성하며, 이는 체중 감소에 도움이 될 수 있다. 저녁식사 후에 주방을 닫아서 몸이 지방을 연소하고 인슐린과 성장호르몬을 최적화하는 모드로 바뀌는 14~16시간에 가까운 기회의 창을 만든다면, 배고픔이나 박탈감

24시간주기에 기초한 간헐적 단식의 과학

인간을 대상으로 한 연구와 동물실험에 따르면, 24시간주기에 기초한 간헐적 단식에는 다음과 같은 이점이 있다.

- 체중 증가를 막는다.[20]
- 특히 폐경 후 비만 모델에서, 식이 유도 비만과 관련된 유전자의 발현을 정상 상태로 복구시킨다.[21]
- 혈당을 개선한다(인슐린 저항성을 치유한다).[22]
- 심장대사 위험을 낮춘다.[23]
- 유방암과 기타 암의 위험을 감소시킨다.[24]
- 노화를 현저하게 늦춘다.[25]
- 백색지방(white fat)을 신진대사에 이로운 갈색지방(brown fat)으로 바꿔서 몸이 칼로리를 더 많이 연소하게 한다.[26]
- 장내 미생물군집을 항비만 박테리아(예를 들어 오스실리박터 Oscillibacter, 루미노코카세Ruminococcaceae)에 유리하게 재형성하고 건강의 보편적 징표인 미생물군 다양성에 도움을 준다.[27]
- 교란된 생체시계의 신진대사 결과를 개선한다.[28]
- 뇌가 알츠하이머병, 다른 형태의 치매, 파킨슨병 같은 신경퇴행성 질환을 피하도록 도울 수 있고, 기분과 기억력을 개선한다.[29]

그리고 간헐적 단식은 칼로리 섭취를 억제하거나 특별한 식습관 전략을 세우지 않고도 이 모든 이점을 가져온다![30]

없이 고트프리드 규칙의 효과를 얻을 수 있다. 걱정하지 마라. 단식은 대부분 여러분이 잠자는 동안에 이루어질 것이다.

여러분의 노력은 인슐린 및 성장호르몬(과 기타 호르몬)의 최적 수치, 지방 감소, 에너지와 체력 향상, 기타 건강상 이익으로 보상을 받을 것이다. 16시간 야간 공복을 통해 약한 케토시스를 달성하면 예리한 정신이 살아나고 혈당 수치가 감소하며 인슐린 저항성이 사라진다. 또 자가포식(autophagy, 손상된 세포를 제거하는 작용)을 일으키고 DNA를 복구하며 엠토르(mTOR, 건강한 상태로 사는 기간을 뜻하는 건강수명과 관련된 유전자)를 조절한다.

어떤 사람들은 간헐적 단식에 급하게 뛰어들어 성공할지도 모른다. 하지만 급한 시작은 몸에 스트레스를 주고 우리는 스트레스가 심해져 코르티솔 수치가 높아지는 것을 원하지 않는다. 따라서 나는 여성 환자들 대부분에게 간헐적 단식에 서서히 적응해가라고 조언한다. 실천 방법이 여기에 있다.

간헐적 단식에 서서히 적응하는 10가지 방법

1. 평상시 음식 패턴을 추적하는 일부터 시작한다. 12~14시간 야간 공복과 10~12시간 동안에만 식사하는 시간제한 식사를 일주일에 두세·번 도입하라. 이 기간에는 '적응형 운동'(필라테스, 요가, 걷기)만 하라. 이 과정을 첫째 날에 해

도 되고 4주간의 규칙 기간 중 아무 때나 시작해도 된다. 일찍 시작할수록 더 많은 호르몬 효과를 더 빨리 얻을 것이다.

2. 점진적으로 강화하는 이 시기에는 될 수 있으면 아침식사 때 탄수화물을 더 많이 먹어라. 아침에 인슐린 감수성이 더 높아서 탄수화물을 연료로 태울 수 있기 때문이다. 저녁에는 낮은 칼로리를 섭취하라. 저녁은 포만감을 더 오래 유지할 수 있도록 생선을 먹거나 오메가3 보충제를 섭취하기에 좋은 시간이다. 이런 음식도 하루 총 탄수화물 및 순탄수화물 허용치 이하로만 섭취해야 한다.

3. 취침 전 세 시간 이상 단식하라. 이 시간대에 하루 중 인슐린 저항성이 가장 높기 때문이다.

4. 아침에는 건강한 무칼로리 음료만 섭취하라. 맨 먼저 블랙커피나 차를 마시는 것은 괜찮으며 공복 상태를 깨뜨려서는 안 된다. 커피에 넣은 크림 1큰술 같은 칼로리가 공복을 깨뜨리는지에 대해서는 논란이 있다. 가장 보수적인 방법은 물, 혹은 아무것도 넣지 않은 블랙커피나 녹차만 마시는 것이다.

5. 아침식사는 영양 밀도가 높은 음식으로 하라. 이때 나는 키토 토스트 혹은 채소·견과류·씨앗류로 가득한 그린 스무디를 먹는다.

6. 앞 장에 나온 고트프리드 규칙 권장 식단을 계속 따라라. 가능한 한 집에서 준비한 자연식품과 최소로 가공된 음식

을 먹어라. 첨가당, 정제 밀가루, 트랜스지방을 피하라. 채소 섭취를 최대화하라. 적당한 단백질과 함께 건강한 지방 섭취를 권장한다.

7. 유지기에는 공복 시간과 식사 시간의 비율을 16:8까지 올려서, 16시간의 야간 공복을 하고 8시간 이내에 식사하라. 이를테면 식사를 오전 10시부터 시작해서 오후 6시까지 끝내며 그날 오후 6부터 다음날 오전 10시 사이에는 물 외에 어떤 음식도 먹지 않는 방식이다.

8. 16시간의 야간 공복을 따르는 한도 내에서, 자신만의 먹는 시간대를 고를 수 있다. 내 환자들 대부분은 앱을 활용해서 이것을 추적하는 방법이 가장 쉽다고 한다. 일하는 여성이나 저녁 약속이 많은 사람은 먹는 시간대를 정오부터 오후 8시까지로 더 늦추는 것을 선호한다. 참고로 처음에 16시간 단식이 스트레스를 주거나 너무 길게 느껴지는 여성은 16:8로 늘리기 전에 1주 동안 14:10을 유지하는 것도 방법이다. 서서히 적응해가면 된다.

9. 항비만 효과가 있는 균의 증가와 비만을 유발하는 균의 감소에 도움을 주는 프로바이오틱스(예를 들어 락토바실러스Lactobacillus 속 균주)를 시간을 정해놓고 이른 아침과 취침 시에 복용하라.

10. 4주간의 고트프리드 규칙을 마친 후 6.8kg 이상을 더 감량해야 하는 상황이라면 24시간주기에 기초한 간헐적 단식을 계속하라.

고트프리드 규칙을 위한 일일 체크리스트

- 장 운동.
- 체중 기록.
- 포도당 케톤 지수(GKI)를 확인하기 위한 혈중 케톤 및 포도당 검사.
- 24시간주기에 기초한 간헐적 단식.
- 공복 운동과 앱솜 솔트 목욕 및 사우나로 땀 흘리기.
- 신장 기능을 돕고 신장 결석의 위험을 줄이고 '키토 플루(키토제닉 식이요법을 시작한 후 2주 정도쯤 감기 같은 증상이 나타나는 것-옮긴이)'를 예방하기 위해 무설탕 전해질을 첨가한 수분 섭취.
- 채소를 섭취하고 독소를 피하며 균형 잡힌 간 기능을 촉진해서 해독 작용 유지.

닥터 새라와 함께하는 Q&A

Q. 저는 ○○○ 질병이 있는데, 고트프리드 규칙을 해도 되나요?

A. 안타깝게도 이 책에서 모든 가능한 의학적 상태와 그 상태의 케토시스 금기 여부를 다루기는 불가능합니다. 또 저는 정해진 환자와 의사 관계 이외에 특정한 의학적 조언을 드릴 수 없어요. 그 대신에 동네 의원이나 보건소 등 1차 진료기관에서 상담해보길 권장합니다. 4장 본문과 주석에서 언급한 키토제닉 식이요법에 대한 금기증은 초보 단계에 불과합니다. 하지만 개인에게 특히 어떤 방법이 효과가 있을지는 그를 알고 있는 전문 의료인에게 조언을 얻는 것이 가장 좋습니다.

고트프리드 규칙 실행 중
빠질 수 있는 7가지 함정

나는 이 프로그램을 환자들과 함께 활용해왔기 때문에 성공에서 멀어지게 하는 흔한 문제들을 많이 접했다. 주의할 점과 대응 방법을 소개하면 다음과 같다.

1. **너무 많은 칼로리를 섭취한다.** 처음 키토를 시도했을 때 다량 영양소를 달성하는 데 어려움을 겪은 나는 커피에 버터와 MCT 오일을 넣어 마시기 시작했다. 지방을 너무 많이 섭취해서 신진대사 한계치를 초과하는 양으로 먹고 있었다. 렙틴 저항성이 있는 사람은 케토시스 상태에서조차 포만감을 느끼지 못하므로 과식할 가능성이 있다. 혈중 렙틴 수치를 측정해서 렙틴 저항성이 있는지 확인할 수 있다. 만약 8ng/dL(데시리터당나노그램, 1ng=0.001μg)을 초과하면 렙틴 저항성이 과식을 유발할 수 있다.

해결책은 칼로리 밀도가 더 낮은 음식을 먹는 것이다. 샐러드 같은 녹색 잎채소 요리는 1파운드(약 454g)당 100칼로리이고 십자화과 채소나 뿌리 채소는 1파운드당 200칼로리다. 육류는 1파운드당 800칼로리, 빵은 1,500칼로리, 초콜릿은 2,500칼로리다. 칼로리 밀도가 높은 음식은 보상시스템(reward system, 예전에 맛있게 먹었던 기억이나 먹고 기분 좋았던 느낌 등의 '보상' 욕구를 충족하려는 뇌의 시스

템-옮긴이)을 활성화한다.[31] 녹색 잎채소를 비롯한 채소를 많이 먹고 육류는 적게 먹어라.

2. 음주를 계속한다. 지방을 태우고 수면을 개선하며 머리가 맑아지길 원하는가, 아니면 와인 한 잔을 마시고 싶은가? 현실을 파악하자. 내 경험상 알코올은 여러분을 케토시스에서 빠져나오게 할 것이다. 그리고 알코올은 분명히 대다수 호르몬을 방해한다. 그 첫 잔의 와인을 마시지 않기 위해 오후에 MCT 오일 1~2큰술을 섭취하라. 일화적 보고에 따르면 MCT 오일은 몸에서 건강한 단쇄지방산(short-chain fatty acids)을 증가시켜 여러분이 저녁식사를 준비할 때 포만감을 더 많이 느끼게 할 수도 있다.[32]

3. 신진대사가 느리다. 체질량지수가 높고 신진대사 속도(휴식하는 동안 칼로리를 연소하는 속도)가 느린 여성은 체중 감소에 더 오랜 시간이 걸리고 정체기를 경험할 가능성이 더 크다는 점을 우리는 알고 있다. 호르몬 균형을 개선하려면 오랜 시간이 걸릴 수 있지만, 호르몬 균형은 신진대사 속도를 높이는 데 도움을 줄 수 있다. 휴식 대사량을 측정하고 호르몬을 검사하기 위해 전문가의 도움을 받아야 한다.

4. 변비가 있다. 이는 케토시스의 흔한 부작용이다. 나는 환자들이 매일 아침 부분적 배변을 할 때도 변비 때문에 0.9~2.3kg이 유지되거나 늘어나는 현상을 봐왔다. 불완전한 배변이 문제일 수도 있다. 여러분에게 이런 일이 일어

나면 232~233쪽에 있는 방법들을 시도해보라.

5. 케토시스 상태에 들어가는 데 어려움을 겪는다. 혹은 케토시스 상태에 들어가더라도 다시 나오게 된다. 여기에는 단백질 과다 섭취 등 여러 가지 이유가 있을 수 있다. 10년 혹은 20년 전에 먹던 단백질의 양이 이제는 적절하지 않을 수도 있다. 만약 내가 30대에 섭취하던 단백질량을 50대에 그대로 섭취한다면 현재 혈당 수치가 높을 것이다. 혈당 수치를 올리고 케토시스 수준을 낮추는 음식은 피해야 한다. 그런 음식의 흔한 예는 유제품, 대체감미료, 술, 포장 식품이다. 최근에 나는 치과의사에게 처방받은 치아미백제를 사용했다가 케토시스에서 튀어나왔고 공복 혈당이 당뇨병 전단계였을 때 수치인 110mg/dL 범위까지 올라갔다.

최적의 치료 효과를 얻기 위해서는 4주 동안 케토시스에 진입해 머무르길 바란다. 미심쩍으면 검사하라. 어떤 음식이 케토시스를 억제하고 있는지 알아내는 가장 좋은 방법은 그 음식을 먹기 전과 먹은 후에 케톤과 포도당을 검사하는 것이다. 나는 식전에 검사하고 식후 1시간에 다시, 식후 2시간에 한 번 더 검사하는 방식을 좋아한다. 더 자세한 내용은, 결정적 변화를 일으키는 음식을 식별하고 자신의 탄수화물 허용치를 결정하는 방법을 추가로 논의하는 다음 장에서 확인하라.

6. 높은 수준의 탄수화물 불내성이 있다. 총 탄수화물을 하

정체기를 극복하는 9가지 방법

체중이 계속 0.9~1.4kg 범위에서만 오르락내리락하고 5~7일이 지나도 감소하지 않는다면, 다음 방법 중 한 가지를 시도해보라.

1. **저항 운동**(resistance training). 근력 운동 3분의 2와 유산소 운동 3분의 1을 목표로 하라. 무거운 기구를 들어올려라. 근육을 만들면 휴식 대사율이 올라갈 것이다. 팁은 일어난 후 먹는 시간대가 시작되기 전, 즉 공복 상태일 때 운동하는 것이다.

2. **주방 저울 사용하기.** 음식 무게를 재면 요령을 부리거나 궤도를 이탈하는 일이 없을 것이다.

3. **미토콘드리아 보조제.** 아침에 가장 먼저 엘카르니틴(L-carnitine)을 복용하도록 권장한다. 엘카르니틴은 중성지방을 태워 연료로 사용할 수 있도록 장쇄지방산을 미토콘드리아로 옮기는 일을 돕는다.

4. **냉동요법.** 차가운 공기나 물에 노출하는 요법이다. 나는 지역 냉동요법 센터를 이용한다. 아니면 얼음 냉수욕을 매주 두 번씩 하는 방법도 있다. 어떤 사람들은 찬물 샤워를 선호한다.

5. **순탄수화물 문제 해결.** 체중이 감소하지 않는다면, 탄수화물 불내성이나 인슐린 저항성과 싸우기 위해 순탄수화물 섭취량을 하루 20g 미만으로 낮춰라. 공복 인슐린, 포도당, 당화혈색소(헤모글로빈 A1C, hemoglobin A1C)를 보기 위해 혈액 검사를 받는 것을 고려해보라. 좋은 소식은 일단 이 식단을 사용해서 탄수화물 불내성을 역전시키면 체중 증가 없이 더 많은 탄수화물을 섭취할 수 있을 것이라

는 점이다.

6. **칼로리 제한하기.** 1~2일 동안 일시적으로 이 방법을 써보라.

7. **단식 연장하기.** 18:6 혹은 20:4까지 시도해보라.

8. **인슐린 감작제(insulin sensitizers) 추가하기.** 이 보조제는 인슐린의 기능을 개선하고 지방 감소를 도울 수 있다(키토 보조제에 관한 세부 사항은 233쪽을 참고하라).

9. **성장호르몬 분비촉진 펩타이드 추가하기.** 처방전과 신뢰할 수 있는 처방자가 있어야 하지만, 다른 어떤 방법도 통하지 않을 때 도움이 될 수도 있다.

루 총 칼로리의 5%에 이르도록 더 줄여야 할 수도 있다. 사실 탄수화물 불내성이 호르몬에 좋지 않을 수 있는 모든 이유를 제시했지만, 가장 중요한 호르몬은 인슐린이므로 이 호르몬을 제일 먼저 바로잡아야 한다.

7. 슬럼프에 빠진다. 나도 그런 적이 있다. 어쩌면 여러분은 (아마도 이 목록의 5번 혹은 6번 때문에) 아직 지속적인 케토시스를 시작하지 못해서 계속 배가 고플지도 모른다. 신진대사가 느려서 원하는 속도보다 더디게 체중이 감소할 수도 있다. 또 다이어트 문화에 질리거나 과식한 자신을 질책하는 일에 싫증이 났을 수도 있다.

고트프리드 규칙의 목표는 여러분을 건강하지 못한 마른 체형으로 만드는 것이 아니다. 제멋대로 작용하는 호르몬을, 건강을 최적화하고 장기적 비전을 스스로 달성할 수 있도록 돕는 호르몬으로 바꾸는 것이다. 나에게 그 목표는 건강한 체질량지수, 탄탄한 근육, 그리고 옷장에 있는 모든 옷이 몸에 맞는 것을 의미한다. 옷 입는 일이 간단해지고 음식이 영향력을 미치지 못한다. 식사 사이의 4~6시간 동안에 안정된 혈당과 에너지를 유지하며 생활할 수 있다. 나는 이런 수준의 자유와 안도감을 평생 기다려왔고, 여러분도 목표를 이루길 바란다.

케토시스에 진입할 수 없다면 어떻게 할까? 케토시스에 들어가지 못하고 있다면 몸을 케토시스 안으로 들여보낼 좋은 전략들이 있다.

- 냉동요법을 시도한다(정체기 극복법 참고).
- 엑스트라버진 올리브오일 같은 지방을 추가한다.
- 신진대사 스위치를 지방 연소 모드로 돌리기 위해 칼로리를 제한하거나 14~16시간 동안 단식한다.
- MCT 오일을 활용한다(하루 40g씩 섭취하면 케토시스를 유도할 수 있다).
- 추가로 혈당 보조제를 먹어본다(키토 보조제에 관한 세부사항은 233~235쪽을 참고하라).

변비가 있다면 어떻게 할까? 규칙적인 장운동은 성공의 열쇠다. 키토 식단을 하는 여성들에게 흔히 일어나는 문제인 변비를 예방하거나 해결하도록 돕는 몇 가지 비결이 있다.

- 물을 충분히 마셔라.
- 고섬유질 채소와 함께 상추 25g을 매일 먹어라(어떤 종류의 상추도 가능하다. 아이디어를 얻으려면 레시피를 참고하라).
- 아보카도 4분의 1개를 섭취하라.
- 빻은 아마씨를 먹어라.
- MCT 오일을 섭취하라.
- 마그네슘 보충제를 추가하라.

심층 정보

키토 보조제

과학 연구로 입증된 결과에 따르면 이 보조제들은 염증 해소에 도움을 준다. 앞서 언급한 간 기능 보조제에 더해서 다음 보조제들을 고려해보라.

- 알파리포산(alpha-lipoic acid)은 몸에서 생산되는 지방산이며, 체중 감소를 촉진하고 인슐린 감수성을 개선하기 위해 이 성분을 보충제로 섭취하길 권장한다. 그리고 이 성분이 몸에서 세포 손상을 예방하는 효과가 있다는 확실한 증거가 존재한다.[33] 나는 당뇨병 전단계, 당뇨병, 피부 노화, 이상지질혈증, 백내장(cataracts), 녹

내장(glaucoma), 기타 건강 문제에 이 보충제를 처방한다. 이 성분은 인슐린 감수성을 향상하고 혈당 수치를 낮추며 최종당화산물(advanced glycation end products, AGEs, 몸에서 당이 단백질이나 지방과 결합해서 생성되는 해로운 물질) 생성을 억제한다.[34] 나이가 들면서 강력한 항산화제인 글루타치온(glutathione)이 감소하는 문제를 해결하는 데도 도움을 줄 수 있다.

또한 알파리포산은 미토콘드리아 기능을 개선한다. 알파리포산에는 서로 성질이 다른 두 가지 형태, 즉 이성질체isomers인 S-리포산과 R-리포산이 존재하며, 나는 'S'보다 생물학적 활성이 높은 'R'을 권장한다. 알파리포산 보충제는 R과 S를 50:50 비율로 함유하는 편이다. R-리포산의 용량은 하루 100~200mg이며, 장기적인 리포산 복용으로 일어날 수 있는 비오틴(biotin) 결핍을 예방하기 위해 비오틴을 하루 2~4mg씩 함께 복용한다.

- **균형 잡힌 오메가.** 염증을 해소하려면 건강한 지방을 섭취해야 한다.[35] 오메가3인 알파리놀렌산(alpha linoleic acid), 에이코사펜타엔산(eicosapentaenoic acid, EPA), 도코사헥사엔산(docosahexaenoic acid, DHA)과 건강한 오메가6인 감마리놀렌산(gamma linoleic acid) 등 여러 종류의 오메가를 혼합해서 복용하길 권장한다. 이들 중 하나만 복용하면 지방산 경로에 불균형을 초래할 수도 있다. 환자들을 위해 나는 오메가6:오메가3의 비율을 추적한다. 오메가6 지방산에 비해 오메가3 지방산이 부족할 경우(오메가6:오메가3 비율이 높은 경우) 유방암을 비롯한 질환 위험과 관련이 있기 때문이다.[36] 더 많은 정보에 대해서는 '유용한 정보'를 참고하라.

- 베르베린(berberine)은 혈당과 염증을 낮추고 체중을 약간 감소시키는 것으로 나타났다.[37] 용량: 500mg씩, 1일 3회.
- 염증해소촉진전달자(Specialized proresolving mediators, SPMs)는 최근에 발견된 물질로 인슐린 저항성과 비만의 만성 염증을 해결하는 데 도움을 줄 수 있지만, 아직 무작위 시험은 이루어지지 않았다.[38] 복용에 관한 세부사항은 '유용한 정보'를 참고하라.
- 스피룰리나(spirulina)는 남조류(blue-green algae)의 일종이며, 레시피 부분에도 나오지만 나는 셰이크에 스피룰리나를 넣는다. 500mg씩 1일 2회 복용하거나 거의 동등한 양을 매일 셰이크에 넣어 먹으면 체중과 식욕이 감소하는 효과를 볼 수 있다. 스피룰리나는 항염증 및 해독 작용에 도움을 준다.

흔한 호르몬 불균형, 다낭성 난소 증후군과 유방암

진료하면서 가장 자주 접하는 호르몬 불균형은 환자의 20~30%에게 영향을 주는 다낭성 난소 증후군이다. 다낭성 난소 증후군이 있는 여성은 여러 가지 호르몬 문제와 싸우고 있어서 체중 감소 저항증이 가장 심하게 나타난다.

이 여성들이 겪는 호르몬 문제로는 인슐린 저항성, 렙틴 저항성, 아디포넥틴(adiponectin, 지방세포에서 분비되는 호르몬으로 인슐린 저항성 개선과 당뇨병 및 죽상동맥경화증 예방에 도움이 됨) 저하, 테스토스테론 및

DHEA 과다, 코르티솔 과다, 방향화효소(aromatase) 과다, 그 결과로 생겨나는 디에스트로겐증(dysestrogenism, '에스트로겐 우세증estrogen dominance'으로 알려져 있음) 등이 있다. 또 복부 지방 같은 만성 염증의 징후가 나타나고, 혈액 검사에서 반응단백(C-Reactive Protein, CRP), 인터루킨6(interleukin-6), 종양괴사인자알파(tumor necrosis factor alpha, TNF-α) 수치가 높게 나오며 이는 방향화효소 활성도를 높여서 체중 감소를 훨씬 더 어렵게 만든다.

2013년에 나는 다낭성 난소 증후군을 해결하는 방법으로 당시에 가장 잘 입증된 접근법이었던 자연식품과 폴리페놀(polyphenols)로 가득한 저탄수화물 식단을 권장했고, 이 방법은 내 저서 『호르몬 치료법』(The Hormone Cure)이 출간된 이후로 그 효과가 더 많이 입증됐다.[39] 다행히 지금은 체중 감소와 인슐린에서부터 테스토스테론에 이르는 호르몬의 개선을 통해 호르몬 균형을 잡아주는 키토제닉 식이요법이 다낭성 난소 증후군으로 고생하는 여성들에게 효과적임을 뒷받침하는 연구 자료가 더 많아졌다.[40]

평생 동안 여성 8명 중 1명의 여성에게 영향을 주는 공포의 질병인 유방암은 어떨까? 다낭성 난소 증후군의 위험 요소는 유방암의 위험 요소와 많은 부분이 겹치며, 다낭성 난소 증후군의 호르몬 양상이 유방암 발생과 관련이 있을 수도 있다. 구체적으로는 제멋대로 작용하는 인슐린이 있다.[41] 다낭성 난소 증후군과 유방암의 상관관계를 밝히려는 연구들은 엇갈린 결과를 내놓았다. 어떤 연구들은 상관관계가 있다고[42] 제시하고 어떤 연구들은 상관관계가 없다고[43] 제시했지만, 상관관계가 없다고 제시한 연구들은 적절한 통계적 조정에 실패했다.

메타분석은 다낭성 난소 증후군, 그리고 호르몬의 영향을 받는 또 하나의 암인 자궁내막암 사이에 확실한 연관성이 있다고 보여준다.[44] 중요한 점은 호르몬 균형을 잡아주는 키토 리셋이 다낭성 난소 증후군과 유방암의 근본 원인인 대사 장애를 해결하기 위한 잘 입증된 방법이라는 점이다.

핵심 포인트

- 이 장에서는 매일 밤 14~16시간 단식으로 더 깊은 수준의 해독 작용과 신진대사 휴식기를 끼워넣는 방법을 배웠다.
- 4주간의 리듬을 유지해서 지방 연소와 체중 감소를 지속할 수 있도록, 호르몬 균형을 잡아주는 키토제닉 식이요법에서 일어나는 가장 흔한 문제들을 함께 해결할 수 있다.
- 체중은 서서히 늘었으므로 서서히 빠질 것이다. 멀리 보면서 천천히 가라. 장기적 체중 감량과 유지를 목표로 하라. 제대로 실행한다면 딱 한 번만 하면 될 것이다.
- 완벽할 필요는 없다. 완벽주의로 인한 스트레스는 코르티솔과 인슐린 수치를 높여서 체중 감소를 방해할 수 있다. 하지만 지금 그만둬서는 안 된다. 세심하게 구성된 키토제닉 식이요법의 증명된 이점을 모두 얻어서 호르몬 균형을 잡고 활력을 되찾을 때까지 꿋꿋이 버텨라.

- 자신에게 필요한 내용을 찾아 5장과 이번 장을 다시 읽어보라. 내 인스타그램(Instagram.com/saragottfriedmd)에 가서 궁금한 점을 물어보고 고트프리드 규칙의 전사들로 이루어진 공동체의 일원이 돼라.

7장

호르몬과 지방이
새로운 대화를 시작하는 이행기

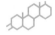

호르몬이 지방과 탄수화물
모두를 태우도록

　해냈다! 여러분은 신진대사의 젊음을 되찾기 위해 호르몬을 재구성하고 회복·복구하는 데 4주를 보냈다. 규칙을 따랐고 제29일에 도착했다. 나도 그 상황에 있어봐서 얼마나 힘든 과정일지 안다. 몸에서 호르몬 수치, 호르몬 수용체, 호르몬의 이동이 모두 개선됐으며, 그 결과 여러분은 체중이 감소했고 다시 건강해졌다고 느낀다. 예전의 몸을 해체하고 더 나은 몸으로 재건하는 과정에 있는 것이다. 축하한다!

　내가 지난 세월 동안 진료하며 깨달은 점은 장기적 건강을 개선하고 좋은 몸 상태를 느끼기 위해 취할 수 있는 최선의 조치 중 하나가 호르몬 균형의 회복이라는 것이다. 여전히 사람들은 대부분 중요한 생활방식 변화에 큰 심리·사회적 도전이 따른

준비기(7일)	실행기(21일)	이행기(가변적)
순탄수화물 20~25g을 섭취하고 해독한다. 케톤 생성비 2:1을 유지한다. 지방을 동원할 수 있도록 장운동을 촉진한다!	순탄수화물을 하루 20~25g씩 섭취하고, 간헐적 단식(14/10~16/8)을 추가한다. 케톤 생성비 2:1을 계속 유지한다.	순탄수화물을 한 번에 5g씩 천천히 늘리기 시작하고, 장기간 혹은 식이요법을 반복할 때까지 케톤 생성비 1:1을 향해 나아간다.

고트프리드 규칙 타임라인

다는 사실을 깨닫지 못한다. 아마 여러분의 파트너는 불평하거나 눈을 이리저리 굴렸을 것이다. 여러분은 집에서 다른 사람들을 위한 여러 끼의 식사를 만들고 자기 음식도 만드느라 지쳤을지도 모른다. 그래서 아마 일요일에는 밀프렙을 거르고 싶을 것이다.

프로그램 진행 중 이행기 단계에 오면 빠진 체중이 마음가짐, 즉 자발적인 태도와 사고만큼 중요하지 않다는 점을 깨닫게 될 것이다. 무엇보다 여러분의 소감을 묻고 싶다. 4주(28일)간의 실행 기간이 끝난 뒤 이행기에 들어가는 제29일에는 체중을 얼마나 감량했든 상관없이 승리감을 느끼리라 예상한다. 나도 동의한다. 매일 걸어온 작은 발걸음이 4주 동안 차곡차곡 모여서 큰 변화를 만들었다.

고트프리드 규칙의 목적은 음식과 호르몬의 대화를 변화시키는 것이다. 제29일에는 더 날씬하고 건강한 몸을 만들기 위해 호르몬과 지방이 새로운 대화를 시작한다. 신진대사 유연성, 다시 말해 필요하고 이용 가능한 영양소에 따라 몸이 탄소 연소와 지방 연소 사이에서 효율적으로 전환할 수 있는 능력을 만들고 있다. 전체적인 핵심은 신진대사가 항상 탄수화물을 연소하는 유연하지 않은 상태에 갇히지 않았다는 것이다. 어쩌면 브레인 포그가 걷히고 야간 발한과 열성 홍조가 완화되거나 다낭성 난소 증후군 증상이 개선되고 있을지도 모르겠다. 여러분은 지금 지방을 더 많이 태우면서 체중 감소에 대한 희망과 자신감을 느끼고 있다.

그렇다면 다음 단계는 무엇일까?

이행기 동안에는 몸에 필요한 에너지를 충족하기 위해 지방과 탄수화물 두 가지 모두를 태울 것이며, 지속적인 지방 연소를 위해 여러분 각자에게 가장 효과적인 탄수화물 섭취량의 상한선과 하한선을 정할 것이다. 이행기는 1주 혹은 2주 정도 걸리며, 평생의 혜택을 제공할 것이다.

활력을 되찾은
51세 로터스를 만나보자

바쁜 의사인 로터스는 허리둘레가 늘어나고 신진대사가 느려지면서 콜레스테롤 수치가 나빠지는 자신의 문제를 해결하기 위해 고트프리드 규칙을 시작했다. 우리가 만나기 전에 그녀의 호르몬은 여러 달 동안 엉망진창으로 느껴졌다.

이전에 로터스는 자궁내막증을 앓아서 2019년에 자궁절제술과 난소제거술을 받았다. 그녀는 체중 증가, 열성 홍조, 야간 발한, 브레인 포그, 감정 기복 등 폐경 주변기의 모든 증상을 가지고 있었다. 갑상샘 기능이 저하됐고 당뇨병 전단계에 해당했다. 키 163cm에 체중 74kg으로 체질량지수가 28인 과체중이었다. 낮은 대사율(기초대사량이 일일 1,406칼로리로 계산됨)까지 더해져서 고트프리드 규칙에서 진전 속도가 느릴 것으로 추측했지만, 로터스는 이겨냈다. 로터스는 앞서 키토제닉 식이요법을 시도했었으나 효과를 보지 못했고, 효과적인 지침이나 올바른 마음가짐을 가져본 적이 없다고 느꼈다. 내가 그녀에게 고트프리드 규칙을 설명하고 이 책에 공유한 지침을 안내하자, 그녀는 비로소 준비가 됐다고 느꼈다.

3주 후, 로터스는 큰 진전을 이뤘다. 폐경 주변기 증상이 모두 사라진 것이다. 이런 결과가 자주 나타나는 이유는 그 증상들이 에스트로겐과 프로게스테론, 그리고 인슐린까지 포함한 호르몬들에 의해 발생하기 때문이다.[1]

4주 후에 로터스는 70kg까지 감량해서 체질량지수가 26으로 낮아졌고 새 삶을 얻은 것처럼 품위가 되살아나는 기분이 들었다. 로터스는 주로 채식 위주의 인도 음식을 먹으면서 케톤 생성비 2:1을 유지했다. 로터스의 레시피 몇 가지를 9장에 실었다. 고트프리드 규칙 전후의 검사 결과를 확인했을 때 렙틴과 테스토스테론 수치가 정상이고 혈당 수치가 개선됐으며 총 콜레스테롤 수치가 내려갔고 좋은 콜레스테롤 수치는 지난 12년 중 가장 좋은 수치로 나타났다. 대단한 진전이었다!

그녀의 놀라운 성과를 더 확대하기 위해서는 체력, 근육량, 성장호르몬도 개선해야 했다. 그래서 근력 운동을 통해 체질량지수를 24.9 미만으로 만들고 성장호르몬을 증가시키는 것을 새로운 목표로 삼았다. 그동안 시간이 흘러서 이 책을 쓰는 시점에 로터스는 체중이 18kg 줄어 56kg인 상태이고 체질량지수는 21.3이며 포도당 케톤 지수(GKI)는 일관되게 2~3을 유지했다. 지금 목표는 탄수화물과 더 많은 운동을 추가하면서 이 상태를 유지하는 것이다. 로터스는 활력을 되찾았고 새로운 균형과 기쁨을 발견했다.

이행기는
신중하고 단호하게

로터스처럼 여러분도 더 균형 잡힌 식단으로 서서히 이행해 새로운 호르몬을 보호할 고트프리드 규칙의 마지막 과제를 수행하게 될 것이다. '들어가며'에서 언급했듯이, 고트프리드 규칙은 장기적 다이어트가 아니라 호르몬을 바로잡기 위한 치료용 규칙이다. 이 규칙을 장기간 권장하는 여성 관련 자료가 지금은 충분하지 않다.

이제 정말 그만하고 싶은 여러분의 마음을 알지만, 큰 인내심을 가지고 이 마지막 단계를 무사히 헤쳐나가기를 강력히 권한다. 이 장에서는 케토시스 상태에서 벗어나지 않으면서 탄수화물을 서서히 증가시키는 방법을 가르쳐줄 것이다. 고트프리드 규칙은 4주간 따르도록 만들어진 식단이다. 최대 6개월까지 연속으로 한 후에는 지중해식 식단처럼 더 다양하게 입증된 균형 잡힌 항염증 식단을 서서히 시작하라. 이번 장에서는 이행기에 관해 이야기할 것이다.

만약 여러분이 4주간의 고트프리드 규칙을 마치고 나서 29일째 되는 날에 탄수화물 200g을 마구 섭취한다면, 자신에게 맞는 탄수화물 역치의 상한선과 하한선을 알아낼 소중한 기회를 잃는 꼴이 된다. 인내심을 가지고 탄수화물을 서서히 추가하라. 예전에 먹던 양만큼 탄수화물을 먹으면 이 기회도 잃고 감량한 체중만큼 다시 살이 찔 것이다.

탄수화물을 다시 추가하는 기간인 이행기는 9일이 걸리거나 더 오래 걸릴 수도 있다. 사람마다 다르다. 이행기를 소홀히 여기지 마라. 나초 한 접시를 먹고 마르가리타를 여러 잔 마시면서 스쳐 지나가서는 안 된다. 시간을 내서 자신에 대한 자료를 수집한 다음 이 정보를 통합해야 한다.

나는 여러분의 손을 잡고, 지난 몇 년간 키토제닉 식단에서 이행기를 겪어본 최근 경험을 바탕으로 실천 방법을 차근차근 보여주겠다. 목표는 탄수화물을 늘리고 지방을 줄인 채식 위주의 균형 잡힌 식단으로 이행하면서도 여전히 계속해서 약한 케토시스를 유지하고 체중을 감량하는 로터스처럼 되는 것이다.

로터스는 느린 대사속도와 과체중에 해당하는 체질량 등 많은 건강 문제가 있었음에도 시작할 때의 체중에서 18kg을 감량했다. 그녀는 몇 년 만에 처음으로 희망을 느꼈으며, 그 희망은 더 나은 건강을 위해 계속 노력할 수 있도록 힘을 줬다.

이행기의
5가지 실행 수칙

이행기의 주요 목표는 하루에 섭취할 수 있는 탄수화물에 대한 상한치를 결정해서 체중 증가가 일어나지 않도록 탄수화물 허용치를 정하는 것이다. 그 과정에서 소화, 흡수, 집중력, 기분, 에너지, 행동, 수면, 자기관리, 건강 대 질병에 관해 배울 것이다. 우리는 모두 체중 감소를 위한 자기만의 탄수화물 역치를 가지고 있다. 더 건강해질수록 역치가 높아진다. 이 실행 수칙은 건강한 호르몬을 유지하고 체중 감소를 지속할 수 있게 해주는 개인 탄수화물 허용치를 정하는 일에 도움을 줄 것이다.

1. 개인 탄수화물 허용치를 정하라. 이 허용치는 그 미만으로 섭취하면 체중 감소가 계속되고 그것을 초과해서 섭취하면 체중 증가가 시작될 수도 있는 일일 순탄수화물 섭취 허용량이다.

2. 케톤 측정을 계속하라. 적절한 음식 섭취나 24시간주기

단식, 이상적으로는 두 방법을 모두 사용해서 약한 케토시스를 유지하라. 해독 작용을 계속하라. 이는 포도당에 덜 의존하고 케톤에 더 많이 의존해서 신진대사 유연성을 개선하는 것으로 나타났기 때문이다. 장기적으로 볼 때 약한 케토시스는 질병 없이 가장 건강한 상태로 사는 기간인 건강수명을 늘리는 최선의 방법이다.[2]

3. 항염증 식단으로 갈아타라. 증거가 뒷받침된 지중해식 식단의 탄수화물 조절 버전을 권장한다(이 장 뒤에서 더 자세히 다룸). 여러분은 자신의 탄수화물 허용치를 알고 있으므로 체중을 성공적으로 관리할 수 있을 것이다. 그리고 만약 계속해서 체중 감량을 해야 한다면 이행기를 마친 후에 고트프리드 규칙의 4주 기간을 반복하면 된다. 탄수화물 허용치를 알아낸 다음에는 섭취량을 허용치 미만으로 유지함으로써 체중 감소를 계속할 수 있다.

4. 케토시스에서 빠져나왔다면 가능한 한 빨리 다시 들어가라. 만약 여러분이 여전히 탄수화물이나 가공식품을 더 많이 갈망하고 있다면, 케토시스에 적응하고 탄수화물 갈망에서 벗어나는 데 28일보다 더 오랜 시간이 걸릴 수 있다. 케토시스 상태에 있다고 해서 모든 갈망이 사라지는 것은 아니다. 내 환자들을 보면 며칠이 걸리는 사람도 있지만 어떤 사람은 몇 개월이 걸리기도 한다.

물론 여러분은 체중계에 표시된 숫자나 옷 치수로 정의되지 않는다. 여러분을 정의하는 것은 매일 도전에 직면했을 때 어떤 선택을 하는가. 탄수화물 갈망에 빠지는 것을 도전에 직면하는 것, 그 이상도 이하도 아니라고 생각하라. 나는 절제력을 잃고 술을 마시거나 과식했을 때를 대비해 계획을 세우는 것을 좋아한다. 이 장 후반에서 내 최고의 전략을 여러분과 공유할 것이다.

5. 동기를 잊지 마라. 고트프리드 규칙을 시작한 이유를 기억하라. 바로 탄수화물과의 관계를 변화시키고 호르몬을 바로잡는 것이다. 우리는 모두 탄수화물의 매력을 알고 있다. 한입 먹으면 기운이 날지도 모른다. 하지만 사실 모든 형태의 탄수화물은 그것이 팝콘이나 녹말 식품(쌀, 감자, 뿌리채소)이든 프럭토스(과당)·락토스(유당)나 설탕 자체(그리고 설탕의 사촌인 꿀과 메이플시럽, 심지어 일부 설탕 대체품까지)든 장에서 글루코스(포도당)로 변한다.

많은 사람에게 과잉 탄수화물은 호르몬 불균형의 근본 원인이다. 안타깝게도 탄수화물은 더 많이 먹을수록 더 많이 원하게 된다. 단호한 태도로 탄수화물 허용치를 검사하고, 이 장에서 내가 설명하는 계획을 따라라. 탄수화물을 과다 섭취하면 몸이 지방을 축적하는 기계로 바뀐다는 사실을 명심하라. 자신만의 개인 탄수화물 허용치를 주의 깊게 측정해서 당뇨병과 대사증후군을 초래하는 호르몬 불균형을 막아라.

개인 탄수화물
허용치 정하기

고트프리드 규칙에서는 탄수화물 허용치를 일일 순탄수화물 20~25g으로 시작한다. 이행기의 첫 3일 동안에 순탄수화물을 5g 늘려라. 체중이나 기타 측정치(250쪽의 목록)의 변화를 알아채는 데 3일까지 걸릴 수도 있다. 체중이 그대로 유지되거나 감소하면, 3일 후에 5g을 추가로 늘리고 다음 3일에 걸쳐 몸이 어떻게 반응하는지 추적하라.

예를 들어 4주간의 고트프리드 규칙 동안에 일일 순탄수화물 20g을 섭취했다면, 제29~31일 동안에 순탄수화물 25g을 섭취하라. 만약 케토시스와 체중이 안정적으로 유지되거나 계속 감소한다면 제32~35일에는 순탄수화물 30g을 섭취하고 제36~39일에는 순탄수화물 35g을 섭취한다. 자신의 체중, 혈당, 케톤을 매일 추적하라. 체중이 증가하면 개인 탄수화물 허용치에 도달한 것이다.

탄수화물 허용치에 도달하면 아마 혈중 케톤이 감소할 것이다. 케토시스에서 빠져나오고(혈중 케톤 수치가 0.5mMol/L 미만) 체중 감소가 멈춘 그때가 개인 탄수화물 허용치에 도달한 시점이다. 따라서 일일 탄수화물 허용치를 이 역치값보다 낮은 값에 맞춰라.

어떤 탄수화물을 제일 먼저 추가해야 할까? 나는 녹말이 많은 채소를 먼저 추가하고 나서 콩류 및 후무스(hummus, 병아리

콩으로 만드는 중동 음식)와 더불어 베리류처럼 당도가 낮은 과일
을 추가하도록 권장한다. 개인 탄수화물 허용치가 명확해질 때
까지 감자, 곡물, 유제품의 섭취에 매우 주의하라.

개인 탄수화물 허용치를 결정하는 요소는?

- 현재 체중
- 성별
- 건강 상태 및 생활방식
- 유전학 및 후성유전학(유전자가 세포에게 말하는 방법)
- 포도당 및 케톤
- 인슐린, 코르티솔, 성장호르몬, 렙틴 등의 호르몬
- 나이
- 신진대사 유연성
- 고트프리드 규칙 이전과 도중에 먹는 음식
- 스트레스 수준
- 장 기능
- 신체 활동량
- 복용하는 의약품

개인 탄수화물 허용치를 초과한 징후

- 체중 증가. 호르몬이 안정적이면 보통은 하루에 0.5kg 정
  도 변동할 수 있다. 다음 72시간에 걸쳐 일일 배변 후 체중
  이 0.9kg 이상 증가한 상태라면 현재의 탄수화물 허용치

를 넘어간 것이다.

- 혈중 포도당 수치 증가(공복 혈당 85mg/dL 초과)와 케톤 수치 감소(0.5mMol/L 미만). 이는 공복 포도당 케톤 지수가 10을 초과했음을 의미한다.
- 피로. 자신의 탄수화물 허용치를 넘어서면 낮잠을 자야 할 것처럼 피곤함을 느낄 수도 있다. 여분의 탄수화물을 언제 먹느냐에 따라 아침이나 오후, 저녁, 혹은 온종일 피곤할 수 있다. 대개 과잉 탄수화물 식사를 한 후에 피로가 나타난다.
- 브레인 포그. 탄수화물을 과다 섭취하면 무엇인가에 주목하거나 집중하기가 어려워질 수 있다. 이는 인슐린 저항성의 가장 흔한 증상 중 하나다.
- 감정 기복. 과잉 탄수화물은 우울감이나 피로감을 유발할 수 있다.
- 복부 팽만. 개인 탄수화물 허용치보다 많은 양을 먹으면 장내 가스가 생길 수 있다.

순탄수화물 5는 어느 정도 양일까?

이제 여러분은 계획을 알고 있으니, 식탁에 놓인 순탄수화물 5는 어떤 모습일지 살펴보자.

- 땅콩호박(조롱박 모양의 겨울 호박) 2온스(약 57g). 나는 한 번에 소량씩 찔 수 있도록 생호박을 큐브 모양으로 잘라서

냉동고에 보관한다.

- 고구마 2분의 1개(약 50g)에는 순탄수화물이 8 정도 들어 있으므로, 약 28g만 섭취한다.
- 베리류 4분의 1컵은 순탄수화물 약 4~5를 함유한다.
- 검은콩 4분의 1컵은 순탄수화물 5.8을 함유하므로 약간 더 적게 먹는다(약 28g).
- 캐슈넛 28g 혹은 18개. 여기에는 순탄수화물 7.7g이 들어 있다. 따라서 순탄수화물 5를 섭취하려면 캐슈넛 11개를 먹으면 된다.
- 키토 빵 1조각(내가 좋아하는 키토 빵에는 순탄수화물 4가 들어 있다. '유용한 정보' 참고).

식품 불내성 여부 확인하기

자신이 특정 식품에 불내성인지 아닌지 알아보기 위해 그 식품이 케톤 수치를 방해하는지 측정하는 방법으로 확인해보라. 많은 식품이 어떤 사람들에게는 케톤 감소나 혈당 스파이크를 일으키지만 나머지 사람들에게는 일으키지 않는다.

다음은 일반적인 원인 식품이다.

- 유제품
- 곡물

- 글루텐
- 달걀
- 술
- 인공 감미료
- 콩류
- 아몬드 또는 코코넛 가루
- 쌀
- 포장 식품

특정 식품에 반응하는지를 판단하는 가장 좋은 방법의 하나는 그 식품을 섭취하기 전과 후에 케톤 수치와 혈당을 측정하는 것이다. 세 가지 검사로 이루어진 과정(다음에 설명함)이지만, 어떤 식품이 자신을 방해하는지 한 번 알아두면 그 식품을 식단에서 뺄 수 있으므로 추가적인 노력을 들일 만한 가치가 있다. 이것이 중요한 이유는 식품 불내성이 체중 감소 저항증과 자가면역 질환을 유발할 수 있기 때문이다. 최근 자가면역 질환이 있는 100명을 대상으로 수행한 연구에서 발견된 가장 빈번한 식품 불내성은 카세인, 우유, 밀, 글리아딘(gliadin, 글루텐의 한 성분인 단백질), 달걀흰자, 쌀이었다.[3]

여러분이 어떤 생각을 하는지 안다. 우유를 못 먹으면 뼈 건강은 어떻게 챙기냐며 궁금해할 것이다. 미국 낙농협회에서 내놓는 마케팅 메시지에도 불구하고 유제품은 몸에 안 좋을 수도 있다. 새로운 연구 결과에 따르면, 유제품은 40세 이상 여성에서 노화로 인한 골 손실이나 골절을 예방하지 못한다.[4] 우수한 칼슘 공급원에는 십자화과 채소(콜라드그린, 브로콜리, 케일), 달걀, 시금치 같은 녹색 채소, 참깨 등 고트프리드 규칙의 많은 식품이 포함된다. 또 나는 환자들에게 골강도를 유지하고 비타민D가 우리 몸을 위해 하는 399가지 역할을 잘해낼 수 있도록 건강한 비타민D 수치(혈청 농도 50~90ng/mL)를 유지하라고 말한다.

술에 관한 주의사항: 3주 이상 술을 마시지 않으면 간이 깨끗하게 회복된다. 그래서 몇 주 만에 술을 마시면 이전보다 더 세게 영향을 받을 것이다. 술을 다시 마시기로 선택한다면 와인 약 70g에 해당하는 반 잔으로 시작하라.

꾸준히 케톤 수치 측정하기

키토에 더 적응할수록 몸은 계속해서 신진대사 유연성이 개선되고 탄수화물과 지방 두 가지 모두를 연소하는 데 더 효율적이 될 것이다. 이행기에는 다량 영양소(지방, 단백질, 총 탄수화물, 순탄수화물), 일일 체중, 주간 허리둘레, 케톤 수치를 계속 추적하고 때에 따라서는 포도당 케톤 지수(GKI)도 추적하라.

탄수화물 섭취량 증가에 대한 몸의 반응을 추적하기 위해 GKI를 사용할 수 있다. 케톤 수치가 0.5~3.0mMol/L로 유지돼야 바람직하다. 혈중 케톤 수치가 0.5mMol/L 미만이라면 몸이 케토시스 상태에 있지 않다는 것을 의미한다.

이행기 동안에 나는 아침에 체중을 잰 후 케톤과 혈당 수치를 처음으로 측정하고, 여분의 순탄수화물이 든 테스트 음식을 섭취한 후에 다시 측정한다. 나처럼 여러분도 식품 불내성을 테스트하려는 음식을 섭취한 지 2시간 후에 식후 GKI를 확인할 수 있다(계속 읽어나가면 이 내용에 관해 더 자세히 알 수 있다).

앞에서 말했듯이 GKI는 신진대사 상태를 가장 잘 보여주는 지표 중 하나다. 비만, 인슐린 저항성, 체중 감소를 해결하려면 계속해서 GKI 1~3을 목표로 삼아라. GKI 3~6은 여전히 인슐린 저항성을 바로잡는 데 도움이 되는 수준이며, GKI 6~9는 여전히 체중 감소의 효과가 있는 수준이다.

특정 식품 불내성을 측정하기 위한 3단계

식품 불내성 또는 민감성처럼 자신이 특정 식품에 반응하는지를 판단하기 위해 다음의 3단계 과정을 수행하라.

1단계 공복(또는 '식사하기 전') 혈당과 케톤을 측정하라. 이 측정은 마지막 식사를 하고 나서 적어도 3시간이 지난 후에 해야 한다. 그때 자신의 GKI를 확인하라. 이 수치가 자신의 기준선이다.

2단계 확인하고자 하는 음식을 먹거나 마셔라. 요구르트나 치즈나 콩 1인분처럼 그 음식만 섭취하는 것이 가장 좋다.

3단계 해당 음식을 먹은 지 60분 후, 그리고 120분 후에 혈당과 케톤을 다시 측정하라. GKI를 계산하라.

결과를 해석하는 방법: 음식을 먹은 지 60분 후 혈당이 기준선보다 30mg/dL 이상 올라가거나 2시간 후에도 혈당이 기준선으로 돌아오지 않는다면 해당 음식을 피하라. 이상적인 수준이라면 혈당이 90~115mg/dL이어야 한다. 케톤 수치를 0.5~1.0mMol/L 또는 0.5mMol/L 미만으로 떨어뜨리거나 GKI를 10 이상으로 올리거나 이런 결과 중 몇 가지를 동시에 유발하는 음식은 제한하거나 피하라.

지중해식 식단의 장점을 활용하라

지중해식 식단은 세계에서 가장 건강하게 오래 사는 사람들이 많기로 유명한 지중해 연안 지역, 특히 이탈리아와 그리스에서 발달한 오래된 식문화다. 4주간의 고트프리드 규칙에서 지중해식 식단으로 이행하면, 선택할 수 있는 음식이 더욱 다양해지고 자신의 개인 탄수화물 허용치를 알고 있으므로 허용치 이하로 먹어서 하루하루 섭취하는 탄수화물의 양을 조절할 수 있다.

다음은 지중해식 식단에 등장하는 식품이다.

- 식물성 자연식품(견과류, 씨앗류, 채소, 과일, 콩류, 곡물).
- 생선, 해산물, 유제품을 적정량 섭취.
- 붉은색 육류 및 기타 가공육 섭취를 제한.
- 올리브오일을 지방의 주된 공급원으로 하고 요리에 사용.
- 소량 내지 적정량의 알코올 섭취, 주로 레드와인(258~259 쪽에서 내 환자들이 즉각적으로 지적하듯이).

지중해 지역에서 나는 토착 식용식물과 허브에는 올리브, 보리지(borage, 미네랄 함량이 매우 높은 허브로 서양에서는 우울증 치료나 피로 회복에 쓰임-옮긴이), 근대, 케이퍼, 루핀(lupines, 콩과 식물로 알칼로이드 함량이 높아 독성 위험이 있음. 국내에서는 관상용으로 재배-옮긴이), 아스파라거스, 워터크레스(watercress, 물냉이, 크레송), 아욱, 엉겅퀴, 포도, 비트, 타이거넛(tigernut), 파슬리, 큐민, 고수, 펜넬, 오레가노, 로즈메리, 세이지, 레몬밤, 세이보리(savory, 좋은 향기와 자극적인 매운맛을 가진 허브로 후추 대용으로 쓰임-옮긴이), 호로파(fenugreek, 콩과 식물의 향신료), 월계수잎, 사프란, 버섯류 등이 있다.

아시아(쌀, 사과·라즈베리·자두·모과 같은 과일), 아프리카(아티초크artichoke, 조 또는 메조, 오크라okra, 멜론), 아메리카 대륙(옥수수, 땅콩, 토마토, 후추, 가지)에서 유래한 다른 식물들도 있다.[5]

여러 무작위배정 임상시험에서 지중해식 식단은 심혈관 질환,[6] 대사증후군,[7] 제2형 당뇨병,[8] 비만,[9] 암[10](유방암 포함)[11], 인지저하,[12] 알츠하이머병[13] 및 다발성 경화증[14] 같은 기타 신경퇴행

심층 정보

술에 대한 나의 의견

술에 대한 내 의견은 대중적이지 않다. 하지만 사실 우리는 술에서 얻기를 바라는 바로 그것, 바쁜 일상의 스트레스에서 벗어나게 해주는 긴장 완화를 누리지 못하고 있다. 내가 고트프리드 규칙을 안내하는 환자들은 대부분 술을 다시 마시고 싶어 한다. 그래서 내가 지중해식 식단으로 이행하는 이야기를 하면 중간에 끼어들어 레드와인을 찬양하곤 한다. 그런 간절함은 알코올에 집착하고 있다는 신호일 수 있고 그로 인해 호르몬 균형과 케토시스의 진행도가 느려지거나 심지어 멈출 수도 있으므로 주의해야 한다.

알코올은 몸에 어떤 작용을 할까? 샤르도네 두 잔은 탄수화물을 6g 이상 함유하며, 4주간 금주한 후 간이 더 깨끗해졌을 때 알코올이 그 상태를 무너뜨려서 더 빨리 취하게 만든다. 알코올은 코르티솔 수치를 높이며 그래서 잠을 방해할 수 있다. 이는 인슐린에 영향을 미치는 연쇄효과를 가진다. 하룻밤 잠을 설치면 다음 날 인슐린 저항성이 생긴다는 사실을 우리는 알고 있다. 더 높은 수치의 코르티솔은 보통의 인슐린 신호를 교란할 수도 있다. 만약 여러분이 적당한 양의 알코올을 섭취해서 만성적으로 그 신호를 교란하고 있다면, 이는 더 큰 인슐린 저항성을 유발할 것이다. 근육이 포도당에 굶주릴 정도로 충분히 운동을 하지 않는 데다 높은 수위의 스트레스까지 더하면, 더 심각한 인슐린 문제가 생기기 시작한다.

간단히 말해서 알코올은 호르몬에 해를 끼칠 수 있다.[16] 알코올은 신경독(neurotoxin)이다. 35~40세 후에는 혈액뇌장벽(bloodbrain barrier, BBB)이 점점 얇아져서 알코올이 더 심한 타격을 주고 숙취가 더 오래 간다. 게다가 알코올은 치밀이음부(tight junctions)의 정상 기능에 변화를 일으켜 혈액뇌장벽을 달라지게 할 수 있다. 혈액뇌장벽 누수는 기억력 문제, 다발성 경화증, 뇌졸중, 알츠하이머병 같은 여러 가지 문제와 연관이 있다. 또 알코올은 일주일에 세 번 적당량으로 섭취할 때도 여성의 유방암 위험을 높이는 발암 물질이기도 하다.

알코올은 주요한 해독 장기인 간에 피해를 준다. 알코올은 간 내 대사에서 최우선으로 처리되는 독소다. 이는 응급환자 중증도 분류체계와 비슷하다. 체내에서 알코올을 제거하는 일이 간의 최우선 과제다. 다시 말해서 알코올이 존재할 때는 대기오염이나 살충제처럼 우리가 노출될 수밖에 없는 모든 다른 독소가 해독 우선순위에서 뒤로 밀려난다는 뜻이다.

미국 성인의 절반이 술을 마시며 10%가 알코올 사용장애(alcohol use disorder, AUD)에 해당한다. 심지어 체중을 조절해도 여성이 남성보다 더 빨리 취한다. 여성은 더 많은 지방과 더 적은 수분을 지니고 있고 월경 주기에 기초한 다른 변화가 있기 때문이다. 역사적으로 알코올 남용과 사용장애(AUD)는 여성보다 남성에서 더 흔하게 나타났다. 하지만 최근 10년간의 자료에 따르면 여성이 남성을 따라잡고 있다. 주류업계는 알코올 소비량을 정상화하기 위해 마케팅 캠페인에서 특히 여성을 공략한다. 그래서 술이 기분을 좋게 하고 사람들과 연결해주는 핵심 요소인 것처럼 느끼도록 홍보한다.

과식은 알코올 사용장애와 관련이 있으므로,[17] 만약 호르몬을 바로잡고 가장 건강해지길 원한다면 술을 제한하거나 끊어야 한다. 자신이 알코올과 어떤 관계를 맺고 있는지 정직하게 평가해보고, 특히 35세 이후에는 술이 건강에 좋은지 재고해보길 권한다. 대형 주류회사가 여러분에게 하는 거짓말, 친구들은 음주문화를 내면화했을 것이라는 거짓말에 속아 넘어가지 마라.

성 질환의 위험을 감소시키는 건강상 효과를 나타냈다.

구체적으로 말하면, 당뇨병 환자의 혈당 조절에 있어서 지중해식 식단과 저탄수화물 식이요법은 혈중 헤모글로빈A1C 검사로 알려진 당화혈색소(glycated hemoglobin) 수치와 체중 감소에 동등하게 효과적이었고 고밀도 지단백('좋은' 콜레스테롤)에는 가장 큰 이점을 제공했다.[15]

개인적으로 나는 개인 탄수화물 허용치가 낮아서 전통적 지중해식 식단을 하면 체중이 늘어난다. 여러분도 그렇다면 이행기 동안에 곡물과 과일을 제한하고 채소, 견과류, 씨앗류, 생선, 해산물을 충분히 섭취하는 저탄수화물 지중해식 식단에 초점을 맞춰라.

해독을 이어가라

29일째쯤에는 여러분이 고트프리드 규칙을 따름으로써 많은 독성 지방을 제거한 상태일 것이다. 식이섬유와 함께 올리브오일, 아보카도오일, 견과류, 씨앗류 같은 건강한 지방을 섭취하면 간과 담낭을 씻어내리고 트랜스지방, 튀긴 음식, 과잉 포화지방에서 비롯된 독성 지방을 몸에서 제거하는 일에 도움이 될 것이다. 담낭은 식사 후에 지방을 분해하는 역할을 한다. 건강한 지방을 섭취하면 호르몬인 콜레시스토키닌(cholecystokinin)이 담낭을 자극해 모아둔 담즙을 장으로 분비하도록 해서 지방의 소화를 개선할 것이다. 담낭 절제술을 받았거나 담낭에 문제가 있다면 더 쉽게 분해되는 MCT 오일이 가장 소화가 잘될 수 있다.

계속해서 이따금 변비에 시달리는 환자들에게도 같은 내용을 반복해서 권고한다.

- 하루에 최소 한두 번은 장을 완전히 비우도록 하라.
- 물을 충분히 마시고 무설탕 전해질을 첨가하라.
- 상추와 십자화과 채소를 포함한 고섬유질 채소를 섭취하라.
- 각 음식에 빻은 아마씨나 MCT 오일을 넣어라.
- 마그네슘을 섭취하라. 우리는 대부분 마그네슘이 부족하므로 나는 고트프리드 규칙 참가자들에게 하루에 800mg까지 섭취하게 한다.
- 운동과 땀 흘리기를 계속하라. 그러면 지방 감소를 유지하는 데 도움이 될 것이다.

24시간주기에 기초한 간헐적 단식을 지속하라

여러분은 이제 간헐적 단식이 얼마나 효과적인지 경험해봤고, 만약 여러분이 내 환자들 대부분과 비슷한 상황이라면 간헐적 단식이 비교적 쉽게 바꿀 수 있는 생활방식이라는 점을 알 것이다. 이런 장점은 이행기와 그 이후에도 간헐적 단식을 지속하

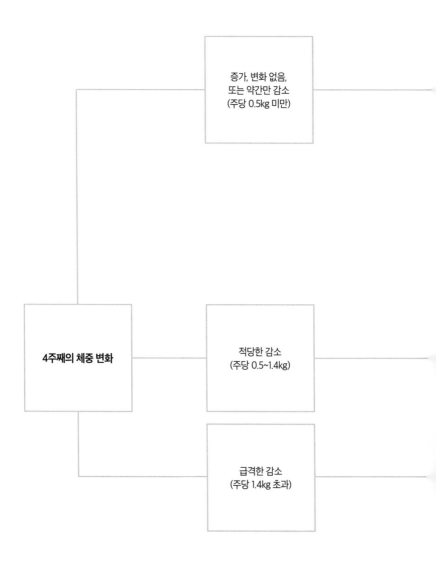

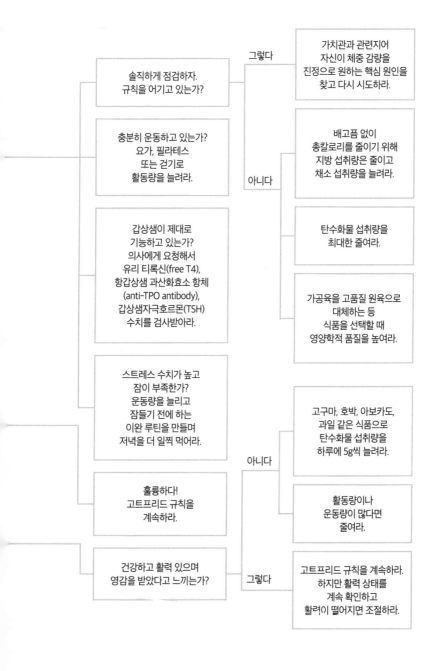

솔직하게 점검하자.
규칙을 어기고 있는가?

그렇다 → 가치관과 관련지어
자신이 체중 감량을
진정으로 원하는 핵심 원인을
찾고 다시 시도하라.

충분히 운동하고 있는가?
요가, 필라테스
또는 걷기로
활동량을 늘려라.

아니다 → 배고픔 없이
총칼로리를 줄이기 위해
지방 섭취량은 줄이고
채소 섭취량을 늘려라.

탄수화물 섭취량을
최대한 줄여라.

갑상샘이 제대로
기능하고 있는가?
의사에게 요청해서
유리 티록신(free T4),
항갑상샘 과산화효소 항체
(anti-TPO antibody),
갑상샘자극호르몬(TSH)
수치를 검사받아라.

가공육을 고품질 원육으로
대체하는 등
식품을 선택할 때
영양학적 품질을 높여라.

스트레스 수치가 높고
잠이 부족한가?
운동량을 늘리고
잠들기 전에 하는
이완 루틴을 만들며
저녁을 더 일찍 먹어라.

아니다 → 고구마, 호박, 아보카도,
과일 같은 식품으로
탄수화물 섭취량을
하루에 5g씩 늘려라.

훌륭하다!
고트프리드 규칙을
계속하라.

활동량이나
운동량이 많다면
줄여라.

건강하고 활력 있으며
영감을 받았다고 느끼는가?

그렇다 → 고트프리드 규칙을 계속하라.
하지만 활력 상태를
계속 확인하고
활력이 떨어지면 조절하라.

기에 충분한 동기부여가 돼줄 것이다. 여러분의 노력은 인슐린·성장호르몬·기타 호르몬의 개선과 지방 감소, 에너지·활력·집중력 증대로 보상받을 것이다.

이행기 내내 일주일에 2~5일 정도 16시간 야간 공복을 지속하라. 고트프리드 규칙 참가자 중에는 혈당, 인슐린, 케토시스를 최적의 범위로 유지하기 위해 매일 밤 야간 공복을 실천하는 사람들도 있다. 호르몬은 24시간주기 리듬에 따라 분비되므로 오전 10시 전에 아침 햇살을 10분간 쬐면 호르몬이 계속 제대로 분비되게 할 수 있으며, 밤에 멜라토닌 분비량을 늘리는 데 도움을 주고 호르몬 리듬을 강화한다. 나는 거의 매일 아침에 개를 데리고 산책하면서 햇빛을 받는다. 만약에 아직 6.8kg을 더 감량해야 한다면 4주간의 고트프리드 규칙이 끝나도 일주기에 기초한 간헐적 단식을 계속하라.

절제력을 잃은 후에
해야 할 일

절제력을 잃고 고트프리드 규칙을 어기는 일은 일어나기 마련이다. 아마도 휴일을 맘껏 즐겼거나 생일 축하 파티에 참석했을 것이다. 어느 순간, 케토시스 상태를 깨뜨리고 체중을 늘리는 음식에 자신이 너무 빠져들었음을 깨달을 수도 있다.

그런 일이 일어나면 가능한 한 빨리 제자리로 돌아가라. 다시 개인 탄수화물 허용치로 돌아가 허용치보다 적게 먹도록 하라. 나는 환자들에게 회복 식단, 즉 균형 감각을 되찾도록 도와줄, 고트프리드 규칙을 따르는 식단을 미리 계획하라고 조언한다.

더 이상의 유혹을 피하고 다시 정상 궤도에 들어서기 위해 자기 자신과 계약을 맺어라. 여러분이 사용할 수 있는 간단한 양식이 여기에 있다.

- 개인 탄수화물 허용치 _____
- 먹는 시간대 _____
- 아침식사 _____
- 점심식사 _____
- 저녁식사 _____
- 운동 목표 _____
- 다음 날 체중 _____

이행기에 대한 마지막 고려사항

마지막으로 고려해야 할 점은 자신을 다독이고 보살피는 것이다. 내 조언을 받아들여서 일시 정지 버튼을 누르기 위한 자신이 가장 좋아하는 방법을 찾아냈는가? 자신에게 도움이 되는 앱을 발견했는가? 때때로 스스로에게 이 과정의 재동의를 얻기 위한 일일 리마인더가 필요하다. 나는 너무 바빠서 느긋해지기 어렵지만, 치유가 일어나려면 속도를 늦춰야 한다. 모든 치유는 부교감신경계에서 이루어지며 여기에서 이완, 깊은 복식 호흡, 진정이 중요한 역할을 한다.

나는 몸을 초자연적 존재로부터 빌린 것이라고 생각한다. 그러니 모든 방법을 동원해서라도 건강을 돌봐야 하지 않겠는가? 나는 확실히 그렇게 하고 싶고, 내 환자들과 다른 여성들도 그랬으면 좋겠다. 그 방법에 신진대사 유연성, 다시 말해 몸이 이용할 수 있는 연료가 무엇이냐에 따라 탄수화물 연소나 지방 연소에 적응하는 능력이 포함된다.

계속해서 체질량지수(BMI) 18.5~24.9kg/㎡를 목표로 삼되, 잊지 말고 몇 개의 소목표(module)로 나눠라. 우리는 지난 장에서 체중 감량에 대한 라라의 소목표를 논의했다. 라라의 초기 목표 혹은 소목표는 BMI를 24.9kg/㎡ 미만으로 만들기 위해 주로 지방 2.3kg을 감량하는 것이었다.

로터스에게 첫 번째 소목표는 라라의 소목표와 같아서 주로 지방 1.4kg을 감량하는 것이었다. 두 번째 소목표는 4주간의 고트프리드 규칙을 완료하는 일이었고, 그때까지 누적해서 총 5.7kg을 감량했다. 세 번째 소목표는 이행기 동안에 BMI를 24.9 미만으로 만들면서 탄수화물을 적게 섭취하는 지중해식 식단으로 서서히 전환하는 것이었다.

이행기에 로터스는 탄수화물 섭취량을 점점 늘렸을 때 몸과 체중이 어떻게 반응하는지 알 수 있도록 케톤 생성비 2:1에서 점점 물러나기 시작했고, 이때 케톤 생성비가 가끔 1:1에 이르렀다. 심지어 그녀는 딸의 생일 파티에서 초콜릿케이크 작은 한 조각을 즐기기도 했지만, 다음 식사 때 바로 계획으로 돌아왔으며, 총 15kg을 감량했다. 합리적인 목표는 로터스가 그랬듯이 고트프리드 규칙을 완료하고 나서 주로 지방 1.4~2.3kg씩을 매달 계속 감량하는 것이다.

가장 건강한 몸을 유지해야 하는 것은 어떤 가치가 있는가? 나는 그것에 가장 높은 가치를 둔다. 건강을 유지하는 일은 친구들과 시간을 보낼 때 고트프리드 규칙에 맞지 않는 음식이나 술을 거절하거나, 딸이 피자를 주문할 때 그 유혹을 뿌리침으로써 생기는 약간의 어색함보다 더 중요하다.

만약 만성 염증에 시달리거나 과부하 상태이거나 에너지가 고갈되거나 스트레스를 받는다면 건강하다고 느끼지 못할 것이다. 자신에게는 불가능할 것이라고 여겼던 수준의 건강과 활력에 도달하기 위해 여유를 갖고 신중하고 체계적으로 이행기를 수행하라.

핵심 포인트

- 개인 탄수화물 허용치를 정하기 위해 소량의 탄수화물을 다시 섭취하는 방법을 살펴봤다. 순탄수화물 5g을 조금씩 혹은 한 번에 추가해서 체중 감소를 지속하기 위한 자신의 역치를 결정하라.

- 술을 다시 섭취해서 몸이 술에 어떤 반응을 보이는지 알아볼 수 있지만, 간의 해독 경로가 깨끗한 케토시스 상태에서는 알코올이 더 큰 타격을 줄 것이므로 주의해야 하며 조금만 마셔야 한다.

- 자신의 포도당 케톤 지수를 추적해서 혈당 스파이크를 유발하거나 몸을 케토시스에서 나오게 하는 음식을 조심하라. 문제의 음식을 식별하고 걸러내서, 장기적인 호르몬 균형, 건강한 지방 연소, 세포에 가장 좋은 조화를 만들어내기 위해 준비하라.

- 4주간의 고트프리드 규칙 기간으로 이룬 진전을 굳히기 위해 가장 흔한 문제들을 계속 해결해나가라.

- 체중은 서서히 늘었으므로 서서히 빠진다는 점을 기억하라. 이행기를 찬찬히 수행하라. 장기적으로 체중을 감소하고 그 상태를 유지하기 위해 부단히 노력하라.

- 지속적인 도움이나 일일 점검이 필요하다면 5장, 6장과 이번 장으로 돌아가서 필요할 때마다 다시 읽어라.

- 고트프리드 규칙은 그저 또 하나의 식이요법이 아니다. 이 규칙은 자신을 더 깊이, 그리고 여러분이 허용한다면 호르몬까지 전부 알게 해주는 도구다. 또 음식이 호르몬에게, 호르몬이 음식에게 말하는 방식에 관해 아주 많은 것을 알려줄 것이다. 이처럼 자기 인식과 친밀감이 향상되고 지식이 늘어나면 향후 수년, 수십 년 동안 여러분에게 도움이 될 것이다.

8장

호르몬 균형을 통합하는
평생의 계획을 세워라

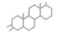

핵심은 신진대사 유연성이다

드디어 해냈다! 단 4주 만에 여러분은 그동안 자신에게 있는 지조차 인식하지 못했던 큰 문제를 해결했다. 식탁의 음식을 바꾸고 조직의 호르몬을 변화시켰으며, 그 결과 더 나은 삶으로 바뀌었다. 더 기쁘게도 여러분이 호르몬을 조화시키기 위해 들인 노력은 평생 보상으로 되돌아올 것이다. 도를 넘어서는 체중, 활력 저하, 불임, 고질적인 복부 지방, 당뇨병 전단계, 열성 홍조, 야간 발한, 감정 기복, 불안, 불면증, 체력 저하 등 이 프로그램을 처음 시작할 때 어떤 증상이 있었든 상관없이, 음식이 호르몬과 몸에 어떻게 영향을 주는지를 알았으니 이제부터는 앞으로 나아갈 수 있다. 결과적으로 여러분은 지금 조율이 잘된 오케스트라와 개선된 신진대사 유연성의 효과를 경험하고 있다.

이제 호르몬 균형을 통합하는 평생의 계획을 세워야 할 때다. 나는 여러분에게 계속 응원을 보내고 지침을 제공할 것이다. 지난 수년에 걸쳐 내가 배운 사실은 원하는 체중을 딱 맞춰 유지해주는 마법의 공식은 없다는 것이다. 대신 이 책에 나오는 작은 단계들을 반복할 때, 시간이 흐르면서 큰 변화로 이어질 수 있다. 작은 단계를 꾸준히 밟아나가는 일이 가장 큰 영향력을 발휘하므로 각 단계를 충실히 실천하라. 혹시라도 호르몬 불균형 증상이 다시 나타나거나 설탕에 대한 갈망으로 다시 어려움을 겪거나 체중이 2.3kg 늘어난다면 고트프리드 규칙을 반복하라.

여러분도 이제 알다시피 목표는 몸이 포도당과 지방 두 연료 사이에서 효과적으로 전환하는 건강한 신진대사 상태인 신진대사 유연성이다. 간헐적 단식을 수행하거나 탄수화물을 제한하면 몸은 지방을 연소한다. 7장에 정의된 개인 탄수화물 허용치보다 더 많이 먹으면 몸은 포도당을 연소하면서 더 많은 탄수화물을 갈망하기 시작하고 지방 축적을 촉발한다.

인슐린이 혈당 운영의 주도권을 잡고 있지만, 고트프리드 규칙을 완료한 후에 인슐린이 더 균형을 이뤄 인슐린 수치가 정상으로 돌아오면 몸은 연료로 사용할 물질을 지방과 포도당 사이에서 더 쉽게 전환할 수 있다. 다시 한번 말하겠다. '모든 것의 핵심은 신진대사 유연성이다.'

고트프리드 규칙을 하기 전에는 당 또는 과잉 탄수화물 섭취로 포도당을 연소해서 인슐린 농도가 올라가고 심지어 인슐린 저항성까지 나타나는 패턴에 갇혀 있었을지도 모르겠다. 이미 논의했듯이 시간이 지나면서 그 증상은 다른 호르몬 불균형과 심각한 건강 문제를 초래할 수 있다.

음식과 호르몬이 망가지면 삶이 힘들어지며 심지어 잔인하고 비인간적인 상황이 된다. 그런 삶은 우리를 하루하루 살아가는 시늉만 하는 무감각해진 로봇으로 바꿔놓을 수 있다. 그러면 우리는 질병에 취약해질 수 있으며, 특히 위기 상황에서는 더욱 그렇다. 그래서 힘든 시기를 버겁고 두렵게 느끼거나 아니면 아무것도 느끼지 못할 수도 있다.

아마 여러분은 큰 슬픔을 겪어봤을 것이다. 팬데믹 기간에 아팠거나 다른 고통스러운 의료진단을 받았을 수도 있다. 격리 기간 동안 체중이 15파운드(6.8kg) 증가하는 '확찐자'(quarantine 15)가 되었거나 직무 스트레스로 체중이 늘어났을지도 모른다. 아니면 사랑하는 사람을 잃거나 실직했을 수도 있다. 아마 처방약을 복용하는 것이 유일한 정답처럼 보이거나 적어도 쉬운 방법처럼 여겨질 것이다.

의약품이 생활방식 변화와 어떻게 비교되는지를 수십 년간 연구한 끝에 내가 여러분에게 말할 수 있는 것은 생활방식 변화가 거의 모든 처방약보다 더 효과적이라는 것이다. 비결은 가치관을 바로 세우고 자신에게 진정으로 중요한 것에 대해 확고한 자세를 보이는 것이다. 더 이상 자기파괴나 내면의 갈등은 없다. 식료품 카트에 무엇을 담을지부터 접시에 무엇을 놓을지까지 선택에 관한 결정권을 여러분이 쥐고 있기 때문이다. 가치관을 분명히 말할 때 행동도 그에 맞춰 따라온다. 그 과정은 간단하면서도 힘을 북돋는다.

자신에게 무엇이 중요한지 기억하라

이번 장에서는 변화를 갈망하는 여러분의 마음에 관해 이야기하고 싶다. 변화에 대한 갈망은 여러분의 다음 행동, 사람들과 장소와 사고방식 사이의 관계, 개인적 행동 규칙을 가리키는 내면의 나침반 같은 것이다. 그 강렬한 바람 또는 욕구는 자기 자신에게서만 나올 수 있다. 여러분이 신진대사 건강을 개선하고자 하는 바람을 생각할 때 나는 지금껏 여러분이 이룬 성공을 칭찬하는 것은 물론이고 여러분의 약점이나 잘못된 출발, 후퇴 또는 정체기 어느 것이든 받아들이고 싶다. 모두 대립하거나 판단하거나 비하하지 않고 협력하는 분위기에서 이루어졌다.

지금까지 이 책을 읽은 여러분은 음식, 호르몬, 건강에 관한 우선순위와 가치를 판단하는 감각이 향상되었다. 여러분은 이상적인 지방량과 체중이란 무엇이어야 하고 옷을 입었을 때 어떤 모습이길 원하는지 알고 있다. 이 생각을 더 분명하게 해서 우리 삶에 더 철저히 통합시켜보자. 왜 그렇게 해야 할까? 여러분이 가장 가치 있게 여기는 것에서 모호함을 걷어내고 그 가치관에 따라 행동하면 삶이 더 간결하고 즐거워지며 확실히 더 충만해지기 때문이다. 내 말을 믿어도 좋다.

최고의 가치관에 부합하는 삶은 오히려 휴가에 가깝다. 여러분은 자신을 위한 강하고 명백한 비전에 의해 앞으로 나아가게 된다. 삶은 통제도 아니고 많은 사람이 두려움에 대처하기 위해 사용하는 통제의 환상에 관한 것도 아니다. 여러분은 체중 감량이 통제의 문제라고 느낀 적이 있는가? 그렇지 않다. 그것은 환상이다. 두려움과 통제는 장기적인 체중 감량과 건강에 효과적이지 않다. 장기적 성공의 핵심은 대사성 호르몬과 신진대사 유연성, 그리고 무엇보다 건강을 소중히 여기고 가치관에 부합하는 식습관을 가지는 것이다.

5장에서 쓴 개인의 가치 선언문을 다시 찾아보라. 대사형이 사과 체형에서 서양배 체형 또는 심지어 셀러리 체형으로 바뀔 수 있는 것처럼, 가치 선언문도 경험에 근거해서 신선한 아이디어와 통찰력을 통합하는 방향으로 발전할 수 있다. 개인적 가치 선언에 수정이 필요한지 살펴보라. 처음에 가치 선언문을 쓰지 않고 넘어갔어도 문제없다. 5장으로 다시 돌아가서 첫 선언문을 쓰면 된다. 그 가치 선언문도 앞으로 여러분이 계속 발전할 수 있도록 도울 것이다.

고트프리드 규칙을 반복하기 전에 허용할 최대 체중이나 나이가 들어도 유지하고 싶은 최소 근육량 같은 특정한 숫자를 추가해서 수정할 수도 있다.

호르몬 균형을 맞추기에 너무 늦은 나이는 없다

이 책의 시작 부분에서 나는 대사성 호르몬을 바로잡기에 너무 늦은 나이는 없다고 설명했다. 여러분은 이제 호르몬 항상성을 되찾아서 부러움을 살 정도로 산뜻한 새 출발을 할 수 있다. 고트프리드 규칙을 따르는 동안 해독에 투자했으므로 간이 더 이상 처리 한도를 초과하지 않는다. 단식을 통해 약한 케토시스를 유도하기 위한 14~16시간의 신진대사 휴식을 취해서 몸을 쉽게 치유할 수 있다.

여러분이 음식과 호르몬의 연관성에 관해 알고 있는 내용을 자신의 상황과 몸에 적용해서 인슐린 저항성에서부터 당뇨병·유방암·심장질환에 이르기까지 35세 이후 여성에게 아주 흔하게 나타나는 문제들을 해결하거나 예방할 수 있는 자신감을 얻었길 바란다.

설령 의사가 여러분의 걱정을 무시하거나 해결 방법이 없다고 말했더라도 여러분은 지금 예전처럼 호르몬에 갇혀 있지 않다. 내분비계도 몸의 다른 부분들처럼 유연해서 종종 나이 및 과거의 몸 상태와 상관없이 계속해서 성장하고 배우고 새로운 기억을 저장하며 자신과 몸의 기능을 변화시킬 수 있다. 언제든 오케스트라를 다시 정상 궤도에 올려놓을 수 있다. 이는 정밀의학의 약속이자 장점이다.

내분비계가 위장관계·신경계·면역계뿐만 아니라 내면 및 외부 세계와도 계속 상호작용할 수 있게 꾸준히 관리해야 한다. 여러분은 몸 전체가 서로 조화와 결합을 이루도록 균형을 맞춰야 하며, 음식은 그것을 돕는 훌륭한 통합자다. 음식과 호르몬에 이 정도로 관심을 기울인다면, 앞으로도 오랫동안 건강한 신체와 정신을 유지할 수 있을 것이다.

균형 잡힌 나를 유지하기

여러분이 앞으로 해야 할 일은 체중, 허리둘레 및 엉덩이둘레, 그리고 아마도 지방량까지 측정을 계속하는 것이다. 지금 결심하고 개인 가치 선언문에 분명한 선을 그어라. 치팅데이나 생일축하 파티 때문에 선을 넘었다면 1~4주간의 고트프리드 규칙을 한 번 더 하라. 예를 들어 나는 휴가 후에 정상 궤도로 돌아오기 위해 가끔 실행기를 1주간 따른다. 혹은 6주 후에 특별한 행사가 있다면 프로그램을 필요한 기간만큼 따를 수 있다. 하지만 특히 여성에 대한 안전성 자료가 제한적이기 때문에 케토시스 상태에 6개월 이상 머무르는 것은 권장하지 않는다.

지난 몇 주 동안에 가장 좋았던 식사를 골라서 자신의 정규 레퍼토리의 일부로 만들어라. 가장 좋아하는 실천 활동을 계속해서 효과를 거둬라.

틀림없이 여러분은 다양한 어려움에 부닥칠 것이다. 그런 어려움은 불가피한 것이지만 호르몬 불균형은 그렇지 않다. 회복 탄력성을 키워라. 채소를 하루에 450g씩 많이 섭취해서 장내 유익균에게 계속해서 먹이를 제공하라. 고트프리드 규칙을 완료한 후에도 혈중 포도당과 케톤을 계속 측정하라. 몇 주 동안은 이틀에 한 번씩 측정하고, 그 후 안정된 상태를 유지하면서 목표 범위에 있다면 1주에 한 번씩 측정하면 될 것이다. 실질체중을 최소한 분기별로 또는 매년(체중이 증가하고 있다면 더 자주) 추적하고 심혈관 건강에 가장 좋다고 밝혀진 운동 조합(근력운동 3분의 2,

유산소운동 3분의 1)을 수행해서 실질체중을 유지하거나 늘려라. 땀을 더 많이 흘려라. 숲속에서 걷거나 요가를 하거나 사우나에 가라. 습관과 건강수명을 함께 개선할 수 있도록, 건강을 챙기는 식습관을 가진 사람들과 친하게 지내라.

여러분은 이미 호르몬 균형을 잡는 일에 큰 진전을 이뤘으며, 이제는 그 진전을 유지해야 한다. 시간이 흐르면서 여러분이 가장 좋아하는 고트프리드 규칙 실천 활동에 들인 노력이 모여 습관이 되고 결국에는 완벽함과 자유를 느끼게 될 것이다.

나는 이 책을 시작할 때 음식에 기반한 호르몬 균형을 뜨거운 여름날 불어오는 시원한 바람에 비유했다. 내 소망은 이 마지막 장이 여러분이 건강과 치유를 향해 앞으로 나아갈 때 등을 밀어주는 바람처럼 한층 더 동기부여를 하는 것이다. 지난 수년간 나는 의욕을 유지하는 것이 하나의 과정이라는 것을 배웠다. 고트프리드 규칙의 체중 감소, 명료함, 평화, 평정, 행복, 정신 집중은 여러분에게 활력을 안겨주고 계속 자극을 줄 것이며, 여러분이 허락한다면 시작했을 때보다 훨씬 더 그럴 것이다.

가치를 실천하라

호르몬과 체질량에 관한 한 나는 내가 무엇을 원하는지 안다. 나는 반짝이는 눈과 넘치는 에너지로 호르몬에 관한 대화를 변화시키고 다른 사람들을 응원하며 자신이 말한 것을 진실되게 실천하는 그런 여성이 되고 싶다. 암묵적 편견·인종 차별·건강 불평등을 조사하고 인종 차별 방지 정책 및 정책 입안자를 장려하는 것을 포함하는 새로운 보건의료 패러다임에서 리더 역할을 계속하고 싶다.

개인적으로는 허벅지나 체중계 또는 무엇을 입어야 할지를 생각하느라 마음을 뺏기지 않으면서 가족 및 친구들과 정서적 유대관계를 맺고 싶다. 내가 허벅지 사이에 틈이 있는지 없는지에 대해 생각하는 데 시간을 빼앗기고 있다면 나의 역할은 온전해질 수 없다. 다른 사람들이 발전하도록 돕고 싶다. 가치관은 내가 세상에서 어떤 사람이 되고 싶은지, 그리고 조사와 연구, 집필 및 교육을 어떻게 통합하는지를 안내하는 나침반이다. 가치관과 역할의 이 특별한 조합이 세포부터 영혼까지 내게 자양분을 제공한다.

미국의 소설가·극작가·수필가·시인이자 인권 운동가인 제임스 볼드윈(James Baldwin)은 다음과 같은 글을 남겼다. "내가 미국에서 항상 충격적으로 느끼는 것은 정서적 빈곤이 심각하고 인간 생명과 인간미에 대한 공포심이 너무 깊은 나머지 어떤 미국인도 자신의 공적 입장과 사생활 사이에 실천력 있고 유기적인 관계를 맺을 수 없는 듯하다는 것이다."

나도 같은 생각이다. 그래서 우리는 삶의 경계를 넘어 손을 내밀고 의도적으로 가치관을 끌어올려서 그 가치관이 우리의 역할을 만들어가게 해야 한다. 그리고 그 일에 여성으로서 여러분만이 가진 생물학적 특징, 특히 호르몬도 포함되길 희망한다.

이제 여러분 차례다. 정서적 빈곤을 피하기 위해 어떻게 하면 계속해서 가치관을 가다듬고 그 가치관에 맞게 살 수 있을까? 이 상태는 음식이 도울 수 없는 방식으로 호르몬을 방해한다. 한편으로 나는 최근에 친구에게서 우리가 삶에서 경험하는 무(無)가 가장 본질적인 가치일 수도 있다는 것을 배웠다. 우리 자신과 다른 사람들의 정서 함양처럼 무엇이 빠졌든 그것은 완전함을 만드는 상호보완적 가치로 우리를 안내할 수 있다.

개인적으로 나는 최근에 직장을 떠났다. 직장을 다니는 동안에는 내게 가장 중요한 이 내용을 가르칠 자유가 제한되고 가족에게서도 멀어지기 때문이다. 그 일은 내가 자유, 자율성, 가정생활을 얼마나 중요하게 여기는지를 내게 보여줬다. 가치는 무에서 창출된다. 여러분이 경험하고 있는 무는 무엇인가? 건강, 체형, 정서, 안도감, 공적 생활과 사생활 사이의 조화를 고려하라. 균형은 많은 입력을 요구하며, 이는 앞으로 평생 머리와 가슴, 그리고 호르몬을 균형 있게 유지하기 위한 처방이다.

고트프리드 규칙의 메시지가 세상에 퍼져나가길

음식을 비롯한 생활방식 선택은 호르몬 건강, 더 나아가 개인의 전체 건강에 큰 역할을 한다. 그와 더불어 우리는 기대치를 높여야 한다. 갈 길이 멀다. 의사 및 다른 전문 의료인들에게 이 책의 주제와 증거 기반의 고트프리드 규칙에 대해 전함으로써 이 메시지가 퍼져나가길 기대한다.

갑작스러운 호르몬의 변화, 지방 축적, 체중 증가의 증상을 해결할 또 하나의 방법이 있다는 사실을 사랑하는 사람들, 특히 엄마·자매·딸에게 전해라. 이 원리를 따르는 동안에 자기 몸에 관해 어떤 점을 발견했는지 친구들이나 친한 동료와 이야기하라. 여러 면에서 여러분은 자신에게 가장 좋은 의사다. 도전하고 성공한 이야기를 나와 다른 사람들에게 소셜 미디어로 공유하자. 타인을 돕는 일은 호르몬에 좋다. 여전히 호르몬 불균형과 대사 장애로 고통받으면서 변화를 열망하는 사람들에게도 이 최고의 정보가 전해질 수 있으면 좋겠다.

여러분에게 고트프리드 규칙은 건강과 신체를 회복시켜줄 음식과 호르몬의 기본 틀을 제공하고 4주 동안 크고 중요한 진전을 이루게 이끌어줄 것이다.

비록 호르몬이 현대적인 생활방식에 노출되면 균형을 잃기 쉬울 정도로 취약할지라도, 고트프리드 규칙은 음식과 호르몬이 협력자로 작용하는 행복하고 활력 넘치는 최고의 상태로 살아갈 수 있도록 도울 것이다. 그 말은 음식, 대사성 호르몬, (장 내막, 간, 미생물군유전체, 미생물군집, 면역계를 포함한) 장 건강, 심장 및 혈관계 건강, 뇌 건강, 미토콘드리아 건강, 피하 및 내장지방 사이에 풍부하고 깊은 대화가 계속 진행되고 있다는 뜻이다. 그 대화가 없다면 우리는 원하지 않는 기본 설정으로 너무 쉽게 후퇴할 수 있다.

또 기억할 점은 이제 여러분에게 포괄적인 식단이 생겼다는 사실이다. 이 식단은 목표를 달성하기 위한 단기간의 제한된 수단이 아니라 여러분이 자신을 상대로 테스트한 개인 맞춤형 식이요법이다. 그리고 삶을 지배하게 도와줄 중요한 일상 습관도 시작했다. 간단히 말해서 다이어트에 성공하기 위해 호르몬을 항상성 상태로 유지해줄 더 광범위한 정밀의학 규칙이다. 이 새로운 기술과 습관 모두는 여러분이 고트프리드 규칙을 따름으로써 배운 것과 결합해 과거의 기능장애에 안녕을 고하고 새 출발을 도울 새로운 자료를 제공한다.

생활방식 의학은 우리가 여성으로서 맞닥뜨릴 수 있는 호르몬 기능장애에 대한 가장 효과적인 해결책이다. 여러분을 끌어내리기보다는 끌어올리는 생활방식을 선택하라. 다이어트 문화와 다이어트 반대 문화가 시끄럽게 부딪히는 상황에서 우리는 자신만의 길을 찾는다. 궁극적으로는 음식과 몸을 어떻게 다뤄야 할지 결정하게 된다. 나는 여러분의 결정을 지지한다.

가장 건강한 사람이 되기 위해 꼭 필요한 일을 하면서도 호르몬과 체중이 평화로운 곳에 도달할 수 있다. 호르몬은 오케스트라여서 솔로 공연은 없다는 것을 기억하라. 통합된 전체만 있을 뿐이다.

마지막으로 나는 여러분이 대사성 호르몬을 바로잡는 것을 넘어 균형 잡힌 충만한 삶을 살아가길 희망한다. 교감신경계(투쟁·도피·경직)와 부교감신경계(휴식과 소화), 시상하부-뇌하수체-부신 축, 그리고 내분비샘 사이에 균형을 맞추고 몸에 대한 긍정적 생각과 감정을 가지면 항상성이 회복된다. 그것을 달성하기 위한 내가 아는 유일한 방법은 처방약이 아니라 포괄적인 생활방식 의학에 있다. 균형을 찾으려는 능력에 영향을 미치는 것은 일상의 작은 선택들이다.

생활방식의 각 요소들은 호르몬에 강력한 영향을 주며 그 반대도 마찬가지다. 내분비계의 유연성을 이용하고 망가진 곳에서 더 강해져야 한다. 몸이 그 자체와 하나가 될 것이다. 여러분은 더 건강해질 것이고 아마 질병도 호전될 것이다. 몸은 여러분과 여러분의 가장 높은 가치를 실현하기 위해 스스로 재설계하는 법을 배울 것이다.

9장

재미와 맛으로 가득한
고트프리드 레시피와 식단

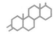

지금부터 나오는 내용은 재미와 맛으로 가득하다! 이번 장에서는 여러분이 고트프리드 규칙에 성공할 수 있도록 내가 가장 좋아하는 레시피와 음식을 소개하고자 한다. 여기서 중요한 점은 호르몬 수치를 최적의 범위로 되돌리기 위해서 진정한 자연식품을 선택하고 건강한 지방을 풍부하게 섭취해야 한다는 점이다. 가능하면 유기농 재료를 사용하라.

나트륨 함량이 높은 가공식품을 피하고 있거나 나트륨 섭취를 제한해야 하는 질병(예로 소금에 민감한 고혈압, 신장 기능장애, 소변 내 칼슘 손실 증가)이 없다면, 케토시스 상태에 있는 동안에 소량의 천일염이나 코셔 소금(kosher salt, 요오드 같은 첨가물이 들어 있지 않은 굵은 소금)을 사용하는 것이 좋다. 탄수화물을 제한하면 몸이 과잉 체액을 배출하고 그 체액과 함께 나트륨도 빠져나온다. 그러므로 나트륨을 충분히 섭취할 수 있도록 음식에 천일염을 약간(약 8분의 1작은술) 뿌려서 먹도록 한다.

여러분도 나처럼 곧 배우게 되겠지만 나는 많은 대중 요리를 키토 친화적인 요리로 바꾸는 방법을 배웠다. 그 요리들을 활용한다면 가장 좋아하는 맛과 음식을 더 이상 그리워하지 않아도 될 것이다. 내 레시피를 보고 나서 여러분이 가장 즐겨 먹는 음식에 그대로 적용하면 된다.

| 셰이크 |

나는 거의 매일 아침 14~16시간 공복과 운동(나는 공복 상태에서 운동한다) 후에 셰이크를 만든다. 내가 주로 하는 운동은 근력운동 3분의 2와 유산소운동 3분의 1이지만 가끔 슬로우 플로우 요가(slow-flow yoga, 전신을 자극하며 이완하는 요가)나 회복 요가만 할 때도 있다. 기능성 셰이크를 섭취하는 것은 몸을 회복하기 위해 영양 밀도가 높으면서 단백질이 충분하고 탄수화물이 적은 음식으로 공복을 깨는 데 가장 좋은 방법이다. 내가 가장 좋아하는 고트프리드 규칙 셰이크 레시피는 그저 기본 안내서일 뿐이고 이것으로 만들 수 있는 조합은 무수히 많다. 첫 번째 레시피는 개인별 취향과 호르몬 관련 요구사항에 맞춰 변형할 수 있는 기본 레시피다. 보통 나는 내 개인적인 하루 순탄수화물 허용치 25g 미만을 유지하기 위해 식사당 순탄수화물 7~10g을 목표로 한다. 모든 셰이크 레시피에 정수를 사용하도록 권장한다(정수가 중요한 이유에 대해서는 192쪽을 참고한다).

세이크 1

케토시스를 위한
기본 고트프리드 규칙 세이크

내가 늘 선택하는 이 훌륭한 세이크는 공복을 깨기에 완벽한 음식이다.

| **1인분** |

액체:
- 정수(여과수) 또는 좋아하는 음료(무가당 아몬드밀크·코코넛밀크·캐슈밀크 등) 6~8온스(약 177~237mL)

채소:
- 케일 • 시금치
- 혼합 채소 2분의 1 내지 1컵 또는 리셋360 수퍼그린(Reset360 Super Greens) 또는 그 외의 유기농 그린 파우더 1스쿱

세이크 파우더(선택):
- 케톤 생성비 1:1 이상을 제공하는 세이크 파우더 1~2스쿱

지방:
- 아보카도 4분의 1개
- 아마씨 1~3큰술
- 치아씨 또는 기타 견과류나 씨앗류 1~3큰술
- 중쇄중성지방(MCT) 오일 또는 아보카도오일, 넛버터, 카카오닙스 2분의 1 내지 1큰술

부스터:
- 리셋360 데일리 파이버(Reset360 Daily Fiber) 또는 스피룰리나, 클로렐라, 다크카카오 파우더, 시나몬 같은 식이섬유 보충제 1~2스쿱
- 얼음: 각얼음 6개 이상

고속 블렌더 용기에 모든 재료를 넣고 원하는 질감으로 갈아준다.

크리미 그린 치아씨 셰이크

나는 여분의 녹색 채소를 원하는 만큼 셰이크에 쉽게 넣어 먹을 수 있도록 유리 용기에 담아 냉동고에 보관해두는 것을 좋아한다. 식이요법에 채소를 추가한 이 셰이크를 만들면 맛과 영양소를 높일 수 있다. 셰이크를 만들기 전날 아침에 치아씨를 물에 불려 놓는다는 점에 주목하라. 그러면 수용성 식이섬유가 충분히 오랫동안 물을 흡수해서 10~12배 더 무거워지고 젤 같은 점성이 생겨서 셰이크를 더 크리미하게 만들어준다. 불린 치아씨를 넣은 이 셰이크를 마시면 포만감이 증가하며 호르몬 균형을 회복하는 데 도움을 받을 수 있다.

| 1인분 |

- 정수 4온스(약 118mL)
- 원하는 농도에 따라 치아씨 2~3작은술
- 얼려둔 케일 2~3온스(약 57~85g)
- 씨를 제거하고 껍질을 벗긴 아보카도 3분의 1 내지 4분의 1개
- 무가당 코코넛밀크 또는 기타 무가당 견과류밀크 2분의 1컵
- 리셋360 키토 스라이브(Reset360 Keto Thrive) 파우더 인 바닐라 1스쿱 또는 2분의 1인분
- MCT 오일 2분의 1 내지 1큰술
- 각얼음 6개 이상
  선택사항: 유기농 그린 파우더 1스쿱
  선택사항: 프리바이오틱 식이섬유 보충제 1~2스쿱

고속 블렌더 용기에, 정수에 20분 동안 불린 치아씨와
다른 재료를 넣는다. 원하는 질감으로 갈아준다.

호박 스파이스 셰이크

생호박은 몇몇 다른 채소들보다 탄수화물을 더 많이 함유하지만, 시력 보호에 도움을 줄 수 있는 비타민A·루테인·지아잔틴 등 중요한 영양소를 많이 공급한다. 이 레시피를 활용하기 위해, 작은(약 1.8~2.7kg) 호박을 200℃로 예열한 오븐에 넣고 30~45분 정도 굽는다. 호박을 반으로 쪼개고 천일염을 뿌린다. 식힌 호박은 냉장고에 3일까지, 냉동고에 3개월까지 보관할 수 있다.

| 1인분 |

- 정수 118~177mL
- 호박 퓌레 4분의 1컵
- 시나몬 2분의 1작은술
- 올스파이스(allspice, 백미후추) 2분의 1작은술
- 육두구(nutmeg, 넛맥) 2분의 1작은술
- 정향(cloves) 4분의 1작은술
- 얇게 저민 생생강
- 무가당 코코넛밀크 또는 기타 무가당 견과류밀크 2분의 1컵
- 키토제닉 셰이크 파우더 인 바닐라 1~2스쿱
- MCT 오일 2분의 1 내지 1큰술
- 각얼음 6개 이상
  선택사항: 프리바이오틱 식이섬유 보충제 1~2스쿱

고속 블렌더 용기에 모든 재료를 넣고 원하는 질감으로 갈아준다.

운동 후 셰이크

나는 다른 모든 냉동 과일이 품절 상태였던 코로나19 팬데믹 동안에 크랜베리를 사용하기 시작했다. 크랜베리는 무시되는 경향이 있지만 알고 보니 2분의 1컵당 순탄수화물이 단지 4밖에 안 되고 영양소로 가득한 과일이었다. 크랜베리는 셰이크에 새콤한 맛과 색을 더한다. 식이요법에 다양한 색의 음식 재료를 사용하면 면역력 회복에 도움을 준다. 연구에서 밝은색 채소와 과일은 면역 기능을 조절하는 능력이 대부분의 보충제보다 뛰어난 것으로 나타났다.

│ **1인분** │

- 크랜베리 4분의 1 내지 2분의 1컵
- 무가당 코코넛밀크 또는 기타 무가당 견과류밀크 2분의 1컵
- 키토제닉 셰이크 파우더 인 바닐라 1스쿱 또는 2분의 1인분
- MCT 오일 2분의 1 내지 1큰술
- 견과류 한 줌(마카다미아넛 또는 176쪽에 나열된 다른 견과류 등, 28g 이하)
- 각얼음 6개 이상

선택사항: 프리바이오틱 식이섬유 보충제 1~2스쿱

고속 블렌더 용기에 모든 재료를 넣고 원하는 질감으로 갈아준다.

아이스커피 콜라겐 셰이크

이 셰이크는 아침에 활동을 시작할 때 마시기 좋고, 디카페인 커피로도
이 셰이크를 만들 수 있다. 영양가가 더 많은 라떼 형태로도 만들어보라.

| 1인분 |

- 큐브 형태로 얼린 무가당 커피 또는 디카페인 커피 113g
- 씨를 제거하고 껍질을 벗긴 아보카도 4분의 1 내지 3분의 1개
- 무가당 코코넛밀크 또는 기타 무가당 견과류밀크 1컵
- 콜라겐 또는 키토제닉 셰이크 파우더 인 바닐라 1스쿱 또는 1인분
- 실론 시나몬(Ceylon cinnamon) 2분의 1작은술
- MCT 오일 2분의 1 내지 1큰술
- 견과류 한 줌(마카다미아넛 또는 176쪽에 나열된 다른 견과류 등, 28~30g
  이하)
- 각얼음 6개 이상

선택사항: 프리바이오틱 식이섬유 보충제 1~2스쿱

고속 블렌더 용기에 모든 재료를 넣고 원하는 질감으로 갈아준다.

아몬드버터 카카오닙 셰이크

이 셰이크는 초콜릿 아몬드 바크의 음료 버전이다.

| 1인분 |

- 무가당 아몬드밀크 177mL
- 치아씨 2큰술
- 키토제닉 셰이크 파우더 1~2스쿱
- 아몬드버터 1~2큰술
- MCT 오일 2분의 1 내지 1큰술
- 견과류 한 줌(마카다미아넛 또는 176쪽에 나열된 다른 견과류 등, 28~30g 이하)
- 각얼음 6개 이상

선택사항: 프리바이오틱 식이섬유 보충제 1~2스쿱

선택사항: 다진 아몬드(1작은술)와 카카오닙스(1작은술)를 올린다

치아씨를 아몬드밀크에 담가 20분 동안 불린다. 불린 치아씨, 밀크, 나머지 재료를 고속 블렌더 용기에 넣고 원하는 질감으로 갈아준다.

용과 셰이크

나는 피타야(pitaya, 용과) 같은 저탄수화물 과일로 시험 삼아 셰이크를 만들곤 했다. 이 셰이크는 순탄수화물 5g을 함유해서 내 혈당 수치를 변화시키지 않는다.

| 1인분 |

- 무가당 코코넛밀크 또는 기타 무가당 견과류밀크 1컵
- 치아씨 2큰술
- 키토제닉 셰이크 파우더 인 바닐라 2스쿱
- 리셋360 유기농 그린 파우더 1스쿱 또는 시금치나 케일 같은 냉동 채소 2분의 1컵
- MCT 오일 2분의 1 내지 1큰술
- 각얼음 6개 이상

선택사항: 용과 또는 다른 저탄수화물 과일 50g

선택사항: 프리바이오틱 식이섬유 보충제 1~2스쿱

치아씨를 밀크에 담가 5~10분 동안 불린다. 모든 재료를 고속 블렌더 용기에 넣고 원하는 질감으로 갈아준다.

골든 밀크(강황) 셰이크

골든 밀크, 즉 강황 밀크(tumeric milk)는 수 세기 동안 인도 음식 문화의 일부로 존재해온 항염증 음료다. 지방과 함께 섭취하면 강황의 염증 억제 효과를 더 쉽게 흡수할 수 있다.

|1인분|

- 무가당 코코넛밀크 또는 기타 무가당 견과류밀크 1컵
- 키토제닉 셰이크 파우더 인 바닐라 1스쿱
- MCT 오일 2분의 1 내지 1큰술
- 골든 믹스: 강황 분말 1작은술, 실론 시나몬 2분의 1작은술, 간 생강 뿌리 1.5㎝ 또는 생강가루 2분의 1작은술, 빻은 소두구(카다멈) 4분의 1작은술
- 각얼음 6개 이상
- 선택사항: 프리바이오틱 식이섬유 보충제 1~2스쿱

모든 재료를 고속 블렌더 용기에 넣고 원하는 질감으로 갈아준다.

**셰이크
9**

다크초콜릿 천일염 셰이크

초콜릿 애호가를 위해!

│ **1인분** │

- 정수 또는 무가당 코코넛밀크(또는 기타 무가당 견과류밀크) 1컵
- 견과류 한 줌(마카다미아넛 또는 176쪽에 나열된 다른 견과류 등, 28g 이하)
- 키토제닉 셰이크 파우더 인 초콜릿 2스쿱
- 프리바이오틱 식이섬유 보충제 1~2스쿱
- 바닐라 익스트랙트 4분의 1작은술
- 아마씨 1큰술 • MCT 오일 1큰술 • 각얼음 6개 이상
  선택사항: 굵은 천일염 8분의 1작은술

천일염을 제외한 모든 재료를 고속 블렌더 용기에 넣고 원하는 질감으로 갈아준다. 기호에 맞게 천일염을 뿌린다.

**셰이크
10**

당근 케이크 셰이크

이 레시피는 유명한 영양학자이자 베스트셀러 작가인 내 친구 켈리 레베크(Kelly LeVeque)가 만든 레시피에서 빌려왔다.

│ **1인분** │

- 무가당 아몬드밀크 1컵 • 아몬드버터 1큰술 • 아마씨 1큰술
- 빻은 시나몬 1과 2분의 1작은술
- 키토제닉 셰이크 파우더 인 바닐라 1~2스쿱
- 잘게 썬 생당근 2분의 1컵(순탄수화물 4 정도)
- 라이서(ricer)로 으깬 콜리플라워 2분의 1컵(순탄수화물 1.5 정도)
  선택사항: 시금치 한 줌

모든 재료를 고속 블렌더 용기에 넣고 원하는 질감으로 갈아준다.

딥그린 셰이크

이 셰이크는 해독을 돕는 녹색 채소로 가득하다.

| **1인분** |

- 정수 또는 무가당 코코넛밀크(또는 기타 무가당 견과류밀크) 1컵
- 얼려둔 짙은 녹색잎 채소(시금치, 케일 등) 2분의 1컵
- 견과류 한 줌(마카다미아넛 또는 176쪽에 나열된 다른 견과류 등, 28g 이하)
- 키토제닉 셰이크 파우더 인 바닐라 2스쿱
- 아마씨 1큰술
- 시나몬 2분의 1작은술
- 바닐라 익스트랙트 4분의 1작은술
- MCT 오일 2분의 1 내지 1큰술
- 각얼음 6개 이상
- 선택사항: 유기농 그린 파우더 1스쿱
- 선택사항: 스피룰리나 1작은술
- 선택사항: 프리바이오틱 식이섬유 보충제 1~2스쿱

모든 재료를 고속 블렌더 용기에 넣고 원하는 질감으로 갈아준다.

| 아침식사 |

그린 에그 스크램블

나는 셰이크나 소테(sauté, 센 불에 볶는 요리)에 쓸 채소를 냉동고의 대나무 채소 용기에 보관한다. 채 썬 방울다다기양배추, 시금치, 라디치오(radicchio, 적색 치커리), 케일, 양배추를 비닐백에 담아 비축해두면 더 편리하다.

|1인분|
- 엑스트라버진 올리브오일 2큰술
- 방울다다기양배추, 시금치, 라디치오, 케일, 양배추 등 채 썬 채소 1컵
- 목초란 2개, 달걀 풀기
- 바질, 파슬리 또는 타임(thyme, 백리향) 같은 생허브 1~2큰술
- 껍질을 벗기고 잘게 썬 아보카도 4분의 1개

① 올리브오일을 두른 팬에 채소를 올리고 중불에서 부드러워질 때까지 재빨리 볶는다.
② 접시에 볶은 채소를 깐다.
③ 남은 오일에 달걀을 부어 휘젓고, 달걀이 적당히 익으면 허브를 넣는다.
④ 채소 위에 달걀과 아보카도를 얹고 바로 낸다.

아보 토스트

잘 구운 키토 빵 위에 크리미하면서 포만감을 주는 으깬 아보카도를 얹으면 멋진 식사가 뚝딱 완성된다. 나는 으깬 아보카도를 얹기 전에 토스트에 엑스트라버진 올리브오일을 먼저 바르고 다진 마늘을 올리지만, 그 밖에도 무한한 다양성이 있다.

| 1인분 |

- 키토 빵 1조각(순탄수화물 4 정도) - 타히니 브레드 레시피(300쪽)와 '유용한 정보'를 참고하라
- 다진 마늘 1쪽
- 엑스트라버진 올리브오일 1큰술
- 씨와 껍질을 제거한 아보카도 4분의 1개
- 생레몬즙
- 천일염
선택적으로 올릴 재료: 잘게 썬 허브(고수, 딜dill, 파슬리), 잘게 썬 무, 얇게 썬 토마토, 페스토(Pesto, 322쪽 레시피 참고), 치미추리(chimichurri), 목초란으로 만든 수란 또는 달걀 프라이, 적양파 피클, 씨앗류(호박씨, 해바라기씨), 고춧가루

❶ 빵을 굽는다.
❷ 다진 마늘을 빵에 바르고 올리브오일을 뿌린다.
❸ 아보카도를 볼에서 으깬 후 토스트에 바른다. 그 위에 레몬즙과 천일염을 뿌린다.
❹ 원한다면 선택 재료를 더 올린다.

커피 케이크

나는 이 빵을 사랑한다! 빵을 구울 때 퍼지는 향긋한 냄새가 군침을 돌게 하니 1인분만 먹도록 주의해야 한다. 나는 스테비아 같은 특정한 설탕 대체품이 과식하게 만든다는 것을 알기 때문에 내가 먹을 양만큼만 잘라서 가져간다. 내가 깊은 수준의 케토시스 상태에 있을 때 이 레시피를 개발했다는 점에 주의하라. 질 나쁜 탄수화물 식단에 미각이 길든 사람이라면 이 키토 커피 케이크가 입맛에 맞지 않을 수도 있다. 하지만 케토시스 상태에 있는 사람이라면 이 케이크에서 훌륭한 맛을 느낄 것이다. 오메가3가 풍부한 아마씨 가루는 몸의 오메가 균형에 도움을 준다.

| 12~15인분 |

- 정수 1컵
- 아마씨 가루 2분의 1컵
- 코코넛가루 2분의 1컵(아몬드가루로 대체 가능)
- 히말라야 핑크 소금 미세 입자 2분의 1작은술
- 베이킹파우더 1작은술
- 목초우 버터 2분의 1컵 및 팬에 바를 버터(기버터 혹은 코코넛오일로 대체 가능)
- 아몬드 익스트랙트 1작은술
- 빻은 시나몬 1작은술
- 목초란 3개
- 애플사이다 식초 1큰술
- 액상 스테비아 3~4방울(플레인을 사용하거나 잉글리시 토피맛을 고려하라)
- 스테비아 초콜릿칩 3분의 1컵(전체 순탄수화물 3)
  선택사항: 생레몬제스트

① 오븐을 180℃로 예열한다. 식빵팬에 버터, 기버터 또는 코코넛오일을 바른다.

② 작은 볼에 물과 아마씨 가루를 넣어 섞어둔다.

③ 중간 볼에 코코넛가루, 소금, 베이킹파우더를 함께 섞거나 체로 친다.

④ 녹인 버터를 넣고 휘저은 후 달걀과 물에 불린 아마씨 혼합물을 넣는다. 식초, 스테비아, 초콜릿칩을 넣고 섞는다. 원한다면 취향에 따라 레몬제스트를 추가한다.

⑤ 혼합물을 버터 바른 식빵팬에 넣고 윗부분이 갈색으로 변할 때까지 오븐에서 40~45분간 굽는다. 빵 덩어리를 랙에 올려 15~30분간 식힌다. 식탁에 올리려면 12~15조각으로 자른다.

⑥ 냉장고나 냉동고에 보관한다.

타히니 브레드

타히니(Tahini, 참깨 페이스트)는 지방, 단백질, 탄수화물의 다량 영양소 비율이 76:10:14여서 고트프리드 규칙에 탁월한 선택이다. 타히니는 순탄수화물 함량이 낮다(1큰술당 순탄수화물 1.8 정도).

1덩어리 만들기

- 타히니 1과 2분의 1컵
- 달걀 4개
- 애플사이다 식초 1과 2분의 1큰술
- 베이킹파우더 4분의 3작은술
- 소금 2분의 1작은술
- 해바라기씨 1큰술 및 토핑용 1작은술
- 참깨 1큰술 및 토핑용 1작은술
- 치아씨 1큰술 및 토핑용 1작은술
- 호박씨 1큰술 및 토핑용 1작은술

❶ 오븐을 180℃로 예열하고, 식빵팬에 유산지를 깐다.

❷ 토핑용을 제외한 모든 재료가 고르게 섞일 때까지 잘 저어준 다음 섞은 재료를 준비된 팬에 붓는다.

❸ ❷ 위에 토핑용 씨앗을 뿌리고, 빵 윗부분이 약간 갈색으로 변하고 덩어리가 단단해질 때까지 굽는다.

- 나탈리 하디(Nathalie Hadi) 제공

시금치, 가지, 잣을 넣은 프리타타

나는 이 프리타타(Frittata, 이탈리아식 오믈렛)를 조리할 때 목초란의 우수한 단백질에 덧붙여 소량의 철분을 공급받기 위해 무쇠팬을 사용한다. 유제품을 섭취하지 않는 사람이라면 헤비크림(heavy cream, 지방 함량이 36% 이상인 크림)을 넣지 않고 만들면 된다.

| 4인분 |

- 가지(1.3cm 두께로 둥글게 썬 다음 1.3cm 큐브 모양으로 자른 것) 1컵
- 천일염
- 엑스트라버진 올리브오일 2큰술
- 시금치 1컵
- 목초란 6~8개
- 헤비크림 4분의 1컵
- 잘게 썬 파슬리 2큰술
- 구운 잣 2큰술

❶ 오븐을 180℃로 예열한다.

❷ 가지에 천일염을 뿌린다.

❸ 팬에 올리브오일을 두르고 가지를 약 15분간 중불(연기가 나지 않는 온도)에서 볶는다. 시금치를 넣고 1분 더 볶는다.

❹ 달걀을 헤비크림과 함께 휘저어 볶은 가지와 시금치를 넣은 팬에 붓는다. 팬을 오븐에 넣고 20분간 또는 달걀이 적당히 익을 때까지 굽는다.

❺ 파슬리와 구운 잣을 얹는다.

샤크슈카(에그 인 헬)

'샤크슈카(Shakshuka)'라고 발음되는 이 중동 요리는 전통적인 아침식사지만 어느 때나 먹어도 된다. 순탄수화물 함량이 가장 낮은 요구르트, 케피어(kefir, 양젖 등을 발효시킨 음료) 또는 타히니를 소량 곁들여 낼 수 있다. 전통적으로 샤크슈카에는 토마토 페이스트를 넣지만 나는 당 함량 때문에 넣지 않는다.

| 2~4인분 |

- 포도씨 오일 2큰술
- 잘게 썬 큰 양파 1개
- 잘게 썬 홍피망 또는 청피망 1개
- 씨를 제거하고 잘게 썬 작은 고추 1개
- 다진 마늘 4쪽
- 잘게 썬 익은 토마토 2~3컵
- 큐민 2작은술
- 소금 1작은술
- 빻은 후추 1작은술
- 시금치 2컵
- 목초란 큰 것으로 4개
선택사항: 페타 치즈 2분의 1컵
선택사항: 잘게 썬 생파슬리 4분의 1컵

① 크고 깊은 팬에 올리브오일을 두르고 달군 뒤 중불에서 양파를 갈색이 될 때까지 볶는다. 고추 종류와 마늘을 넣는다. 양파가 부드러워질 때까지 5분 정도 익힌 다음, 토마토, 큐민, 소금, 후추를 넣는다. 뚜껑을 덮고 약한 불로 5~10분 더 끓인 후 저어준다.

② 시금치를 넣고 채소들이 뭉근해질 때까지 10~15분 더 끓여서 걸쭉한 소스를 만든다. 자유롭게 맛을 보면서 양념을 조절한다.

③ 소스가 걸쭉해지면 팬에 작은 구덩이를 4개 만든다. 조심스럽게 달걀을 하나씩 깨서 각 구덩이에 넣는다(달걀을 하나씩 깨서 유리볼에 담아 놨다가 소스에 살살 부으면 더 쉽다). 노른자가 깨지지 않게 하라. 달걀흰자는 소스 위에 퍼져 있어야 하며, 필요하다면 포크를 사용해서 흰자를 저어준다.

④ 모든 달걀을 넣었으면 샤크슈카를 뚜껑으로 덮고 달걀흰자가 적당히 익을 때까지 5~10분간 가열한다. 노른자는 약간 부드러운 상태로 남아 있어야 한다. 팬을 불에서 내린 다음, 원한다면 페타 치즈와 생파슬리를 얹는다. 뜨거울 때 맛있게 먹는다!

- 새라 고트프리드의 『건강하게 나이 드는 여자들의 몸관리 습관』(Brain Body Diet) 중에서

에그 아보카도 베이크

아보카도는 키토제닉 식단에서 대표적으로 사용되는 식물성 식품이다. 반으로 자른 아보카도는 달걀이나 게살처럼 영양 밀도가 높은 식품을 담기에 좋은 그릇이 된다. 아보카도는 그 크기가 다양하므로 여러분이 찾을 수 있는 가장 신선한 아보카도의 크기에 맞춰 레시피를 조정할 수 있다. 또 앞에서 말한 것처럼 하루에 너무 많은 아보카도를 먹지 않도록 주의해야 한다.

꿀팁: 달걀을 넣기 전에 핫소스나 자신이 좋아하는 소스 무엇이든 아보카도 구멍에 몇 방울 뿌린다.

| 아보카도 1개당 2인분 |

- 반으로 잘라 씨와 껍질을 제거한 아보카도
- 달걀(아보카도 반 개당 달걀 1개, 다시 말해 아보카도 1개당 달걀 2개)

선택사항: 핫소스, 페스토(322쪽 레시피 참고), 치미추리

- 소금 및 후추 취향대로

선택사항: 토핑용 고수, 쪽파, 고추, 채소

❶ 아보카도 반쪽의 속을 조금(약 1큰술) 파내서 달걀 1개를 넣을 만한 크기로 만든다. 남아 있는 아보카도 반쪽도 똑같이 한다.

❷ 아보카도 반쪽을 작은 베이킹 접시에 담는다. 이때 아보카도가 기울어지지 않도록 꼭 들어맞게 놓아야 한다. 아보카도를 똑바로 세우기 위해 틈을 파이 웨이츠(pie weights, 파이지를 구울 때 부풀지 않도록 눌러주는 역할을 하는 것), 말린 콩 또는 굵은 소금으로 채워 고정하면 도움이 된다.

❸ 작은 종지나 유리볼에 달걀을 하나씩 깨서 담아 놓는다. 아보카도 반쪽의 홈에 달걀을 조심스럽게 부어 넣는다. 반쪽마다 반복한다.

❹ 소금과 후추를 뿌리고 원하는 소스를 추가한다. 나는 여기에 페스토나 치미추리를 조금 사용하는 것을 좋아한다.

❺ 230℃에서 10~12분간 또는 달걀흰자가 적당히 익되 노른자가 반숙이 될 때까지 굽는다.

❻ 채소나 다른 토핑을 얹는다(고수, 파, 고추를 넣어도 모두 맛있다!).

- 새라 고트프리드의 『건강수명을 늘리는 7주 혁명』(Younger) 중에서

| 샐러드 |

샐러드
1

기본 그린 샐러드

샐러드를 만들 때는 로메인, 적로메인, 버터헤드(butterhead, 유럽 상추의 한 종류로 쓴맛이 없고 식감이 보드랍다.), 오크리프(oakleaf, 참나무 잎을 닮은 유럽 상추), 붉은색 롤라로사(red Lolla Rossa), 메스클룬(mesclun, 어린 채소잎 모음), 꽃상추(endive, 엔다이브), 라디치오, 시금치, 케일, 워터크레스, 양배추, 근대, 콜라드그린 등 여러 가지 채소를 그날그날 돌아가며 사용하라. 이를테면 피망, 브로콜리, 콜리플라워 등 생으로 또는 쪄서 먹는 어떤 채소든 추가하라.

알고 있듯 엑스트라버진 올리브오일은 심장 건강에 매우 좋으므로, 샐러드를 이 오일을 위한 프리바이오틱 운반체로 생각하라. 나는 엑스트라버진 올리브오일을 샐러드, 찐 채소, 키토 빵, 곤약면 같은 음식에 곁들여 매일 4~5큰술씩 섭취하는 것을 목표로 한다.

- 껍질을 벗기고 잘게 썬 샬롯(shallot, 양파의 일종) 1큰술
- 레드와인 식초(또는 샴페인 식초나 애플사이다 식초 같은 무탄수화물이나 저탄수화물 식초) 1큰술
- 찢거나 잘게 썬 로메인 또는 버터헤드 상추 같은 채소 2컵
- 잘게 썬 오이 1개(나는 유기농 오이의 껍질은 벗기지 않는다)
- 얇게 썬 피망 2분의 1컵
- 브로콜리 새싹(또는 온갖 종류의 새싹: 알팔파alfalfa, 해바라기, 녹두, 무, 크레스cress, 호로파 등) 2분의 1컵
- 강판에 간 당근 4분의 1컵
- 반으로 자른 방울토마토 2분의 1컵
- 엑스트라버진 올리브오일 2~3큰술
- 해바라기씨 1큰술
- 잘게 썬 생타임 2큰술

선택사항: 강판에 간 치즈(파마산Parmesan 또는 아시아고Asiago, 또는 비건 치즈 등) 4분의 1컵 또는 다른 건강한 단백질(견과류, 새우, 자연산 연어 등)을 추가하거나 이들을 조합해서 넣는다

❶ 작은 볼에 잘게 썬 샬롯을 넣고 레드와인 식초에 담근다. 큰 볼에 다른 채소들을 모두 담는다.

❷ 식초에 담근 샬롯을 올리브오일과 섞는다. 이 드레싱을 채소에 넣고 골고루 버무린다. 그 위에 해바라기씨, 생타임, 기타 선택적 재료를 뿌린다.

리틀젬 상추(유럽 상추로 미니로메인이라고도 함)의 맛은 로메인과 버터헤드 상추 중간쯤이다. 이 품종을 찾을 수 없다면, 그 대신에 로메인상추의 속잎을 반으로 잘라 사용하라.

| **2~4인분** |

- 찢은 리틀젬 상추 2컵
- 얇게 썬 히카마(멕시코감자) 2분의 1컵
- 얇게 썬 적양파 4분의 1컵
- 잘게 썬 포블라노 고추(poblano chili pepper) 4분의 1컵
- 씨와 껍질을 제거하고 얇게 썬 아보카도 2분의 1개
- 잘게 썬 아몬드 2분의 1큰술
- 엑스트라버진 올리브오일 2큰술
- 샴페인 식초 1큰술
- 호박씨 2큰술
- 잘게 썬 고수 2큰술

선택사항: 코티하(cotija) 또는 와하카(Oaxacan) 치즈 같은 케소 프레스코 (queso fresca, '신선한 치즈'라는 뜻, 대개 소젖과 염소젖을 섞어 만든 치즈)
선택사항: 닭 허벅지살이나 북채, 연어, 수은 함량이 낮은 참치 또는 새우 같은 단백질 적당량(57~85g)

큰 볼에 아몬드를 포함한 모든 재료를 넣어 섞는다. 다른 그릇에 올리브오일과 샴페인 식초를 섞은 다음, 샐러드 위에 뿌리고 뒤적인다. 그 위에 호박씨, 고수, 선택한 단백질 식품을 올린다.

샐러드 3

잘게 썬 채소와 마르코나 샐러드

'아몬드의 여왕'으로 알려진 마르코나(Marcona) 아몬드는 스페인에서 수입되는 품종이다. 이 아몬드는 캘리포니아 아몬드보다 더 짧고 둥글다. 나는 주로 껍질을 벗겨(blanced) 올리브오일에 굽고 천일염을 뿌린 마르코나 아몬드 제품을 식료품점이나 온라인에서 구매한다.

| **2~4인분** |
- 잘게 썬 채소 2컵(로메인, 메스클룬, 꽃상추, 라디치오, 시금치, 케일 등)
- 잘게 썬 히카마 2분의 1컵
- 잘게 썬 만체고(Manchego) 치즈 4분의 1컵
- 잘게 썬 마르코나 아몬드 2~3큰술
- 엑스트라버진 올리브오일 2~3큰술
- 샴페인 식초(또는 레드와인·화이트와인 식초, 애플사이다 식초) 1큰술

아몬드를 포함한 모든 재료를 섞는다. 올리브오일과 샴페인 식초를 휘저어 섞고 샐러드에 넣어 뒤적인다.

샐러드 4

찻잎 샐러드

유기농 러페(laphet) 발효차 잎을 온라인이나 일부 식료품점에서 구매할 수 있다. 아니면 그냥 이 품목을 레시피에서 생략하라.

| **2~4인분** |

- 잘게 썬 로메인상추 1컵
- 잘게 썬 녹색 또는 자색 양배추 1컵
- 반으로 자른 방울토마토 2분의 1컵
- 얇게 썬 홍피망 1개
- 찻잎 드레싱(이어서 나오는 레시피)
- 해바라기씨 1~2큰술
- 참깨 1~2큰술

선택사항: 땅콩, 노란 완두콩 짜개(yellow split peas)

로메인상추를 얕은 볼에 담고 위에 각종 채소를 얹는다. 찻잎 드레싱으로 버무린 후 해바라기씨와 참깨를 위에 뿌린다.

샐러드 5

찻잎 드레싱

- 화이트 식초 4분의 1컵
- 올리브오일에 담긴 통잎 녹차(센차sencha 등) 또는 러페 발효차 잎 4분의 1컵
- 유기농 참기름 4분의 1컵
- 아보카도오일 4분의 1컵
- 피시소스(fish sauce) 2분의 1큰술
- 레몬 2분의 1개를 짠 즙
- 다진 생생강 1큰술
- 다진 마늘 1쪽

재료를 고속 블렌더 용기에 넣고 부드러워질 때까지 갈아준다.

타히니 드레싱을 곁들인
크리스피 오이 샐러드

독일 순무인 콜라비는 해독 작용에 도움이 되는 또 하나의 십자화과 채소다. 생으로 또는 약간 익혀서 먹을 수 있다.

| 2~4인분 |

- 얇게 썬 커비(Kirby), 영국 오이나 페르시안 오이(미니오이) 2~4개(나는 유기농 오이의 껍질은 벗기지 않는다)
- 얇게 썬 콜라비 2개
- 얇게 썬 펜넬 뿌리쪽 1개
- 잘게 썬 히카마 2분의 1개
- 아주 잘게 썬 적양파 2분의 1컵
- 잘게 썬 생고수 1컵
- 타히니 드레싱 3~4큰술(이어서 나오는 레시피)
- 호박씨 2큰술

큰 볼에 오이, 콜라비, 펜넬, 히카마, 양파를 담아 섞는다. 고수를 넣고 타히니 드레싱으로 잘 버무린다. 위에 호박씨를 뿌린다.

- 새라 고트프리드의 『건강하게 나이 드는 여자들의 몸관리 습관』 중에서

타히니는 껍질을 벗기거나 벗기지 않은 참깨로 만든다. 껍질을 벗긴 참깨는 견과류처럼 더 고소한 풍미가 나고 더 크리미한 타히니가 되는 반면, 껍질을 벗기지 않은 참깨는 독특한 쓴맛이 난다. 껍질을 벗기지 않은 통참깨는 더 많은 칼슘을 함유하지만, 껍질을 벗긴 참깨에도 칼슘과 기타 영양소가 풍부하다. 그러므로 개인의 취향에 따라 선택하면 된다. 이 드레싱을 크리스피 오이 샐러드에 곁들이거나 그릴드 치킨 또는 채소 구이에 얹을 수 있다.

- 참깨로만 만든 100% 순수 분쇄 타히니 1컵
- 정수 2분의 1컵, 실온 또는 따뜻한 물
- 엑스트라버진 올리브오일 4분의 1컵
- 생레몬즙 4분의 1 내지 2분의 1컵
- 다진 마늘 3~4쪽
- 소금 약간
- 흑후추 약간

마늘을 포함한 재료를 밀봉 가능한 용기에 넣고 완전히 섞일 때까지 잘 흔들어준다. 혼합물이 페이스트에서 화이트소스로 변해야 한다. 선호하는 농도와 맛의 드레싱이 될 때까지 물이나 레몬즙을 더 넣는다. 소금과 후추로 간을 한다.

- 새라 고트프리드의 『건강하게 나이 드는 여자들의 몸관리 습관』 중에서

마요네즈

- 아보카도오일
- 엑스트라버진 올리브오일 또는 혼합 1컵
- 목초란에서 분리한 노른자 1개
- 디종(Dijon) 머스터드 1큰술
- 레몬 2분의 1개를 짠 즙
- 소금 2분의 1작은술

❶ 폭이 좁은 용기나 병에 모든 재료를 넣는다. 나는 핸드 블렌더에 포함된 믹싱 컵을 사용하지만, 하프파인트(half-pint, 약 284mL) 병도 좋다. 핸드 블렌더의 헤드를 병의 아랫부분에 놓고 블렌더를 작동한다. 병의 아랫부분이 빠른 속도로 하얗고 걸쭉하게 유화될 것이다. 혼합물이 유화될 때 핸드 블렌더를 병의 윗부분으로 천천히 들어 올린다. 오일이 다시 병 아래로 내려가면, 블렌더의 헤드를 아래로 움직여서 섞은 다음에 오일이 섞여 혼합물이 걸쭉해질 때까지 블렌더를 표면 방향으로 계속 들어 올린다. 이 과정은 1~2분 걸린다.

❷ 이렇게 만든 마요네즈는 뚜껑을 덮어 냉장고에서 1주까지 보관할 수 있으며, 보관 기간은 달걀의 신선도에 따라 다르다.

- 새라 고트프리드의 『건강수명을 늘리는 7주 혁명』 중에서

'타코' 샐러드

이 버전의 타코 샐러드는 영양 밀도가 높으면서 맛있는 요소도 놓치지 않았다. 다짐육과 피코 데 가요(Pico de Gallo, 이어서 나오는 레시피)에 들어가는 양파는 장내 건강한 미생물군 구성을 개선하기 위한 프리바이오틱 식이섬유를 첨가한다. 나는 이 샐러드에 피코 데 가요 살사를 곁들이길 더 좋아한다. 씹히는 식감이 더 좋고 더 아삭하기 때문이다.

|4~6인분|

- 목초 사육 및 비육 소고기 다짐육 약 450g(목초 사육 닭·칠면조·돼지 고기 다짐육으로 대체할 수 있다)
- 잘게 썬 중간 크기의 양파 1개
- 엑스트라버진 올리브오일 1큰술
- 빻은 큐민 1작은술
- 한입 크기로 찢은 로메인상추 1~2포기
- 얇게 썰어서 정육면체로 자른 적양배추 1통
- 씨와 껍질을 제거하고 잘게 썬 아보카도 1개
- 굵게 썬 페르시안 오이 2개(나는 유기농 오이의 껍질은 벗기지 않는다)
- 강판에 간 체다 치즈 약 227g(나는 원유로 만들어지고 숙성도가 미디엄 샤프medium sharp인 체다를 좋아한다. 비건 치즈로 대체할 수 있다)
- 피코 데 가요(이어서 나오는 레시피)
- 키토 타코 드레싱(이어서 나오는 레시피)

선택사항: 전지방 사워크림 2분의 1컵 또는 크렘프레슈(젖산 발효 우유 크림) 또는 전지방 플레인 요구르트, 생허브, 잘게 썬 아보카도

❶ 중간 크기의 소스팬에 올리브오일을 두르고 잘게 썬 양파 대부분을 넣어 볶는다(피코 데 가요에 넣을 양파 2큰술을 남겨 둔다).

❷ 양파가 부드러워지면 다진 고기를 넣고 나무 숟가락을 사용해서 작은 덩어리로 부스러뜨린다. 고기가 전체적으로 갈색이 될 때까지 익힌 다음 큐민을 넣는다.

❸ 피코 데 가요를 만든다.

❹ 로메인상추와 적양배추를 깔고(1인분당 약 113~227g) 다짐육을 얹는다 (여성에게는 약 85~113g, 남성에게는 약 142~170g). 남은 재료도 층층이 얹는다.

❺ 강판에 간 치즈를 올리고, 원한다면 사워크림 한 덩이 또는 기타 토핑을 추가로 올린다. 취향에 따라 피코 데 가요 및 키토 타코 드레싱을 넣는다.

샐러드 10

피코 데 가요

- 잘게 썬 토마토 4분의 1컵 • 잘게 썬 쪽파 3개
- 잘게 썬 생고추(또는 치포틀레chipotle 분말 2분의 1작은술)
- 라임 1개를 짠 즙 • 잘게 썬 생고수 1큰술

작은 볼에 재료를 넣고 섞는다.

샐러드 11

키토 타코 드레싱

- 생치포틀레페퍼 1~2개 또는 치포틀레 분말 2분의 1작은술
- 레몬 1개를 짠 즙 • 엑스트라버진 올리브오일 2큰술

재료를 고속 블렌더 용기에 넣고 부드러워질 때까지 갈아준다.

샐러드 12

랜치 드레싱을 곁들인 찧은 채소

우리 식구들은 맛있는 랜치 드레싱(이어서 나오는 레시피)을 숟가락으로 떠서 구운 로메인 위에 올려 먹거나 얇게 썬 오이를 이 드레싱에 찍어 먹는 것을 무척 좋아한다. 그런데 왜 샐러드 채소를 찧어서 먹냐고? 그렇게 하면 영양 밀도가 높아지기 때문이다.

| 2~4인분 |
- 적당한 크기로 찧은 로메인상추, 케일, 시금치 또는 기타 채소 2~8컵
- 마요네즈 1컵(313쪽의 레시피, 또는 아보카도 오일로 만들어진 제품을 구매한다), 랜치 드레싱

랜치 드레싱(Ranch Dressing)

- 코코넛밀크 4분의 1컵
- 애플사이다 식초 1작은술
- 양파 가루 1작은술
- 잘게 다진 마늘 1쪽
- 말린 딜 1작은술 또는 다진 생딜 1큰술
- 말린 파슬리 2작은술 또는 다진 생파슬리 2큰술
- 말린 차이브(Chives, 양파 향이 나는 파처럼 생긴 허브) 1큰술 또는 다진 생차이브 3큰술
- 소금 및 후추 취향대로

❶ 이 재료들을 마요네즈 1컵에 넣는다. 잘 섞일 때까지 저어준다. 혼합물을 묽게 하려면 필요에 따라 코코넛밀크를 추가한다.

❷ 소금과 후추로 취향에 맞게 간을 한다.

❸ 찢은 채소에 드레싱을 붓고 뒤적인다.

❹ 랜치 드레싱은 뚜껑을 덮어 냉장고에서 1주 동안 보관할 수 있다. 냉장 보관된 랜치 드레싱은 걸쭉해진 상태로 활용할 수 있다.

- 새라 고트프리드의 『건강수명을 늘리는 7주 혁명』 중에서

해초 샐러드

해초는 요오드, 칼슘, 철, 구리, 마그네슘, 망간, 몰리브덴, 인, 칼륨, 셀레늄, 바나듐, 아연을 포함한 필수 무기질의 함량이 높다. 미리 만들어 판매하는 일부 해초 샐러드에는 첨가당이나 별로 좋지 않은 오일과 식초가 들어 있다. 다음 레시피를 참고하면 불순물 없이 깨끗하고 갑상샘 기능을 개선시켜줄 해초 샐러드를 먹을 수 있다.

| 2~4인분 |

- 말린 미역 약 57g(또는 해초 믹스)
- 채 썬 작은 다이콘 무(daikon radish) 1개
- 채 썬 오이 2분의 1개(나는 유기농 오이의 껍질은 벗기지 않는다)
- 엑스트라버진 올리브오일 1큰술
- 참기름 1작은술
- 라임 반 개 또는 레몬 반 개를 짠 즙
- 생생강을 짠 즙 2작은술
- 타마리(tamari, 글루텐이 없는 간장) 1큰술
- 호두오일 또는 아보카도오일 4큰술
- 스테비아 2분의 1작은술 또는 취향대로
- 천일염 한 꼬집
- 선택사항: 볶은 참깨, 잘게 부순 구운 김, 깍둑썰기한 아보카도

❶ 말린 미역을 찬물에 담가 부드러워질 때까지 불린다. 물에 헹구고 물기를 뺀다. 너무 크면 잘게 잘라준다. 불린 미역, 다이콘 무, 오이를 중간 크기의 볼에 함께 담는다.

❷ 드레싱을 만들기 위해 나머지 재료를 작은 볼에 넣고 섞는다. 해초 혼합물에 드레싱을 넣고 버무린 다음, 드레싱이 흡수되도록 몇 분간 둔다. 원한다면 토핑을 추가하고 젓가락으로 샐러드를 먹는다.

- 새라 고트프리드의 『건강수명을 늘리는 7주 혁명』 중에서

'비건 파마산'을 곁들인 케일과 시저 샐러드

전통적인 시저 샐러드에서 유제품을 뺀 버전. 이 샐러드를 빨리 준비하고 싶다면 드레싱을 미리 만들어둔다. 드레싱은 냉장고에서 24시간 동안 보관이 가능하다.

| 4~6인분 |

- 라키나토 케일(lacinato kale) 1묶음 ● 로메인상추 2포기
- 반으로 자른 방울토마토 1컵
- 캐슈넛 2분의 1컵, 2시간 이상 물에 담가둔 것으로 준비
- 대마씨(헴프씨드) 4분의 1컵 ● 영양 효모(nutritional yeast) 4분의 1컵
- 레몬 2개를 짠 즙 ● 다진 마늘 1쪽
- 천일염 또는 핑크 히말라야 소금 2분의 1작은술
- 정수 3분의 1컵 ● 엑스트라버진 올리브오일 3분의 1컵
- 선택적 토핑: '비건 파마산'(이어서 나오는 레시피)

❶ 케일과 로메인상추는 물에 헹구고 샐러드 스피너(채소 탈수기)에 돌린 다음 가볍게 두드려 말린다.

❷ 케일의 줄기 부분을 제거한 후 이파리를 잘게 썰어 아주 큰 볼에 넣는다. 로메인상추를 한입 크기로 찢어준다. 케일이 담긴 볼에 상추를 넣는다. 대략 잘게 썬 케일 2~3컵과 찢은 로메인 4~6컵이면 된다. 방울토마토를 넣어 부드럽게 섞는다.

❸ 드레싱을 만들기 위해 블렌더에 물기를 뺀 캐슈넛과 나머지 재료를 함께 넣고 부드러워질 때까지 갈아준다.

❹ 드레싱을 채소에 넣고 골고루 섞는다. 필요하다면 소금을 취향대로 추가하고 다시 뒤적인다. 원한다면 샐러드에 '비건 파마산'을 뿌리고 식탁에 낸다.

샐러드 16 **'비건 파마산'**

- 불리지 않은 마카다미아 또는 캐슈넛 2분의 1컵
- 영양 효모 1작은술(또는 취향에 따라 더 많이)
  선택사항: 마늘 분말 한 꼬집

견과류를 강판에 갈거나 푸드 프로세서에 넣고 간다. 남아 있는 재료를 넣고 잘 혼합될 때까지 섞어주거나 푸드 프로세서에 넣고 섞는다.

-새라 고트프리드의 『건강수명을 늘리는 7주 혁명』 중에서

샐러드 17 **콜리플라워 세비체**

콜리플라워는 고트프리드 규칙에서 가장 다양한 용도로 쓰일 수 있다.

| 2~4인분 |

- 콜리플라워 1포기 • 깍둑썰기한 작은 적양파 1개
- 깍둑썰기한 토마토 3개 • 깍둑썰기한 홍고추 2개
- 잘게 썬 고수 2분의 1컵 • 레몬 5개를 짠 즙
- 천일염 및 후추 • 엑스트라버진 올리브오일 1큰술

❶ 콜리플라워를 통째로 5분간 찐다. 작은 조각으로 잘라준다.

❷ 콜리플라워, 채소, 고수를 큰 볼에 넣고 섞는다. 레몬즙, 소금, 후추를 취향대로 넣고 잘 혼합한다. 냉장고에 넣어 30분간 재워둔다. 올리브 오일을 뿌리고 식탁에 낸다.

- 나탈리 하디(Nathalie Hadi) 제공

| 소스와 살사 |

소스와 살사는 키토를 지루하지 않게 해준다. 다음에 소개하는 소스와 살사를 냉장고에 챙겨뒀다가 사용하면 건강한 엑스트라버진 올리브오일을 비롯한 다른 식물 영양소와 함께 음식에 풍미를 더할 수 있다.

 소스와 살사 1 셰믈라(모로코식 그린 소스)

- 잘게 다진 마늘 2쪽
- 엑스트라버진 올리브오일 4분의 1컵
- 잘게 썬 파슬리 4분의 1컵
- 잘게 썬 고수 2분의 1컵
- 파프리카가루(paprika) 1작은술
- 큐민 2분의 1작은술
- 레몬 1개를 짠 즙
- 천일염 취향대로

절구와 절구공이를 이용해 마늘을 찧는다. 허브와 나머지 재료를 넣고 잘 섞는다.

페스토

나는 다양한 채소로 만든 페스토를 좋아한다. 분명히 바질과 잣이 전통적인 기본 재료지만, 내가 만든 이 레시피를 보기로 활용해서 근대, 케일, 아루굴라 등의 채소를 응용하고 자신이 좋아하는 어떤 견과류와도 혼합할 수 있다. 곤약면이나 키토 토스트에 넣어 먹으면 맛있다!

- 잘게 다진 마늘 2쪽 • 잣·호두·아몬드 같은 견과류 2큰술
- 바질 또는 줄기를 잘라낸 케일이나 근대 같은 채소 2컵
- 강판에 간 파르미자노 레지아노(Parmigiano-Reggiano) 치즈 2분의 1컵
- 엑스트라버진 올리브오일 4분의 1컵

1 마늘과 견과류를 푸드 프로세서에 넣어 갈아준다.
2 채소와 올리브오일을 넣은 다음, 마지막으로 치즈를 넣고 푸드 프로세서를 다시 작동한다.

페피타 살사

나는 이 살사를 아마씨 크래커(식료품점과 온라인에서 구매 가능)나 키토 빵에 올려 먹는 것을 무척 좋아한다.

- 볶은 호박씨 2분의 1컵 • 엑스트라버진 올리브오일 2분의 1컵
- 고수 4분의 1컵 • 화이트와인 식초 1큰술

모든 재료를 고속 블렌더 용기에 넣고 부드러워질 때까지 갈아준다.

| 수프와 육수 |

뼈 육수에는 건강한 피부·치아·손발톱에 필요한 콜라겐이 풍부하다. 나이가 들수록 몸에서 만들어지는 콜라겐의 양이 감소한다. 그래서 우리는 주름이 생기고 목 피부가 늘어나며 관절 연골이 약해진다. 우리 가족에게는 뼈 육수를 만드는 것이 식단에 콜라겐을 넣기 위한 가장 편리한 방법이다.

만약 만드는 과정이 비위에 거슬릴 것 같다면, 그냥 닭뼈, 정수, 슬로쿠커로 시작하라. 천천히 조리하면 콜라겐이 젤라틴으로 분해된다. 아마 놀랄 것이다. 이번 장의 다른 요리에 육수가 필요할 때 이 육수 레시피를 사용할 수 있다. 육수를 직접 만들려면 긴 시간이 걸릴 것을 예상하라. 식료품점이나 온라인에서 뼈 육수 파우더를 구매하는 방법도 있다.

알칼리 콜라겐 육수

콜라겐 부스터로 수술 없이 주름을 없애보자. 이 육수는 여러분이 영양을 보충해야겠다고 느낄 때 뜨겁게 또는 차갑게 먹어도 맛있다.

| 2~12인분 |

- 다음 채소 중 세 가지를 골라 큼직하게 자른 것 1~2컵: 셀러리, 펜넬, 그린빈스, 주키니호박, 시금치, 케일(줄기를 제거한 것), 근대(줄기를 제거한 것), 당근, 양파, 마늘, 양배추
- 향신료 2분의 1 내지 1작은술(큐민 또는 강황 등)
- 정수(채소가 잠길 만큼의 양)
  선택사항: 콜라겐 단백질 파우더 1큰술(불렛프루프Bulletproof나 그레이트레이크Great Lakes 제품이 좋다)

❶ 채소와 향신료를 큰 수프 냄비에 담고 재료가 잠길 만큼 정수를 넣는다. 끓으면 약불로 줄이고 30~45분간 끓인다.

❷ 육수를 거름망에 밭쳐 걸러내고 걸러진 채소는 다른 용도로 쓰기 위해 따로 남겨둔다.

❸ 선택적으로 콜라겐 단백질 파우더를 넣고 잘 섞는다.

- 새라 고트프리드의 『건강수명을 늘리는 7주 혁명』 중에서

아브골레모노 수프
(콜리플라워 라이스를 넣은 레몬·치킨 수프)

그리스식 수프 아브골레모노는 대학 때 내가 가장 좋아하던, 몸을 추스르게 하는 음식이다. 나는 콜리플라워 라이스(쌀알처럼 잘게 다진 콜리플라워)를 넣어 만들었지만, 참깨를 사용하는 다른 레시피도 본 적이 있다. 이 레시피의 1인분에는 순탄수화물 5~6g 정도가 들어 있다.

| 4인분 |

- 엑스트라버진 올리브오일 4큰술 ● 아주 잘게 썬 양파 1개
- 다진 셀러리 줄기 6개 ● 콜리플라워 라이스 3컵
- 닭뼈 육수(326쪽 레시피 참고) ● 소금 및 후추 취향대로
- 목초란 2개 실온에 뒀다가 휘저어 준비 ● 레몬 1개를 짠 즙
- 삶은 목초 사육 닭고기의 허벅지살 4조각, 찢어서 준비

선택사항: 레몬제스트, 잘게 썬 파슬리

❶ 더치오븐(주철 냄비) 또는 육수 냄비에 올리브오일을 두르고 중불로 달군다. 양파와 셀러리를 넣고 반투명해질 때까지 볶는다. 콜리플라워 라이스와 닭뼈 육수를 넣고 잘 섞이도록 저어준다. 불을 끄고 수프를 적어도 10분간 식힌다.

❷ 밑국물에서 4분의 1컵을 덜어서 볼에 붓고 달걀을 넣은 다음 달걀흰자가 덩어리지지 않도록 힘차게 휘저어준다. 달걀·밑국물 혼합물을 식혀둔 나머지 밑국물에 넣고 아주 천천히 휘저어준다.

❸ 닭고기를 넣고 약한 불에서 다시 데운다. 소금과 후추로 간을 한다.

❹ 생레몬즙을 짜 넣고 바로 식탁에 내며, 레몬제스트와 파슬리를 사용한다면 얹어준다. 이 수프는 냉장고에 3~4일간 보관하거나 밀폐 용기에 담아 냉동고에 3개월간 보관할 수 있다.

닭뼈 육수

| **2~12인분** |

- 닭 1마리에서 나온 다리뼈, 목뼈, 등뼈 등
- 굵게 썬 작은 양파 또는 샬롯 2개
- 마늘 1개
- 통후추 1작은술
- 월계수잎 1~2장
- 천일염 2큰술
- 애플사이다 식초 2큰술
- 정수 약 3.8L
- 타라곤(tarragon) 같은 생허브 1인분당 1묶음

❶ 생허브를 제외한 모든 재료를 육수 냄비에 넣고 1시간 동안 중불에서 끓인다. 육수가 끓으면 위에 떠오르는 거품을 걷어낸다. 아주 약한 불에서 8~12시간 동안 익힌다.

❷ 불에서 내려 식힌 다음 고기를(있다면) 뼈에서 분리한다. 육수를 거름 망에 걸러낸다. 식힌 후 유리병에 담되, 유리가 깨지지 않도록 윗부분에 5㎝ 공간을 남겨둔다. 냉장고에 최대 4일 보관하거나 냉동고에 얼린다.

❸ 식탁에 내려면, 거름망에 거른 육수 1인분을 원하는 온도로 데운다(끓이지 않는다). 무기질과 맛을 더하기 위해 생허브를 씻어서 크게 한 줌 넣는다.

- 새라 고트프리드의 『건강수명을 늘리는 7주 혁명』 중에서

| 2~12인분 |

- 목초 사육 소고기의 허벅지뼈 또는 건강한 가축에서 얻은 다른 뼈 약 1kg 이상
선택사항: 젤라틴을 추가하기 위해 목초 사육 닭고기의 발 2개
- 정수(재료가 잠길 정도의 양) • 애플사이다 식초 2큰술
- 굵게 썬 양파 1개 • 천일염 1큰술 이상 • 통후추 1작은술
선택사항: 추가 허브 또는 향신료, 취향대로
- 굵게 썬 마늘 2쪽 • 굵게 썬 파슬리 1묶음

❶ 생뼈, 특히 소고기 생뼈를 사용하는 경우에는 육수를 만들기 전에 뼈를 오븐에 넣어 구우면 풍미가 더 좋아진다. 뼈를 오븐 팬에 놓고 180℃에서 30분간 굽는다. 그러고 나서 닭발을 포함한(사용할 경우) 뼈를 19L 육수 냄비에 넣는다. 뼈에 정수를 부은 다음 식초를 넣고 20~30분 동안 둔다. 식초의 초산은 뼈에 든 영양소의 생체이용률을 높인다.

❷ 양파, 당근, 셀러리를 냄비에 넣는다. 소금, 통후추, 그리고 (사용한다면) 추가 향신료 또는 허브를 넣는다. 육수를 끓인다. 팔팔 끓으면 약불로 줄이고 육수가 완성될 때까지 뭉근하게 끓인다.

❸ 끓이는 과정에서 표면에 떠오르는 불순물을 제거한다. 표면에 생기는 거품은 큰 숟가락으로 쉽게 떠내서 버릴 수 있다. 보통 나는 처음 2시간 동안 20분마다 육수를 확인하면서 거품을 걷어낸다. 목초를 먹고 자란 건강한 가축의 뼈에서는 기존 방식으로 사육된 가축의 뼈보다 불순물이 훨씬 더 적게 나온다.

❹ 불을 끄기 30분 전에 마늘과 파슬리를 넣는다.

❺ 불을 끄고 육수를 식힌다. 촘촘한 거름망으로 육수를 걸러내서 모든 뼈와 채소를 제거한다. 식힌 육수를 1L들이 유리병에 담아(유리가 깨지지 않도록 윗부분에 5cm정도 공간을 남겨둔다) 냉장고에 최대 4일 보관하거나 나중에 사용하기 위해 냉동고에 보관한다.

-새라 고트프리드의 『건강수명을 늘리는 7주 혁명』 중에서

생선뼈 육수

전통 중국 의학에 따르면 뼈 육수는 신장을 해독하고 영양을 공급한다. 생선 대가리로 만든 생선 밑국물은 갑상샘 기능을 개선한다. 이 레시피에 연어처럼 기름기가 많은 생선의 뼈는 사용하지 마라. 육수에서 나는 고약한 냄새가 온 집안에 퍼질 것이기 때문이다! 가자미, 넙치, 우럭이나 내가 좋아하는 도미 같은 기름기가 없는 생선만 사용하라. 나는 이 육수를 곤약면, 그리고 자색 양배추·브로콜리·피망 같은 채소의 베이스로 사용한다.

| **2~12인분** |

- 정수 약 2.8L
- 생선 대가리와 뼈 약 1kg(생선 대가리만 있어도 충분할 것이다)
- 천연발효 유기농 애플사이다 식초 4분의 1컵
- 취향에 따라 히말라야 또는 셀틱씨솔트(Celtic sea salt, 영국 천일염)

❶ 물과 생선 대가리와 뼈를 3.8L 육수 냄비에 넣는다. 약불로 재료를 끓이는 동안에 식초를 넣고 저어준다.

❷ 물이 부글부글 끓어오를 때 표면에 떠오르는 거품을 걷어낸다. 거품에 불순물과 잡내가 있어서 이 과정이 중요하다.

❸ 불을 약하게 줄이고 적어도 4시간 동안 육수를 끓이되 24시간은 넘지 않게 한다. 요리가 끝나갈 때 입맛에 따라 소금을 넣는다.

❹ 육수를 식힌 후에 거름망에 거르고 용기에 담아서 냉장고에 보관한다. 일주일 안에 사용하지 않을 육수는 냉동고에 보관한다.

양배추 '파스타'를 넣은
닭고기 생강 수프

창의력을 발휘해서 파스타 대신에 채소를 사용해보라. 양배추, 야자심 (hearts of palm), 회전 채칼로 썬 주키니호박(호박면으로도 알려짐) 같은 재료를 사용하면 좋다.

| 2~4인분 |
- 엑스트라버진 올리브오일(또는 코코넛오일) 1큰술
- 씻어서 껍질을 벗기고 깍둑썰기한 생생강 조각 3㎝ 정도(알싸한 맛을 좋아한다면 더 많이)
- 깍둑썰기한 중간 크기의 양파 1개
- 다진 마늘 2~4쪽 • 정수 약 1.9L
- 목초 사육 닭고기의 허벅지살 4조각(뼈가 붙은 것으로 준비)
- 가늘게 채 썬 사보이 양배추(green cabbage) 4분의 1통
- MCT 오일 2큰술 • 천일염 및 후추
선택사항: 신선한 고수 또는 타라곤, 찢어서 고명으로 쓸 것

❶ 수프 베이스를 준비한다. 큰 수프 냄비에 올리브오일을 둘러 중불로 달군 후 생강, 양파, 마늘을 넣는다. 양파가 반투명해질 때까지 5분간 볶는다. 물과 닭고기를 넣고 끓인다. 30분간 혹은 닭고기가 완전히 익을 때까지 뭉근하게 끓여준다.

❷ 생강과 닭고기를 꺼낸다. 닭고기를 찢어서 수프에 다시 넣는다. 소금과 후추로 취향껏 간을 한다.

❸ 식탁에 내기 전에 각 볼에 채썬 양배추(약 2분의 1컵)를 깐다. 수프를 국자로 퍼서 양배추 위에 담는다. MCT 오일 2분의 1큰술과 찢은 생허브(사용할 경우)를 뿌린다.

❹ 수프 베이스는 냉동고에 최대 1개월간 보관하거나 냉장고에 3~5일간 보관할 수 있다.

가스파초

가스파초는 엑스트라버진 올리브오일을 넣어 차갑게 먹는 스페인의 여름철 수프다.

| 4~6인분 |

- 씨를 제거한 초록색·빨간색·노란색 피망 2~3개
- 오이 1~2개(나는 유기농 오이의 껍질은 벗기지 않는다)
- 껍질을 벗겨 깍둑썰기한 적양파 1개
- 반으로 잘라 씨와 껍질을 제거하고 잘게 썬 아보카도 1개
- 깍둑썰기한 오이 1개
- 깍둑썰기한 중간 크기의 에어룸 토마토(heirloom tomatoes, 순종 토마토) 3개
- 다진 마늘 2쪽
- 생레몬즙 2큰술
- 애플사이다 식초 2큰술
- 잘게 다진 바질, 파슬리, 고수 각각 2큰술
- 엑스트라버진 올리브오일 1컵

선택사항: 토핑으로 쓸 신선한 게살 한 덩이

① 후추와 오이를 고속 블렌더 용기에 넣고 걸쭉하게 갈아준다.
② ①의 혼합물을 볼에 넣고 나머지 재료와 섞은 다음 3~4시간 동안 차갑게 만든다.
③ 가스파초는 냉장고에 최대 5일간 보관할 수 있다.

소렐(수영) 수프

비건 또는 채식주의자를 위한 요리로 만들기 쉽다.

| 4인분, 뜨겁게 또는 차갑게 |

- 목초 사육 무염 버터 약 227g
- 깍둑썰기한 양파 2개
- 다진 마늘 4~6쪽
- 씻어서 줄기를 제거한 신선한 소렐 잎 10컵
- 닭뼈 육수(326쪽 레시피 참고) 또는 채소수(비건 육수) 4컵
- 신선한 이탈리아 납작 파슬리(Italian flat-leaf parsley) 1컵
- 강판에 간 육두구 2작은술
- 카옌페퍼 한 꼬집
- 취향에 따라 히말라야 씨솔트 및 흑후추
- 전지방 사워크림 또는 크렘프레슈 1컵
  선택사항: 고명으로 쓸 잘게 썬 쪽파나 생차이브

❶ 수프 냄비에 버터를 넣고 중불에서 녹인다. 양파와 마늘을 넣고 뚜껑을 덮은 채로 부드럽고 반투명해질 때까지 15분간 익힌다. 소렐을 넣고 뚜껑을 덮은 후 숨이 완전히 죽을 때까지 약 5분간 익힌다.

❷ 뼈 육수, 파슬리, 육두구, 카옌페퍼를 넣고 끓인다. 불을 줄이고 뚜껑을 덮은 다음 50분간 뭉근하게 끓인다. 소금과 후추를 취향껏 넣는다.

❸ 수프를 여러 번 떠서 블렌더로 옮기고 부드러워질 때까지 걸쭉하게 갈아준다. 뜨겁게 내려면 수프를 냄비에 다시 붓고 계속 저어주면서 약불에 천천히 데운다. 차갑게 내려면 유리나 스테인리스 볼에 옮기고 뚜껑을 덮은 후 냉장고에 넣어 적어도 4시간 동안 차갑게 만든다. 국자로 퍼서 볼에 담고 사워크림 또는 크렘프레슈, 그리고 차이브(사용하는 경우)를 곁들인다.

프렌치 어니언 수프

장내 미생물군을 돕기 위해 전통 방식을 약간 변형한 수프.

| 4~6인분 |

- 포도씨 오일 1~2큰술
- 얇게 썬 큰 양파 3개
- 채소수(vegetable broth) 6컵, 또는 정수 4컵과 닭뼈 육수(326쪽 레시피 참고) 2컵을 섞은 것
- 얇게 썬 채소(케일, 근대 또는 시금치) 2컵
- 월계수잎 1장
- 잘게 썬 생타임 2분의 1컵
- 천일염 취향대로
- 갓 빻은 후추 1작은술
- 강판에 간 비건 캐슈넛 치즈 또는 영양 효모 플레이크 2분의 1컵
- 잘게 썬 대파 4분의 1컵

❶ 큰 냄비에 포도씨 오일을 두르고 양파를 넣은 다음 갈색으로 변할 때까지 볶는다.

❷ 육수, 채소, 월계수잎을 넣는다. 수프에 타임, 소금, 후추를 넣어 맛을 낸다. 1시간 동안 약불에서 뭉근하게 끓인다.

❸ 식탁에 내기 위해 수프를 담은 각 볼에 캐슈넛 치즈 또는 영양 효모 플레이크와 대파를 얹는다.

태국식 코코넛 치킨 수프(똠 카 가이)

비건 또는 채식주의자를 위한 요리로 만들기 쉽다. 카피르 라임(Kaffir lime) 잎은 가끔 구하기가 어렵다. 그럴 때는 라임 1개의 제스트와 즙으로 대체할 수 있다. 이 수프는 닭고기 없이 만들 수 있으며 피시소스 대신 채소수와 타마리를 사용할 수 있다.

| 6~8인분 |

- 레몬그라스 2줄기 • 껍질을 벗겨서 잘게 썬 생강 큰 조각 1개
- 마늘 2쪽 • 카피르 라임 잎 10~12장 • 소두구 꼬투리째 2개
- 닭뼈 육수(326쪽 레시피 참고) 6컵
- 목초 사육 닭고기의 가슴살 또는 허벅지살 약 450g(한 입 크기로 잘라서 준비)
- 잘게 썬 표고버섯 1컵
- 무가당 코코넛밀크 13.5온스(약 400mL) 캔 1개
- 피시소스 3큰술
- (음식을 낼 때) 고추기름 및 고숫잎

❶ 레몬그라스 줄기의 아랫부분을 칼로 자르고 거친 겉잎을 버린다.

❷ 레몬그라스 줄기를 약 5cm 크기로 잘라서 카피르 라임 잎, 마늘, 썰어둔 생강과 함께 블렌더에 넣는다. 재료가 걸쭉해질 때까지 블렌더를 작동한다. 간 재료와 소두구 꼬투리 2개를 큰 육수 냄비에 넣고 향이 올라올 때까지 중불에서 1~2분간 가열한다.

❸ 가열한 재료에 닭뼈 육수를 붓는다. 육수가 끓으면 불을 줄이고 20~30분간 뭉근하게 끓여서 맛과 향이 우러나게 한다. 육수를 고운 체로 걸러 깨끗한 큰 팬에 붓는다.

❹ 닭고기와 버섯을 육수에 넣고 닭고기가 완전히 익을 때까지 20~25분간 뭉근하게 끓인다. 불을 끈다. 코코넛밀크와 피시소스를 넣고 저어준다. 고추기름과 생고숫잎을 곁들인다.

두부 마살라 수프

이 맛있는 수프의 레시피는 의사 아누 프렌치(Anu French)가 고트프리드 규칙에 성공할 수 있도록 제공한 것이다.

| **4인분** |

- 기버터 1큰술
- 잘게 썬 적양파 2분의 1개
- 다진 마늘 2쪽
- 생강 약 2.5cm 조각
- 올리브오일 2큰술
- 얇게 썬 포르토벨라(portabella) 버섯 1컵
- 잘게 썬 피망 2분의 1개
- 얇게 썬 방울토마토 1컵
- 강황 분말 2분의 1작은술
- 가람 마살라(garam masala, 인도요리에 쓰이는 매운 향신료-옮긴이) 2분의 1작은술
- 채소수 3컵
- 굵게 썬 청경채 1컵
- 정사각형으로 자른 단단한 두부 약 170g
- 소금 취향대로

❶ 큰 수프 냄비에 기버터를 넣은 후 적양파, 마늘, 생강을 넣고 양파가 반투명해질 때까지 볶는다.

❷ 올리브오일 1큰술을 넣은 다음 버섯, 피망, 토마토, 강황, 가람 마살라를 넣고 5분간 볶는다. 이 혼합물에 육수를 붓고 잠깐 끓인 후, 청경채와 두부를 넣는다. 남아 있는 올리브오일 1큰술을 넣는다. 소금을 취향껏 넣고, 뭉근하게 10분 더 끓인다.

- 의사 아누 프렌치 제공

크리미 가디스 그린 수프

이 수프는 뜨겁게 또는 차갑게 먹어도 맛있다. 다음 날 점심으로도 먹을 수 있도록 넉넉히 만들어라. 비건 또는 채식주의자를 위한 요리로 만들기 쉽다

|**4~6인분**|

- 코코넛오일 2큰술 • 잘게 썬 콜리플라워 플로렛(꽃 부분) 3컵
- 잘게 썬 아스파라거스 스피어스 6개 • 얇게 썬 큰 샬롯 2개
- 다진 마늘 2쪽 • 브로콜리 라베(broccoli rabe) 플로렛 1컵
- 아루굴라 1컵 • 워터크레스 잎 2분의 1컵
- 유기농 채소로 만든 채수 또는 자연방목 닭고기로 만든 육수 3컵
- 코코넛밀크 4분의 3컵 • 레몬즙 3큰술
- 카옌페퍼 4분의 1작은술 • 말린 로즈메리 1작은술
- 엑스트라버진 올리브오일 2큰술 • 소금 및 후추 취향대로

❶ 큰 수프 냄비에 코코넛오일을 두르고 중불로 달군다. 콜리플라워, 아스파라거스, 샬롯, 마늘을 넣고 콜리플라워가 부드러워지고 샬롯이 반투명해질 때까지 익힌다.

❷ 약불로 줄인다. 아루굴라, 브로콜리 라베, 워터크레스를 넣고 섞는다. 잎의 색이 밝아질 때까지 약불에서 계속 저어준다.

❸ 육수를 붓는다.

❹ 수프를 여러 번 떠서 블렌더로 옮기고 부드러워질 때까지 걸쭉하게 갈아준다.

❺ 다시 냄비에 부어 약불로 조리한다. 코코넛밀크, 레몬즙, 카옌페퍼, 로즈메리, 올리브오일, 소금, 후추를 넣고 저어준다.

주요리
1

타히니 참깨 누들

내가 고트프리드 규칙을 할 때 파스타 대용으로 가장 좋아하는 요리는 곤약 뿌리로 만든, 프리바이오틱 식이섬유의 훌륭한 공급원인 곤약면(시라타키 누들)이다. 곤약 뿌리는 체중 감소의 효과가 있다고 밝혀진 식이섬유인 글루코만난(glucomannan)의 공급원이다. 곤약은 일본, 중국, 동남아시아에서 자란다. 시라타키(shirataki)는 일본어로 '하얀 폭포'를 뜻하며 곤약면의 반투명한 모습을 묘사한다. 곤약은 페투치네(fettuccine)부터 엔젤헤어(angel hair)까지 다양한 면 모양으로 만들어지며 쌀 모양으로도 나온다(내가 쓰는 상품에 대해서는 '유용한 정보'를 참고할 것). 이 무칼로리·무탄수화물 식품은 물 97%와 글루코만난 3%를 함유하고 있다. 곤약은 소스를 아주 잘 흡수하며, 곤약을 사용하기 전에 채반에 밭쳐 따뜻한 정수로 잘 헹궈주기만 하면 된다.

| 2인분 |

- 타히니 2큰술 • 레몬 1개를 짠 즙 • 참기름 2작은술
- 타마리(무 글루텐 간장) 1큰술
- MCT 오일 또는 엑스트라버진 올리브오일 4큰술
- 선택한 채소를 잘게 또는 면 모양으로 썬 것 1컵
- 페투치네 모양 곤약면 1~2봉, 따뜻한 물에 헹궈서 준비

❶ 타히니를 레몬즙, MCT 오일(또는 올리브오일), 참기름, 타마리와 섞는다. 부드러워질 때까지 휘젓는다.

❷ 큰 볼에 곤약면을 깔고(익힐 필요 없이 따뜻한 물에 헹구기만 하면 된다) 채소를 넣은 후 타히니 혼합물을 얹는다. 뒤적여서 낸다.

김치·곤약면·청경채 볼

기름으로 익히는 방법을 피하고 싶다면 채소를 볶지 않고 찐 후에 내기 전에 올리브오일을 넣는다.

│ **2인분** │

- 엑스트라버진 올리브오일 2큰술
- 베르미첼리 모양 곤약면 약 397g(2봉)
- 얇게 썬 청경채 4컵
- 얇게 썬 가지 2개(약 2컵)
- 참깨 2큰술
- 얇게 썬 채소(케일, 근대 또는 시금치) 2컵
- 취향에 따라 김치
- 유기농 참기름 1큰술
- 엑스트라버진 올리브오일 1~2큰술

❶ 냄비에 올리브오일을 두르고 곤약면(1봉), 청경채, 가지를 중불에서 볶는다(볶지 않고 찌는 방법도 가능하다). 참깨를 뿌린다.

❷ 모든 재료를 예쁜 볼에 담는다. 채소와 익히지 않은 곤약면(나머지 1봉)을 밑에 깔고 볶은 혼합물을 중간에 담은 후 위에 김치를 올린다. 참기름과 올리브오일을 뿌린다.

– 새라 고트프리드의 『건강하게 나이 드는 여자들의 몸관리 습관』 중에서

채소 '페투치네' 알프레도

이 레시피에 사용되는 '페투치네' 면은 채소로 만들어진다. 전통적인 묵직한 알프레도 소스와 달리, 이 레시피에서는 요리의 식감을 살리기 위해 브라질넛을 사용한다. 채소의 양은 원하는 대로 바꿔도 좋다.

│4인분│

- 회전 채칼로 썬 커다란 순무 2개
- 채썬 당근 1컵
- 줄기를 제거하고 채썬 라키나토 케일 2컵
- 브라질넛 버터 6큰술 또는 브라질넛 2분의 1컵
- 물 6큰술
- 애플사이다 식초 2큰술
- 타마리 2큰술
- 천일염 취향대로

① 순무, 당근, 케일을 큰 볼에 함께 넣는다.
② 나머지 재료들을 고속 블렌더 용기에 넣고 갈아 소스를 만든다.
③ 소스를 4분의 1컵 덜어 채소에 붓고 소스가 채소에 골고루 묻도록 버무린다. 필요하다면 소스를 더 넣어준다. 남은 소스는 냉장고에 최대 3일간 보관할 수 있다.

주요리
4

미소 드레싱을 곁들인
연어와 아보카도 볼

| 4인분 |

- 약 170g짜리 연어 필렛 4개 또는 연어와 맛이 비슷한 스틸헤드 송어
- 짜기 위해 반으로 자른 레몬 1~2개
- 천일염, 생라임즙 2작은술, 화이트 미소(일본 된장) 2작은술, 정수 2작은술
- 갓 빻은 후추 4분의 1작은술
- 엑스트라버진 올리브오일 3큰술
- 찢은 로메인상추 6컵
- 껍질을 벗겨서 깍둑썰기한 아보카도 1개
- 얇게 썬 오이 4분의 3개(나는 유기농 오이의 껍질은 벗기지 않는다)
- 얇게 썬 홍피망 2분의 1개
- 구운 호두 4분의 1컵

❶ 브로일러(broiler)를 예열한다. 오븐 랙을 브로일러에서 약 15cm 떨어진 곳에 놓는다. 베이킹 시트에 호일을 깐다.

❷ 연어 필렛을 껍질 면이 아래로 가도록 시트에 놓는다. 레몬으로 문지르고 천일염으로 간을 한 연어를 완전히 익을 때까지 7~10분간(두께에 따라 다름) 굽는다. 각 필렛에서 껍질을 제거한다. 연어를 한입 크기의 넉넉한 조각으로 자른다.

❸ 연어가 익는 동안 드레싱을 준비한다. 작은 볼에 라임즙, 미소, 물, 후추를 넣고 휘젓는다. 휘저으면서 엑스트라버진 올리브오일을 천천히 부어준다.

❹ 큰 볼에 구운 연어를 상추, 아보카도, 오이, 홍피망과 함께 담고 뒤적인다. 접시 4개에 나눠 담는다. 미소 드레싱 1큰술을 각 샐러드에 부어준다. 호두를 얹어서 낸다.

- 새라 고트프리드의 『건강수명을 늘리는 7주 혁명』 중에서

주요리 5

레몬 허브 모호 소스를 곁들인
연어 스테이크

내가 연어를 좋아한다는 사실을 눈치챘는가? 연어는 염증을 해소하기 위해 내가 선택하는 최고의 식품이다. 모호(mojo) 소스는 올리브유, 고추, 마늘, 큐민 등을 넣어 만든 전통 쿠바식 소스를 말한다.

│2인분│
- 연어 스테이크 약 227g • 시즈닝용 천일염 및 후추
- 참기름 또는 포도씨 오일 1작은술 • 레몬 허브 모호 1컵(아래 레시피 참고)

❶ 오븐을 230℃로 예열한다. 연어에 소금과 후추로 간을 하고 참기름이나 포도씨오일을 바른 호일 위에 놓는다.

❷ 연어가 완전히 익을 때까지 약 12~15분간 굽는다. 넉넉한 양의 레몬 허브 모호를 곁들여 접시에 예쁘게 담는다.

주요리 6

레몬 허브 모호 소스

이 소스는 샐러드, 구운 채소, 닭고기 또는 생선 요리에 아주 잘 어울린다.

- 아보카도오일 또는 엑스트라버진 올리브오일 3~4큰술
- 레몬 2개를 짠 즙 • 굵게 다진 마늘 2~3쪽
- 굵게 다진 적양파 2분의 1개 • 신선한 고수 또는 파슬리 2분의 1컵
- 천일염 취향대로

모든 재료를 푸드 프로세서에 넣는다. 잘 섞일 때까지 혼합한다.

- 새라 고트프리드의 『건강하게 나이 드는 여자들의 몸관리 습관』 중에서

2부 __ 4주간의 고트프리드 규칙 실천 매뉴얼

아몬드 크러스트 광어

나는 고등학교를 알래스카에서 다녔는데, 그곳에서 잡힌 광어(halibut, 할리벗)로 이 요리를 만드는 것을 좋아한다. 아몬드 코팅 생선은 연어나 다른 생선 필렛으로 대체할 수 있다.

| **6인분** |

- 광어 필렛 6개, 각 필렛당 대략 85~170g
- 천일염 및 후추
- 포도씨 오일 1작은술
- 껍질을 벗겨서 다진 아몬드 1컵
- 잘게 썬 생파슬리 4분의 1컵
- 레몬제스트 1큰술
- 목초 사육 달걀 1개, 풀기

❶ 오븐을 200℃로 예열한다. 광어에 소금과 후추를 뿌린다. 얕은 접시에서 아몬드, 파슬리, 레몬제스트를 섞는다. 필렛에 달걀물을 바르고 아몬드 혼합물을 꾹꾹 눌러 묻혀준다.

❷ 베이킹 시트에 오일을 바르고 광어를 올린다. 광어가 익고 크러스트가 갈색이 될 때까지 약 12~15분간 굽는다. 필렛 두께에 따라 굽는 시간을 조절한다.

- 나탈리 하디(Nathalie Hadi) 제공

은대구 미소 구이

이쯤에서 연어에 물렸다면 세이블 피시(sablefish)라고도 알려진 은대구 (black cod)를 고려해보라. 은대구는 오메가3 지방을 연어만큼 많이 함유하고 있다.

| 2인분 |

- 일반 올리브오일 2큰술(엑스트라버진은 발연점이 더 낮으므로 엑스트라버진이 아닌 올리브오일을 사용한다)
- 화이트 미소 페이스트 2분의 1컵
- 타마리 3큰술
선택사항: 에리스리톨(erythritol) 감미료 1큰술 또는 스테비아 몇 방울(선택적)
- 은대구 약 450g(2~4필렛)
- 팬에 두를 아보카도 오일

❶ 마리네이드(고기를 재는 양념장)를 만드는 데 필요한 올리브오일, 화이트 미소 페이스트, 타마리, 감미료(선택사항)를 용기에 담아 따로 둔다. 필렛을 씻고 가볍게 두드려 물기를 제거한다. 필렛을 용기에 넣고 마리네이드를 입힌 뒤 뚜껑을 덮고 냉장고에 넣어 하룻밤 재워둔다.

❷ 오븐을 200℃로 예열한다. 생선을 냉장고에서 꺼내 마리네이드를 털어낸다. 주물 팬을 아보카도오일로 코팅하고 중불로 가열한다. 생선을 올리고 양쪽 면을 각각 약 2분씩 갈색으로 굽는다.

❸ 필렛을 오븐으로 옮기고 바삭해질 때까지 약 10분간 굽는다.

- 새라 고트프리드의 『건강수명을 늘리는 7주 혁명』 중에서

강황 시나몬 브레이즈드치킨 (닭볶음탕)

이 음식은 하늘이 내린 컴포트 푸드(위안을 주는 음식)다. 가장 중요한 팁은 약불에 2시간 동안 뭉근히 끓이는 것이다. 끓이는 시간을 줄이지 마라. 이 요리에 콜리플라워 라이스와 데친 시금치를 곁들여 먹으면 맛있다.

| 4~6인분 |

- 껍질을 제거하지 않은 닭 1마리를 8조각으로 자른 것(또는 닭고기 허벅지살로 대체 가능)
- 천일염 취향대로 • 갓 빻은 후추 • 빻은 시나몬, 강황 • 올리브오일 2큰술
- 잘게 썬 양파(중·대 크기) 1개 • 잘게 썬 마늘 4쪽 • 시나몬 스틱 2개
- 홀 필드 이탈리아 토마토(무설탕) 114온스(약 397g) 캔
- 닭뼈 육수(326쪽 레시피 참고) 1~2컵 • 곁들여 먹을 신선한 민트와 파슬리

❶ 씻어서 물기를 뺀 닭고기 조각에 소금, 후추를 뿌리고 빻은 시나몬과 강황도 살짝 뿌린다.

❷ 큰 냄비에 올리브오일을 두르고 중불을 켠다. 오일이 달궈지면 닭고기 조각을 넣고 겉면이 갈색이 될 때까지 양쪽 면을 각각 1분씩 강불에 살짝 굽는다. 닭고기 조각을 팬에서 꺼내 따로 둔다.

❸ 불 세기를 중불로 낮추고 양파를 넣는다. 양파가 부드러워질 때까지 1분간 볶아준 다음 마늘을 넣는다. 반투명해질 때까지 1분간 더 볶는다. 시나몬 스틱, 토마토, 육수를 넣고 소금과 후추로 간을 한다. 잘 저어주면서 끓인다. 닭고기를 다시 냄비에 넣어 푹 잠기게 한다. 가끔 팬을 흔들어 닭고기를 뒤적여주면서 뚜껑을 닫지 않은 채로 닭고기 살이 뼈에서 떨어질 때까지 약 2시간 동안 끓인다.

❹ 민트와 파슬리를 곁들여서 낸다.

- 새라 고트프리드의 『건강수명을 늘리는 7주 혁명』 중에서

슬로쿠커 치킨

나는 냄비에 간단하게 조리할 수 있는 이 음식이 좋다. 5가지 재료와 물만 있으면 된다. 아마 인스턴트팟(Instant Pot, 멀티쿠커)을 사용해도 될 것이다(내 인스턴트팟은 아직 손도 안 댄 채로 찬장에 있다). 닭고기가 속까지 골고루 익을 수 있도록 조리 중에 쿠커의 내부 온도가 165℃에 이르게 해야 한다. 이 요리는 몸이 안 좋을 때 먹는 완벽한 보양 수프다.

| **4~8인분** |

- 얇게 썬 큰 양파 3개
- 정수 4~8컵(닭고기가 잠길 만큼)
- 목초 사육 닭 1마리
- 잘게 썬 양파 1개
- 잘게 썬 셀러리 1컵
- 잘게 썬 당근 1컵
  선택사항: 회전 채칼로 썬 주키니호박 2컵

❶ 얇게 썬 양파, 물, 닭고기를 슬로쿠커에 넣는다. 고온에서 4~6시간 또는 저온에서 6~8시간 조리한다. 필요하다면 물을 더 부어서 닭고기가 물에 잠기게 한다. 조리가 끝나기 1시간 전에 셀러리와 당근을 넣는다. 원한다면 회전 채칼로 썬 주키니호박을 면 대용으로 넣는다.

❷ 수프가 완전히 조리된 후 닭고기를 꺼내 찢는다. 찢은 닭고기를 각 수프 볼에 먼저 담는다. 육수와 채소를 국자로 떠서 닭고기 위에 끼얹고 식탁에 낸다.

- 새라 고트프리드의 『건강하게 나이 드는 여자들의 몸관리 습관 중에서

아이들과 어른들 모두에게 인기 있는 음식이다. 치킨 핑거를 샐러드 위에 올리거나 소스와 함께 낼 수 있다(322쪽에 있는 페스토 레시피를 시도해보거나 치미추리 또는 자신이 좋아하는 저칼로리 핫소스를 사용하라).

> | 어른 2명 또는 어린이 최대 4명이 먹을 양 |
> - 빻은 견과류(마카다미아넛, 아몬드 또는 호두) 2분의 1컵
> - 빻은 아마씨 4분의 1컵
> - 참깨 4분의 1컵
> - 목초란 큰 것으로 1개
> - 목초 사육 닭고기의 뼈와 껍질을 제거한 허벅지살 약 227g, 손가락 크기로 길게 잘라 준비

❶ 작은 볼에 빻은 견과류, 아마씨와 씨앗류를 섞는다. 다른 볼에 달걀을 깨서 푼다. 잘라 놓은 닭고기를 달걀물에 넣어 5분간 담가두고, 필요에 따라 달걀물이 잘 묻도록 닭고기 조각을 뒤집어준다.

❷ 오븐을 180℃로 예열한다. 큰 베이킹 트레이에 유산지를 깐다.

❸ 닭고기에 달걀물이 잘 묻었으면 각 조각을 견과류 혼합물 위에 놓고 조심스럽게 눌러 양면에 견과류 혼합물을 잘 입힌다. 견과류를 입힌 닭고기 조각을 베이킹 트레이에 올려놓는다. 조각이 서로 붙지 않게 적당한 간격을 둔다.

❹ 오븐에서 약 20분간 구운 후 닭고기 조각들을 뒤집어서 다시 오븐에 넣고 완전히 익어 노릇노릇해질 때까지 15~20분 더 굽는다.

— 새라 고트프리드의 『건강하게 나이 드는 여자들의 몸관리 습관』 중에서

주요리 12

소고기와 채소 스튜

이 요리는 내게 배고픔과 식탐이 생기지 않도록 지켜준 든든한 수프 중 하나로, 내가 키토제닉 식이요법을 세 번째로 시도했을 때 성공할 수 있게 해줬다.

| **6~12인분** |

- (착유기로 짜낸) 코코넛오일 4큰술 • 다진 마늘 8쪽
- 목초 사육 소고기의 스튜용 부위 약 907g, 한입 크기로 잘라서 준비
- 잘게 썬 큰 양파 1개 • 잘게 썬 당근 5개
- 잘게 썬 셀러리 줄기 5~7개 • 깍둑썰기한 땅콩호박 1컵

선택사항: 레드와인 1컵(유기농이면 더 좋다. 가열하면 알코올이 날아갈 것이다.)

- 생타임 잔가지 3개 또는 말린 타임 2분의 1작은술
- 생로즈메리 잔가지 1개 또는 말린 로즈메리 1작은술
- 훈제 파프리카가루 1작은술 • 소뼈 육수 약 1.9L(327쪽 레시피 참고)
- 월계수잎 6장 • 천일염 및 후추 취향대로

선택사항: 아몬드버터 1~2작은술, 스튜를 걸쭉하게 하는 용도

❶ 묵직한 수프 냄비에 코코넛오일을 넣고 중강불에서 가열한다. 마늘과 고기를 넣고 고기가 갈색이 될 때까지 볶되 마늘이 타지 않게 조심한다. 채소를 넣고 고기와 잘 섞일 때까지 저어준다(오일을 더 넣어야 할 수도 있다).

❷ 레드와인을 넣고 알코올이 날아가서 케토시스에 영향을 주지 않도록 5~8분간 가열한다. 향신료를 첨가한다. 잘 섞이도록 저어준다. 육수를 넣는다.

❸ 뚜껑을 덮고 재료가 끓기 시작하면 불을 줄여서 1시간 더 뭉근하게 끓인다. 맛을 보고 싱거우면 소금을 넣어 간을 맞춘다. 더 걸쭉한 스튜를 원한다면 아몬드버터를 넣는다. 채소가 익으면 스튜를 먹어도 된다. 하지만 아주 약한 불에 3~4시간 동안 더 두면 훨씬 더 맛있는 스튜가 될 것이다.

- 새라 고트프리드의 『건강수명을 늘리는 7주 혁명』 중에서

채소
1

타임과 레몬을 곁들인
구운 예루살렘 아티초크

예루살렘 아티초크(돼지감자)에는 프리바이오틱 식이섬유가 풍부하다.

| 4~6인분 |

- 헤비크림 또는 크렘프레슈 1과 2분의 1컵
- 레몬 1개를 짠 즙
- 다진 마늘 2쪽
- 잘게 썬 생타임 한 줌
- 강판에 간 파마산 2분의 1컵
- 예루살렘 아티초크 약 1kg, 얇게 돌려깎아서 준비
- 구운 키토 빵 1조각
- 엑스트라버진 올리브오일

❶ 오븐을 220℃로 예열한다. 중간 크기의 볼에 크림, 레몬, 마늘, 타임 중 절반, 파마산 중 대부분을 넣고 섞는다. 아티초크를 넣고 잘 섞이도록 저어준다.

❷ 푸드 프로세서를 이용해 구운 키토 빵을 부스러기로 만든다. 나머지 타임과 파마산을 푸드 프로세서에 넣고 혼합한다. 아티초크를 그라탕기에 담는다. 마른 토핑을 뿌리고 올리브오일을 두른다. 30분간 굽는다.

채소
2

구운 가지

나는 가지의 섬세한 맛을 좋아하지만, 여러분은 눈물방울 모양의 미국 가지나 둥근 유럽 가지 등 다른 품종으로 대체할 수 있다. 소스로는 이 장에 있는 타히니 드레싱이나 셰믈라 레시피를 시도해보라.

| 2~4인분 |
- 약 1.3cm 두께로 어슷썰기한 가지 4개
- 올리브오일 또는 코코넛오일 스프레이
- 천일염 및 후추 취향대로

❶ 오븐을 180℃로 예열한다. 유산지를 깐 베이킹 시트에 가지를 놓고 오일 스프레이를 뿌린다. 가지가 부드러워질 때까지 약 15~20분간 굽는다.

❷ 소금과 후추로 간을 하고 선택한 소스를 곁들여 낸다.

찐 아티초크

아티초크(지중해 연안이 원산지로 꽃이 피기 전 어린 꽃망울을 먹는다)를 요리하고 먹는 일에 겁내지 마라. 아티초크는 고트프리드 규칙에 활용하기에 정말 좋은 채소다. 소스를 선택해서 찍어 먹으면 건강한 지방을 섭취하고 맛도 더할 수 있다. 원한다면 마요네즈를 직접 만들거나(313쪽 레시피 참고), 냉장고에 좋은 제품을 보관해둬라('유용한 정보' 참고).

| 2~ 4인분 |
- 중간 크기의 아티초크 2~4개 ● 마늘 2~4쪽 취향대로
- 월계수잎 1장 ● 레몬 1개를 짠 즙 2~4큰술
마요네즈, 녹인 버터 또는 기버터 2~4큰술, 디핑용

❶ 아티초크를 다듬는다. 위쪽 끝부분 약 2.5cm와 줄기를 잘라내고 주방용 가위를 사용해서 꽃잎 끝부분의 뾰족한 가시를 제거한다. 필요에 따라 각 아티초크의 바닥 면을 다듬어서 평평하게 만든다.

❷ 냄비에 찬물을 담고 마늘, 월계수잎, 레몬즙을 넣는다. 냄비에 찜 용기를 놓고 아티초크를 넣는다. 물이 찜 용기 위로 올라오지 않게 해서 아티초크를 삶지 않고 찐다. 뚜껑을 덮고 물이 끓으면 불을 약하게 줄인다. 아티초크에서 꽃잎이 쉽게 뜯어질 때까지 약 20~30분간 찐다.

❸ 먹는 방법: 아티초크의 밑동부터 시작해서 꽃잎을 하나씩 뜯어낸다. 마요네즈나 지방이 풍부한 다른 소스에 찍은 다음 꽃잎 아래쪽의 맛있고 연한 부분을 이로 긁어서 먹는다. 심지(하트) 또는 고갱이가 있는 중앙 부위에 이르면 자잘한 솜털을 뜯어내고 고갱이를 먹는다. 이 동그랗고 납작한 부분이 아티초크에서 가장 맛있는 부분이다.

| 디저트 |

키토 호박 커스터드

이 요리는 이름이 홀리데이 디저트처럼 들릴지 몰라도 일 년 중 어느 때 먹어도 맛있는 음식이다.

| 4~6인분 |

- 호박 퓌레 캔 약 425g(또는288쪽 설명에 따라 직접 구워 만든다)
- 목초란 큰 것으로 2개 • 헤비크림 1컵
- 과립형 에리스리톨 감미료 4분의 1컵
- 호박파이 향신료 1과 2분의 1작은술
- 소금 1작은술 • 바닐라 익스트랙트 1작은술
- 선택사항: 잔탄검(xanthan gum) 1작은술

❶ 오븐을 180℃로 예열한다. 중탕을 할 수 있는 높이의 큰 팬에 라메킨 (또는 작고 얕은 볼) 4~6개를 놓는다. 주전자에 물을 넣고 끓인다.

❷ 큰 믹싱 볼에 호박 퓌레, 달걀, 크림, 감미료, 향신료, 소금, 바닐라, 잔 탄검(식품의 점성을 높이는 첨가물)을 섞는다. 부드러워질 때까지 함께 휘 저어준다.

❸ 혼합물을 라메킨에 나눠 담는다. 라메킨을 놓은 팬 전체를 오븐에 놓 고 물이 라메킨 옆면의 절반 높이에 이를 때까지 팬에 뜨거운 물을 조 심스럽게 채운다(아니면 팬에 물을 채우고 나서 팬을 오븐에 넣어도 된다).

❹ 40분 또는 익을 때까지 굽는다(칼로 찔러봤을 때 거의 아무것도 묻어나오지 않아야 한다). 중탕 팬에서 라메킨을 조심스럽게 꺼내고(나는 안정적으로 잡기 위해 손잡이 양 끝부분이 고무 밴드로 싸인 주방용 집게를 사용한다), 커스 터드를 와이어랙에 올려 식힌다. 냉장고에 보관한다.

노베이킹 코코넛 러브 바이트

이 요리는 지방 폭탄을 대체할 건강한 음식이다! 나는 유기농 바닐라 익스트랙트를 사용한다.

| 12~20인분 |
- 잘게 자른 무가당 코코넛 슈레드 3컵
- 코코넛오일 6큰술
- 자일리톨 또는 에리스리톨 감미료 2분의 1컵
- 바닐라 익스트랙트 2작은술
- 히말라야 씨솔트 2분의 1작은술

선택 토핑: 짤주머니에 담아 짜거나 뿌릴 코코넛 슈레드, 무가당 코코아 파우더, 잘게 썬 견과류, 스테비아 다크초콜릿

❶ 토핑을 제외한 모든 재료를 푸드 프로세서나 블렌더에 넣는다. 혼합물이 잘 섞여 뭉칠 때까지 섞는다(참고: 고속 블렌더를 사용할 때는 속도를 강으로 돌리지 않는다. 강으로 하면 반죽이 망가질 수 있기 때문이다). 혼합물을 블렌더나 푸드 프로세서에서 꺼내 원하는 모양으로 만든다. 보통 나는 과일 스쿠퍼를 이용해 동그랗게 만든다.

❷ 원하는 토핑으로 장식한다. 나는 비닐봉지의 한쪽 모서리를 잘라 초콜릿 짤주머니로 사용하지만, 초콜릿을 그냥 뿌려줘도 된다. 그리고 장식 없이 만들어도 괜찮다.

❸ 접시나 다른 딱딱한 표면에 놓고 실온에서 굳힌다.

- 새라 고트프리드의 『건강수명을 늘리는 7주 혁명』 중에서

아몬드 코코넛 마카롱

유월절 음식의 키토 업데이트 버전.

| **6~12인분** |

- 아몬드 또는 코코넛 가루 1컵
- 무가당 코코넛 슈레드 또는 플레이크 2컵

선택사항: 코코아 파우더 1작은술

- 목초란 큰 것으로 2개
- 소금 2분의 1작은술
- 바닐라 익스트랙트 2분의 1작은술
- 시나몬 파우더 2분의 1작은술

① 오븐을 150℃로 예열한다.

② 큰 볼에 아몬드 가루와 코코넛 슈레드를 넣고 섞어준다. 코코아 파우더를 넣는다(선택사항). 다른 볼에 달걀을 깨서 푼다.

③ 달걀물을 가루 혼합물에 붓는다. 소금, 바닐라, 시나몬을 넣는다.

④ 손을 적시고 반죽을 작은 공모양으로 만든 다음 살짝 눌러준다. 유산지를 깐 베이킹 트레이에 마카롱을 최소 2.5cm 간격으로 놓는다.

⑤ 약 15~20분간 또는 쿠키 색이 노릇해질 때까지 굽는다.

- 새라 고트프리드의 『건강하게 나이 드는 여자들의 몸관리 습관』 중에서

다크초콜릿 코코넛 푸딩

나는 디저트를 일주일에 딱 두 번만 먹는데, 이 레시피는 정말 만족스럽다.

| 4인분 |

- 코코넛밀크 2컵(젤라틴 분말을 녹일 때 쓸 2큰술을 따로 남겨둔다)
- 고품질의 순 젤라틴 분말 1큰술(뜨거운 액체에서만 녹는 형태의 콜라겐)
- 작은 조각으로 자른 다크초콜릿(코코아 고형물 90%) 약 85~113g
- 바닐라 익스트랙트 2분의 1작은술
- 천일염 한 꼬집

❶ 코코넛밀크 2큰술을 따로 남겨둔다. 바닥이 두꺼운 냄비에 나머지 코코넛밀크를 넣고 가열한다.

❷ 별도의 작은 팬을 이용해서 남겨둔 코코넛밀크를 젤라틴과 섞고 녹을 때까지 약불에서 몇 분간 젓다가 그대로 둔다. 바닥이 두꺼운 냄비에 담긴 코코넛밀크에 다크초콜릿을 넣고 완전히 녹아서 혼합물이 부드러워질 때까지 계속 젓는다.

❸ 젤라틴 혼합물을 초콜릿 혼합물에 천천히 부으면서 저어준다(한꺼번에 넣으면 혼합물에 덩어리가 생길 수 있다). 불을 끄고 바닐라 익스트랙트를 넣어 섞는다.

❹ 푸딩을 볼이나 컵에 붓고 적어도 2시간 동안 또는 굳을 때까지 차갑게 둔다. 천일염 한 꼬집을 올려서 낸다.

- 새라 고트프리드의 『건강수명을 늘리는 7주 혁명』 중에서

디저트 5

초콜릿 아보카도 '아이스크림'

빙과류를 좋아하는 사람들을 위한 이 디저트에는 영양분이 훨씬 더 많이 들어 있다.

│ **2~4인분** │
- 반으로 잘라서 씨와 껍질을 제거하고 잘게 썬 아보카도 1개
- 전지방 코코넛밀크 캔 1개(13.5온스, 약 400mL)
- 무가당 코코아 파우더 2분의 1컵 • 정수 2분의 1컵
- 에리스리톨 감미료 또는 몽크프루트(monk fruit, 나한과) 익스트랙트 4분의 1 내지 2분의 1컵
- 바닐라 익스트랙트 2작은술 • 천일염 2분의 1작은술

❶ 아보카도와 코코넛밀크를 푸드 프로세서나 블렌더에 넣고 섞는다. 나머지 재료를 넣고 부드러워질 때까지 약 2분간 갈아준다. 도중에 멈추고 옆면을 긁어내야 할 수도 있다. 다음 방법 중 한 가지를 사용해서 '아이스크림'을 얼린다.

❷ **기계를 사용하는 방법:** 아이스크림 기계의 구성품 용기에 혼합물을 넣고 얼리기 전에 냉장고에 2시간 동안 넣어둔다. 그런 다음 제품 설명서에 따라 준비하고 얼린다.

손으로 만드는 방법: 냉동 가능 용기에 혼합물을 넣고 1시간 동안 얼린다. 3~4시간에 걸쳐, 20분마다 냉동고에서 혼합물을 꺼내 가볍게 저어서 너무 얼어붙지 않게 한다. 매번 저을 때마다 뻑뻑해져서 나중에는 숟가락으로 뜰 수 있을 만큼 단단해질 것이다.

❸ 내기 전에 '아이스크림'이 약간 녹도록 5~10분간 둔다.

　　　　　　　- 새라 고트프리드의 『건강하게 나이 드는 여자들의 몸관리 습관』 중에서

디저트 6

아보카도 라임 셔벗

상큼하고 가벼운 디저트다.

| 2~4인분 |

- 반으로 잘라 껍질과 씨를 제거하고 잘게 썬 아보카도 2개
- 무가당 아몬드밀크 2컵(더 가벼운 맛과 얼음이 씹히는 식감을 선호한다면 정수)
- 자일리톨이나 에리스리톨 감미료 또는 몽크프루트 익스트랙트 4분의 1 내지 2분의 1컵
- 생라임즙 2큰술
- 라임제스트 1큰술
- 천일염 2분의 1작은술

① 재료를 푸드 프로세서나 블렌더에 넣고 부드러워질 때까지 섞는다. 다음 방법 중 한 가지를 사용해서 셔벗을 얼린다.

② **기계를 사용하는 방법**: 아이스크림 기계의 구성품 용기를 차갑게 한 후 혼합물을 용기에 넣는다. 제품 설명서에 따라 준비하고 얼린다.

손으로 만드는 방법: 혼합물을 냉동 가능 용기에 넣고 1시간 동안 얼린다.

③ 다음 3~4시간에 걸쳐, 20분마다 냉동고에서 혼합물을 꺼내 가볍게 저어서 너무 얼어붙지 않게 한다. 매번 저을 때마다 뻑뻑해져서 나중에는 숟가락으로 뜰 수 있을 만큼 단단해질 것이다.

④ 24시간 이내에 먹으면 가장 좋다.

- 새라 고트프리드의 『건강하게 나이 드는 여자들의 몸관리 습관』 중에서

| 식사 계획 |

일반식을 하는 사람(Omnivore)

	아침	점심	저녁
제1일	아이스커피 콜라겐 셰이크(290쪽)	리틀젬 샐러드(308쪽), 중단백질(닭고기, 연어, 수은 함량이 낮은 참치)*	슬로쿠커 치킨(344쪽), 국수호박, 아티초크
제2일	그린 에그 스크램블 (296쪽)	슬로쿠커 치킨(344쪽), 국수호박(남은 것)	아브골레모노 수프 (325쪽), 그린 샐러드, 넛 크러스트 치킨 핑거 (345쪽)
제3일	딥그린 셰이크 (295쪽)	소렐 수프(331쪽), 넛 크러스트 치킨 핑거 (남은 것)	'타코' 샐러드(314쪽)
제4일	샤크슈카 (302쪽)	타히니 드레싱을 곁들인 크리스피 오이 샐러드 (311쪽)	소고기와 채소 스튜 (346쪽), 그린 샐러드
제5일	아보 토스트 (297쪽)	타임과 레몬을 곁들인 구운 예루살렘 아티초크 (347쪽), 훈제 연어	태국식 코코넛 치킨 수프 (333쪽)
제6일	당근 케이크 셰이크(294쪽)	태국식 코코넛 치킨 수프 (333쪽) (남은 것)	아몬드 크러스트를 입힌 연어(341쪽 아몬드 크러스트 광어 참고), 콜리플라워 라이스
제7일	아몬드버터 카카오닙 셰이크(291쪽)	잘게 썬 채소와 마르코나 샐러드(309쪽), 가스파초(330쪽)	에그 아보카도 베이크 (304쪽), 아보카도, 그린 샐러드

* 기억할 점: 칼로리의 10~20%를 탄수화물로, 20%를 단백질로, 나머지 60~70%를 지방으로 섭취하는 것을 권장한다.

페스카테리언(Pescatarian, 해산물은 섭취하는 채식주의자)

	아침	점심	저녁
제1일	다크초콜릿 천일염 셰이크(294쪽)	리틀젬 샐러드(308쪽), 중단백질(닭고기, 연어, 수은 함량이 적은 참치)	시금치, 가지, 잣을 넣은 프리타타(301쪽)
제2일	키토 그래놀라, 견과류밀크	곤약면, 페스토(322쪽)	레몬 허브 모호 소스를 곁들인 연어 스테이크 (340쪽)
제3일	샤크슈카(302쪽)	'비건 파마산'을 곁들인 케일과 시저 샐러드 (319쪽), 연어 스테이크(남은 것)	타히니 참깨 누들 (336쪽)
제4일	아몬드버터 카카오닙 셰이크(291쪽)	타히니 참깨 누들(336쪽) (남은 것)	미소 드레싱을 곁들인 연어와 아보카도 볼 (339쪽)
제5일	골든 밀크 셰이크 (293쪽)	랜치 드레싱을 곁들인 찢은 채소(316쪽), 훈제 연어	은대구 미소 구이 (342쪽), 콜리플라워 라이스, 미디엄 그린 샐러드
제6일	그린 에그 스크램블 (296쪽)	기본 그린 샐러드 (306쪽), 구운 가지(348쪽), 생선뼈 육수(328쪽)	생선 구이, 세믈라(321쪽), 남은 채소
제7일	아보 토스트 (297쪽)	고수와 타히니 드레싱을 곁들인 크리스피 오이 샐러드(311쪽)	아몬드 크러스트 광어 (341쪽)

비건(Vegan)

	아침	점심	저녁
제1일	아이스커피 콜라겐 셰이크(290쪽)	리틀젬 샐러드 (308쪽)	콜리플라워 세비체 (320쪽)
제2일	키토 그래놀라, 견과류밀크	타히니 참깨 누들 (336쪽)	두부 마살라 수프 (334쪽)
제3일	딥그린 셰이크 (295쪽)	아보 토스트 (297쪽)	가스파초 (330쪽)
제4일	아몬드버터 카카오닙 셰이크(291쪽)	고수와 타히니 드레싱을 곁들인 크리스피 오이 샐러드(311쪽)	채소 '페투치네' 알프레도 (338쪽)
제5일	케토시스를 위한 기본 고트프리드 규칙 셰이크 (286쪽)	해초 샐러드 (318쪽)	타임과 레몬을 곁들인 구운 예루살렘 아티초크 (347쪽)
제6일	당근 케이크 셰이크(294쪽)	소렐 수프 (331쪽)	김치·곤약면·청경채 볼 (337쪽)
제7일	골든 밀크 셰이크 (293쪽)	프렌치 어니언 수프 (332쪽)	구운 가지 (348쪽)

유용한 정보

| 앱 |

- 간헐적 단식을 위한 앱: 제로(Zero) 및 내생체시계(MyCircadianClock)
- 다량 영양소를 위한 앱: 라이프섬(Lifesum, 키토 설정 사용) 또는 마이피트니스팔(MyFitnessPal)
- 명상을 위한 앱: 캄(Calm), 헤드스페이스(Headspace), 텐%해피어(Ten Percent Happier)
- 요가와 명상을 위한 앱: 펠로톤(Peloton) 및 글로 요가(Glo-Yoga)

| 기기 |

여기에 소개하는 모든 기기를 갖출 필요는 없다. 가장 중요한 기기는 렌포(Renpho)와 케토모조(Keto-mojo)다.

- 렌포 저울: 블루투스 체성분계. 여러분이 지방을 감량하고 근육량을 보존하는 데 이 30달러짜리 저울이 도움이 될 것이다. 가장 정확한 저울은 아닐지 몰라도 시간 경과에 따른 체중 추이를 확인하는 데는 유용하다.
- 혈중 케톤 측정기: 케토모조 및 프리시전 엑스트라(Precision Extra)
- 혈당 측정기: 프리시전 엑스트라 혈당 및 케톤 측정기(Precision Xtra Blood Glucose and Ketone Monitoring System), 그리고 컨투어 넥스트 이지(Contour next EZ). 두 기기 모두 손가락을 찔러 혈액 한 방울을 채취해야 하며, 측정기와 보조용품은 약국과 온라인에서 구매할 수 있다. 나는 프리시전 제품을 선호한다. 그 이유는 이 제품으로 혈중 케톤도 측정할 수

있기 때문인데, 혈중 포도당과 케톤 모두 고트프리드 규칙 기간에 유용하게 사용할 수 있는 측정값이다.

- **연속 혈당 측정기:** 애보트(Abbott)사의 프리스타일 리브레(FreeStyle Libre), 덱스콤(DexCom).
- **오우라 링(Oura ring):** 수면·운동·회복 추적용 반지.
- **아폴로뉴로닷컴(Apolloneuro.com):** 스트레스 완화를 위한 웨어러블 건강관리 기기.
- **소변 케톤 스트립:** 나는 이 검사 도구를 사용하지 않지만 어떤 사람들은 이 검사 도구를 선호한다.

| 고려할 검사 |

이 검사들은 내가 정밀의학 진료를 할 때 흔히 의뢰하는 검사들이다. 검사와 관련해서 담당 의사나 체력 트레이너와 상담해보는 것이 좋다.

- 체성분
- 휴식대사량
- 최대산소섭취량(VO2 max) 같은 운동수행 능력
- 연속혈당 측정
- 실험실 검사

여러분이 직접 웰니스에프엑스닷컴(Wellnessfx.com) 및 유어랩워크닷컴(Yourlabwork.com)에서 임상실험실 검사를 의뢰할 수도 있다.

내가 권장하는 추가적인 유전체 및 바이오마커 검사가 여기에 있다. 다음 검사들을 받았다면, 소비자 직접의뢰(direct-to-consumer) 검사를 했더라도 검사 결과를 기능의학 의사와 함께 검토하길 권장한다.

유전체 검사

- 3x4 제네틱스(3x4 Genetics) https://www.3x4genetics.com/
- DNA 라이프(DNA Life) https://www.dnalife.healthcare/
- 제노마인드(Genomind) https://www.genomind.com/
- 제노바 다이그노스틱(Genova Diagnostics) https://www.gdx.net/
  — 디톡시지노믹 프로파일(DetoxiGenomic Profile): www.gdx.net/core/sample-reports/DetoxiGenomics-Sample-Report.pdf
  — 에스트로지노믹 프로파일(EstroGenomic Profile): www.gdx.net/core/support-guides/Estro-Genomic-

장, 미생물군집(microbiota), 미생물군유전체(microbiome) 검사

다이그노스틱 솔루션 랩(Diagnostic Solutions Lab)에서 하는 가스트로인테스티널 마이크로바이알 에세이 플러스(Gastrointestinal Microbial Assay Plus, GI-MAP), https://www.diagnosticsolutionslab.com/tests/gi-map

닥터스데이터(Doctor's Data)에서 하는 GI360 마이크로바이옴 프로파일(GI360 Microbiome Profile), https://www.doctorsdata.com/gi-360/

제노바(Genova)사에서 하는 지아이 이펙트(GI Effects), https://www.gdx.net/product/gi-effects-comprehensive-stool-test

원제비티(Onegevity)에서 하는 거트바이오(GutBio), https://www.
onegevity.com/products/gutbio

그레이트플레인스 실험실(Great Plains Laboratory)에서 하는 유기산 검사
(Organic Acids Test), https://www.greatplainslaboratory.com/organic-
acids-test

호르몬 검사

프리시전 어낼러티컬(Precision Analytical)에서 하는, 건조된 소변을 사용하
는 종합적인 호르몬 검사(Dried urine test for comprehensive hormones, 더치
DUTCH) https://dutchtest.com

제노바사에서 하는 컴플리트 호르몬(Complete Hormones) 검사: www.
gdx.net/product/complete-hormones-test-urine

제노바사에서 하는 에센셜 에스트로겐(Essential Estrogens): www.gdx.
net/product/essential-estrogens-hormone-test-urine

미량 영양소 검사

제노바사에서 하는 NutrEval. 이 검사는 미량 영양소 결핍과 혈중 및 요중
중금속 수치를 보여줘서 항산화제, 아미노산, 비타민 B군, 소화 보조제, 필
수 지방산, 무기질 등 개인적으로 보충해야 하는 성분에 관한 정보를 제공
한다. www.gdx.net/product/nutreval-fmv-nutritional-test-blood-urine

제노바에서 하는 메타볼로믹스(Metabolomix). 이 검사는 NutrEval와 같은 특징의 정보를 많이 제공하지만, 혈액 방울과 소변 시료로 집에서 수행될 수 있다. https://www.gdx.net/product/metabolomix+nutritional-test-urine

스펙트라셀(Spectracell)에서 하는 마이크로뉴트리언트 테스트(Micronutrient Test). 이 검사는 내 멘토인 의사 마크 휴스턴(Mark Houston)이 심혈관 질환과 관련된 세포 결핍 및 부족을 평가하기 위해 수행한 검사다. https://www.spectracell.com/micronutrient-test-panel

| 주방용품 |

주철 프라이팬(Cast iron skillets). 요리할 때 애용하는 제품이다. 소량의 철분이 녹아나와 음식에 들어갈 것이므로, 이 제품을 사용하기 전에 몸에 과잉 철분이 있지 않은지 확인하라.

에나멜 주철(Enameled cast iron) 냄비. 나는 1994년 의과대학에서 인턴으로 있을 당시 샌프란시스코에 있는 중고 주방용품점에서 르쿠르제(Le Creuset) 에나멜 주철 더치오븐을 구매했다. 계속해서 유용하게 사용했고, 몇 시간에서 며칠 동안 고아야 하는 뼈 육수와 수프를 만들 때 특히 좋다.

그린팬(GreenPan). 인체에 안전한 세라믹 더몰론(Thermolon) 코팅을 한 논스틱(표면이 들러붙지 않는 것) 무독성 조리기구다. 식기세척기 및 금속제 조리도구 사용이 가능하다.

스캔팬(ScanPan). 덴마크에서 제조되고 PFOA 및 PFOS, 테플론 독성물질이 없는 환경적으로 혁신적인 논스틱 팬. 하지만 이 팬은 내구성 있는 논스틱 표면을 제공한다. 클래식 프라이팬(9.5in, 24cm)이 가장 다용도로 사용된다.

바이타믹스(Vitamix). 초고속 블랜더. 나는 바이타믹스를 대략 3년마다 한 번씩 더 이상 얼음이 부드럽게 갈리지 않을 때 새로 구매한다. 블렌딩 성능이 비할 데 없이 훌륭하다. 인증 리퍼브(Certified reconditioned) 블렌더를 제조사 웹사이트에서 구매할 수 있다.

| 음식 |

고프트리드 규칙에 성공하려면 파스타, 밥, 시리얼, 빵 같은 정제 탄수화물을 대체할 음식을 찾을 때 창의성과 혁신이 필요하다. 내가 좋아하는 대체식품들이 여기에 있다.

- 빵을 밀도가 더 높은 키토 빵으로 바꾼다(300쪽 타히니 브레드 및 298쪽 커피 케이크 레시피를 참고하거나 다음 목록에 있는 권장 브랜드를 살펴본다).
- 시리얼을 키토 그래놀라로 바꾼다.
- 크래커를 플래커(flackers) 또는 채소 크루디테(vegetable crudités, 생채소), 즉 셀러리 스틱, 주키니 슬라이스, 무, 당근 슬라이스, 호박 슬라이스로 바꾼다.
- 파스타를 회전 채칼로 썬 주키니호박, 호박, 순무 또는 기타 채소로 바꾸거나(레시피 참고), 곤약면 또는 곤약으로 바꾼다.

- 밥을 콜리플라워 라이스 또는 곤약밥으로 바꾼다.
- 브라우니를 키토 브라우니로 바꾼다.
- 쿠키를 키토 쿠키로 바꾼다.
- 감자칩을 오븐에 구운 돼지 껍데기로 바꾼다. 이것을 갈아 가루로 만들어서 브레드크럼(breadcrumbs, 빵부스러기) 또는 팡코(panko, 빵가루)로 사용할 수도 있다.

키토 빵: 직접 만들거나 베이스 컬처 오리지널(Base Culture Original) 키토 빵을 구매한다(Baseculture.com). 이 키토 빵에는 1조각당 순탄수화물 4(탄수화물 8g, 식이섬유 4g, 지방 6g, 단백질 4g)가 들어있다. 물, 달걀, 아몬드버터, 아마씨, 애로루트 가루(arrowroot flour), 차전자피(psyllium husk), 아몬드 가루, 애플사이다 식초로 만들어지며, 곡물·글루텐·방부제·유제품이 들어 있지 않다. 나는 그릴드 치즈나 비건 오이 샌드위치를 만들 때 쓰려고 냉동고에 몇 덩이를 보관하거나, 견과류 버터나 씨앗 버터를 발라 간단한 간식으로 먹는다.

브라우니: 하이키 브라우니 베이킹 믹스(High Key Brownie Baking Mix) 블론디 오리지널(Blondie Original, 순탄수화물 1) 또는 초콜릿 칩 퍼지(Chocolate Chip Fudge, 순탄수화물 2)를 좋아한다. 1회 제공량에 주의를 기울여라!

시리얼: 콜드 시리얼로는 1회 제공량당 순탄수화물이 5 미만인 키토 그래놀라를 선택하라. 소량이어도 영양이 농축돼 있으므로 1회 제공량의 무게를 잰다. 내가 가장 좋아하는 브랜드는 아몬드·피칸·코코넛으로 만든 로우 카브 카카오(Low Karb Cacao, 순탄수화물 3), 그리고 시나몬 피칸(Cinnamon Pecan, 순탄수화물 2) 등이다. 기타 브랜드에는 줄리 줄리안베이커리 키토 그래놀라(Julian Bakery Keto Granola) 피넛버터 시나몬(Peanut Butter Cinnamon, 순탄수화물 3) 또는 하이키 시

나몬 아몬드(High Key Cinnamon Almond, 순탄수화물 2) 등이 있다. 웜 시리얼로는 하이키 키토 인스턴트 핫 시리얼(High Key Keto Instant Hot Cereal) 코코아 아몬드 (Cocoa Almond, 순탄수화물 2) 또는 스트로베리 앤 크림(Strawberries and Cream, 순탄수화물 2)을 좋아한다.

초콜릿: 초콜릿 제로(Chocolate Zero) 키토 바크와 다크초콜릿 피넛버터 컵을 좋아한다. 릴리스(Lily's) 무설탕 초콜릿 칩을 챙겨두고 견과류 버터 1큰술과 섞는다.

아마씨 크래커: 내가 가장 좋아하는 크래커는 아마씨로 만든 크래커이며 flackers.com에서 구매할 수 있다. 또 발린스(Barlean's)에서 나오는 포르티 플랙스(Forti-Flax) 프리미엄 아마씨 가루를 셰이크 및 키토 커피 케이크 레시피에 사용한다.

채소: 단단한 채소를 냉장고에 보관하고(브로콜리, 케일, 청경채, 셀러리, 콜라드그린, 가지, 그리고 상추, 특히 로메인), 어떤 채소는 냉동고에 보관한다(브로콜리, 콜리플라워 라이스, 그리고 케일·시금치·콜라드 같은 녹색 채소). 여행할 때는 식초와 엑스트라 버진 올리브오일이 들어 있고 간편하게 먹을 수 있는 포시(Poshi)의 아스파라거스 및 프렌치빈스 제품을 가져간다. 또 어반 리메디(Urban Remedy)의 사워크림 앤 차이브 케일 칩스와 저탄수화물 레인보우(Rainbow) 샐러드(둘 다 비건)도 챙긴다(Urbanremedy.com).

연어: 여행할 때 알래스카 스모크하우스(Alaska Smokehouse)에서 나오는 훈제 연어(탄수화물 1 미만) 또는 연어 육포(탄수화물 0) 패킷을 챙긴다.

참치: 지속가능한 방식으로 포획하고 수은 함량을 검사하는 세이프 캐치 엘리트(Safe Catch Elite)의 자연산 참치를 좋아한다. 칠리라임 맛을 좋아하며 여행할 때 이 제품을 가지고 다닌다.

간식

❶ 바삭하고 짭짤한 간식을 좋아한다면 하이키(High Key) 고트 치즈(Goat Cheese, 염소젖 치즈) 스낵 백을 고려해보라. 나는 여행할 때 이것도 가지고 다닌다. 카세인 불내성이 있지만 번갈아가면서 먹으면 괜찮다(4일에 한 번 정도).

❷ 또 하나의 선택은 에픽 오븐베이크드 포크 라인드(Epic Oven Baked Pork Rind, 돼지 껍데기 과자)다. 이 제품은 다양한 맛으로 나오는데, 나는 칠리라임 또는 히말라야 솔트 맛을 좋아한다. 비건 제품으로 먹어보려 했지만, 그 제품은 내가 먹기에 탄수화물 함량이 너무 높다. 여행할 때 뉴 프라이멀(New Primal) 시솔트 비프 신스(Sea Salt Beef Thins)를 포함해서 목초 사육 소고기 육포와 소고기 스틱을 가지고 다닌다.

| 보충제 |

알파리포산: 디자인포헬스(Designs for Health)에서 나오는 안정화된 R-리포산 슈프림(Stabilized R-Lipoic Acid Supreme)을 선호한다.

균형 잡힌 오메가: 바이오틱스 리서치(Biotics Research)에서 나오는 EFA-서트 슈프림(EFA-Sirt Supreme)을 선호한다. 이 제품에는 필수 지방산인 EPA, DHA, GLA가 균형 잡힌 비율로 함유돼 있고 감마 토코페롤 함량을 특별히 높은 혼합 토코페롤도 들어 있기 때문이다. 아울러 EPA와 DHA를 직접 혼합하고(나는 하루에 4g씩 섭취한다), GLA(나는 메타제닉스Metagenics 제품을 좋아하며 하루에 2~3g씩 섭취한다)를 첨가하거나 달맞이꽃종자 오일(GLA 6%), 보리지 오일(GLA 24%) 또는 블랙커런트 오일(GLA 17%)을 별도로 넣는 방법도 있다.

전해질: 나의 경우 여과수 8~12온스(237~355mL)에 디자인포헬스(Designs for

Health) 일렉트로퓨어(Electropure) 2분의 1작은술을 넣어 사용한다(탄수화물 0g).

중쇄중성지방(MCT) 츄: 키토를 처음 시작할 때 이 츄(씹는 사탕)는 케토시스 상 태에 더 빨리 들어가 집중력과 활력을 개선하도록 도움을 줄 수 있다. 내 환자 중 많은 이가 오후의 알코올 갈망을 예방하는 데 도움을 받았다. 나는 여행할 때 이 제품을 사용한다. 카프릴산 500mg을 함유하고 딸기맛과 수박맛으로 나오는 디자인포헬스 KTO-C8 MCT 오일 츄(KTO-C8 MCT Oil Chews)를 추천한다.

염증해소촉진전달자(Specialized pro-resolving mediators, SPM): 미국에는 높 은 품질 기준으로 SPM을 제조하는 업체가 두 군데 있다. 바로 디자인포헬스와 메타제닉스다. 둘 중 어떤 브랜드를 사용해도 좋다. 복용 시 제품 병에 적혀 있는 지시사항에 따른다.

고마운 분들이 너무 많아서 여기에 다 담지는 못할 것 같다. 이 책에 사례로 등장하는 환자들에게 깊은 감사의 마음을 전한다. 그들은 나이 들면서 살을 빼는 일이 왜 그렇게 힘든지에 대해 내가 겸허한 자세로 꾸준히 호기심을 갖도록 해줬다.

내 생각을 명료하게 하고 정리할 수 있도록 아낌없이 도와준 친구들과 동료들에게 감사한다. 의사 레이첼 에이브럼스, 에린 아마토, 앤서니 바잔, 멜리사 블레이크, 셸던 코언, 아누 프렌치, 빅토리아 홀, 마크 휴스턴, 로라 코닉스버그, 대니얼 몬티, 마일스 스파, 윌 반 더비어에게 고마움을 전한다.

훌륭하게 편집해준 파멜라 월터에게도 특별히 감사드린다. 나는 이 책을 쓰는 동안, 때맞춰 열린 가치론의 역할에 관한 강연 또는 가치관의 연구, 그리고 가치관이 행동 변화를 유발하는 방식에 감동했다. 강연자는 통합 정신의학 연구소(Integrative Psychiatry Institute)의 공동 설립자인 키스 컬랜더

(Keith Kurlander)였다(다른 한 명은 윌 반 더비어). 가치관과 행동 변화 사이의 점들을 연결해준 키스에게 감사한다!

내 특별한 에이전트 셀레스트 파인(Celeste Fine)은 대단한 품위와 통찰력과 위트로 나를 계속해서 이끌어주었다.

내가 이 책의 집필을 시작했을 때, 탁월한 편집자, 디자인, 소셜미디어, 진행 팀이 없었다면 해내지 못했을 것이다. 뎁 브로디, 토퍼 도나휴, 마야 두센베리, 나탈리 하디, 샤론 카스토리아노, 이브 민클러, 새라 펠즈, 엠마 피터스, 샤라 알렉산더, 케빈 프라트너에게 감사를 전한다. 디지털 및 기술팀 케니 그레그와 배리 내피어에게도 특별히 감사드린다.

평온한 집이 되도록 도와주는 레슬리 머피 여사에게도 감사를 보낸다. 페미니즘, 교차성, 몸 긍정주의 언어에 관해 내가 솔직할 수 있게 해주는 총명한 딸들을 포함한 사랑하는 가족에게 고마움을 전한다. 내게 놀 시간이 됐다고 알려주는 반려견 주노에게 고맙다. 사랑하는 부모님, 앨버트와 메리에게 감사드린다.

변치 않는 애정과 현명함으로 초안을 읽어준, 내 절친 중 한 명이자 운동 파트너인 조안나 일펠드, 그리고 인생의 파트너이자 최고의 사랑인 남편 데이비드 고트프리드(David Gottfried)에게 진심으로 감사를 전한다.

기적의 호르몬 다이어트

1판 1쇄 2023년 9월 22일
1판 2쇄 2023년 10월 20일

지은이 새라 고트프리드
옮긴이 표미영

편집 정진숙 디자인 레이첼 마케팅 용상철
인쇄·제작 도담프린팅 종이 아이피피(IPP)

펴낸이 유경희 펴낸곳 레몬한스푼
출판등록 2021년 4월 23일 제2022-000004호
주소 35353 대전광역시 서구 도안동로 234, 316동 203호
전화 042-542-6567 팩스 042-542-6568 이메일 bababooks1@naver.com
인스타그램 bababooks2020.official
ISBN 979-11-982120-3-0 03510

* 잘못된 책은 구입하신 곳에서 바꾸어 드립니다.

레몬한스푼은 도서출판 바바의 출판 브랜드입니다.